妇科针灸处方发挥

主　编　金亚蓓
副主编　郑利芳
编　者　刘承浩　孙占玲　李　霞

人民卫生出版社
·北京·

图书在版编目（CIP）数据

妇科针灸处方发挥 / 金亚蓓主编. —— 北京 ： 人民
卫生出版社，2024. 10. —— ISBN 978-7-117-36885-8

Ⅰ. R246. 3

中国国家版本馆 CIP 数据核字第 202416BR89 号

人卫智网	www.ipmph.com	医学教育、学术、考试、健康，
		购书智慧智能综合服务平台
人卫官网	www.pmph.com	人卫官方资讯发布平台

妇科针灸处方发挥
Fuke Zhenjiu Chufang Fahui

主　　编：金亚蓓
出版发行：人民卫生出版社（中继线 010-59780011）
地　　址：北京市朝阳区潘家园南里 19 号
邮　　编：100021
E - mail：pmph @ pmph.com
购书热线：010-59787592　010-59787584　010-65264830
印　　刷：河北宝昌佳彩印刷有限公司
经　　销：新华书店
开　　本：710×1000　1/16　印张：24　插页：1
字　　数：310 千字
版　　次：2024 年 10 月第 1 版
印　　次：2024 年 11 月第 1 次印刷
标准书号：ISBN 978-7-117-36885-8
定　　价：79.00 元

打击盗版举报电话：**010-59787491**　**E-mail**：**WQ @ pmph.com**
质量问题联系电话：**010-59787234**　**E-mail**：**zhiliang @ pmph.com**
数字融合服务电话：**4001118166**　**E-mail**：**zengzhi @ pmph.com**

序

从 1978 年正式迈入中医学院大门到现在，我成为一名中医人已经 40 多年。回想在"科学的春天"走出大学校门后能从事在青少年起就心仪的职业，我心中充满幸运感和感激之情。1983 年我毕业被分配到浙江省中医院，这是作为经济大省的浙江省的中医药学诊疗中心。我跟随全国中医妇科名家裘笑梅主任医师，作为她的学术继承人之一，侍诊左右，聆听教诲，解析医案，梳理思路，情同祖孙。当时浙江省中医院群贤毕至，中医学术氛围浓厚，老中医们临证时博古论今，细析病情，确立大法；开方用药，随症加减，如履薄冰，如临深渊，时如猛虎下山，时如春风拂柳。作为一名初出茅庐的学生，我侍诊的过程仿佛是在密林森森处找到出路，在深山里发现宝藏，在沙漠中找到碧泉，在久旱后恰逢雨露。宝贵的时光虽是短暂的，但却是能照亮终生职业生涯的。在从事中医妇科专业临床工作 17 年后，我因工作变动转到了针灸专业。在许多老教授、老领导和同行们的鼓励下，我开始把针灸与妇科结合起来，运用到临床工作中去，这段经历成为我妇科医生职业生涯中的重要转折点。

针灸治疗妇科病的好处是显而易见的。它既能调理全身，又能同时调理局部；既能从气血、脏腑入手，又能同时走经络、运三焦；由内而外、由表及里、上下贯通、左右相济，其疗效发生根据病情的不同，可快可慢、可暂时也可持久，这一切全掌握在针灸妇科医生的手中。妇科病虽然病位集中在下焦、中焦，但是与五脏六腑、四肢百骸、正经奇经都有千丝万缕的联系。有些妇科病在治疗时，当我们用中药方剂走不到其病位经络时，或因中药不能被患者接受时，用针灸可以循经走络，或调补气血，或清除外邪，或直达病所，或远循经气，其疗效比中药更集中、更直接、更显著。针灸在妇科中的作用，很大程度上还体现了针灸治疗"验、便、简"的特点，能节约医疗成本，缩短疾病进程，扩大针灸治疗范畴；既有经济价值体现，又有比较好的社会效益。因此，针灸治疗妇科疾病，无论从中、西医结合理念，还是从针灸的传承，以及人民大众对针灸的认可度及接受程度，都有不可忽视的前景。

那么，一个妇科医生或针灸医生怎么样来做针灸妇科呢？除了由浅入深、系统地学习西医妇产科学、中医妇科学、经络腧穴学、针灸学，以及人体解剖学、生理学、生物化学、病理学以外，还要系统地学习中医妇科专著，古代、近代和现代的中医妇科名医名家的医案汇编等，去粗简繁，汲取精华，结合自身特点，有目的、有计划地大量阅读、勤奋实践，才能进入胜景。针灸妇科其实质上是一门跨学科的、多学科的组合，其涵盖的内容除了中医诊断学、中医内科学、中医妇科学、西医妇产科学、针灸学等学科外，还涉及社会学、心理学和美学等。决定针灸妇科临床疗效高低的不单纯是专业知识，医者的人文修养、学识能力、体力体魄、职业素养等都参与其中并有举足轻重的作用。这些都来自我们坚持不懈的知识积累和长期的临床实践。所谓"春风化雨，润物无声"即是。

本人作为一名针灸医生能在妇科领域里耕耘是很幸运的。针灸是最早登上国际大舞台，向全世界放射光芒的中医学科。以针灸学为主的那一部分中医学比较能被西方医学界接受和认可，并且被持续关注其实质及疗效。目前在全球各个角落分布着大量从事针灸治疗工作的华人医生，当越来越多的青年医生加入针灸妇科这门专业内来而且发挥重要作用时，我们迎来的不仅是科学的春天，也是针灸学的春天和祖国更加强盛的第二个一百年的春天。

金亚蓓

2024 年 2 月写于杭州

前言

　　针灸学是中医学的重要组成部分,其理、法、方、穴好比中医妇科的理、法、方、药。但是针灸又与中医妇科的治疗有明显的不同。在中医妇科,医生开了方在大多数情况下接诊就结束了;而针灸妇科在确立了理法方穴后,好戏才刚开始。接下去医生要按照拟定的针灸处方,定位、取穴、进针、操作、补泻、留针、出针,一切都要了然于心,胸有成竹;看上去像信手拈来,实质上是水到渠成。针灸妇科医生除了要开出针灸处方,还要有体力、功力、脑力才能有效完成治疗,而针灸处方的确立是最重要的。

　　治疗妇科病的穴位在历代针灸医家的论著中颇多,近代中医妇科和针灸专著也有相关论述和许多验方,但是专门论述针灸妇科处方的成书较少。很多有效针灸妇科处方、单方和大方都散在性地分布在针灸专著中,这就给初学针灸妇科的医务人员造成一定困难。因此,把在临床上用之有效的针灸妇科处方收集起来,分门别类,便于检索,便于应用是一件非常值得去做的事情。

　　本书所集针灸妇科处方,力求以下原则:

　　1. 简明有效,实用性强,便于定位,便于取穴,便于操作,安全性强。

　　2. 经过针灸前辈们长期临床实践,至今仍然在临床使用的治疗妇产科疾病的处方。

　　3. 本人的经验方,经过多年临床试验或改良和重新组合的处方。

　　本书按照中医妇科学的经、带、胎、产、杂病篇,形成章节,配上常用的针灸适宜技术、常用穴位表等,便于读者阅读和检索。附录的《妇科急症诊断鉴别简表》有利于初学针灸妇科的同道们在明确疾病诊断的前提下,量力而行,避免不必要的医疗隐患和医疗事故。《妊娠期针刺穴位慎用禁用简表》是参考了历代腧穴学专著对妊娠期的穴位禁忌等论说,结合了本人在患者妊娠期使用这些穴位的认识和心得所编写。另外,需要说明一点的是,长期以来,尽管针灸治疗妊娠病在临床实践中有较好的疗效,但是相关的中医文献报道和记录较少,乃至古籍专著中对此篇的记载也较为分散。这使许多医生对用针灸治疗妊娠病的认识较为淡薄,面对许多常见妊娠病,用针灸治疗时优柔寡断、不敢下手。因此第三章妊娠病篇中的体例格式有别于其他章节,我们对于每个常见妊娠病的症状做了辨证分析,在辨证分型下,列出每一证型的针灸处方、穴位组合分析及针刺操作手法要领,便于针灸临床医生尽快掌握针灸处方,提高针灸治疗妊娠病的安全性、可操作性及临床疗效。

　　本书的写作得到了浙江省中西医结合医院(杭州市红十字会医院)党委和相关职能科室、杭州市卫生健康委员会的多方位关心和大力支持。在此,本人一并向各位领导和同道们表示衷心感谢。

　　本书可以作为针灸医生和妇产科医生的临床参考书,也适合中医、针灸专业同学课外阅读。

　　由于个人水平有限,难免有偏颇失当之处,恳请各位同道和读者不吝指正。

金亚蓓

2021 年 2 月 23 日写于杭州

目录

第四章｜产后病　　127

第五章｜妇科杂病　　157

第六章 | 针灸治疗妇科病的适宜技术　　201

第七章 | 常用穴位简介　　253

第八章 | 十二经络循行路线、主要腧穴及主病　317

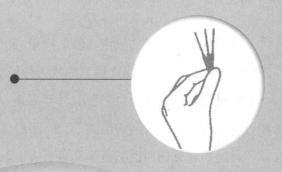

第一章

月经病

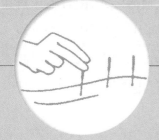

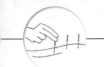

月经病是以月经的周期、经期、经量、经色、经质等发生异常，或伴随月经周期，或于月经前后出现明显症状为特征的疾病，是妇科临床的多发病。

常见的月经病有：月经先期、月经后期、月经先后无定期、月经过多、月经过少、经期延长、经间期出血、崩漏、闭经、痛经、月经前后诸证等。

月经病常见的西医妇科学病名有：功能失调性子宫出血、盆腔炎、子宫肌瘤、子宫发育不良、性腺功能低下、排卵期出血、痛经、子宫内膜异位症、多囊卵巢综合征等。

月经病的病因主要包括寒热湿邪侵袭、内伤七情、房劳多产、饮食不节、劳倦过度和体质因素。主要病机是脏腑功能失常，气血不和，冲任二脉损伤以及肾 - 天癸 - 冲任 - 胞宫轴失调。另外，痛经、月经前后诸证等疾病，除致病因素外，又与经期及经期前后特殊生理状态有关。由于行经前后，血海由满而溢，因泄而骤虚，冲任气血变化急骤故易发病。

月经病的诊断：以主证为依据，以主要症状而命名。必须注意的是，月经病的诊断，除了中医的望、闻、问、切，还必须结合西医妇科学的妇科检查和常规实验室检查、阴道 B 超检查等，综合分析确定诊断，如闭经和月经后期要与早孕、先兆流产、过期流产、异位妊娠等鉴别，具体见各章节。

对于月经病的辨证，要着重于月经的期、量、色、质的异常及伴随月经周期的症状，同时结合全身症状来诊断和鉴别。月经病的针灸治疗原则重在治本调经，治本即消除导致月经病的病因和病机，调经是指通过调理使月经恢复正常。遵循《黄帝内经》"谨守病机"及"谨察阴阳所在而调之，以平为期"的宗旨，采用补肾、扶脾、疏肝、调理气血、调理冲任等方法来调治。临床上多选取太溪、足三里、太冲、气海、关元、血海等穴，配合临床辨证选穴；其次对月经病的针灸治疗，须顺应月经周期中气血阴阳的变化规律进行选穴。月经病的治疗虽复杂，但临证可分为虚实两大类论治，因此在针灸治疗临证操作时需掌握虚实补泻规律，按照"虚则补之、实则泻之"而施以相应的手法。

针灸治疗月经病的注意事项,有以下几点:

1. 首先明确病因,如崩漏、月经先期、月经过多等疾病,需要排除由于药物或节育器等引起的月经不调;闭经和月经后期需在治疗前排除早孕、异位妊娠等疾病。

2. 其次针灸治疗月经病重在调月经周期,对于正在备孕中女性月经后半期的针灸治疗手法宜轻,需考虑患者早早孕的可能性,避免选用具有活血化瘀功效的穴位以及下腹部穴位,避免引起强烈的子宫收缩。对于痛经或月经前后诸证如经行头痛的针灸治疗,可选择在月经期前 1 ~ 2 周开始治疗,直至月经期结束或症状缓解。

3. 针灸在月经病的治疗中,临证要特别注重调情志,情志的变化和波动对月经病的发病起重要作用。

第一节·月经不调

一、月经先期

月经周期提前 7 天以上,同时连续 3 个月经周期以上者,称月经先期。中医学称之为"经早""经水先期""经行先期"等。

宋代《妇人大全良方·调经门》指出本病病机是由于"过于阳则前期而来",明代《万氏妇人科·调经章》分别将"不及期而经先行""一月而经再行"等逐一辨证论治,为月经先期作为一个病名开创了先例。中医学认为本病的病机主要是血热和气虚。气虚则统摄无权,冲任不固;血热则热伏冲任,伤及子宫,血海不宁而致月经先期而至。多因素体阳盛,或过食辛辣助阳之品,或感受热邪,热伏冲任,迫血妄行,而致月经先期;或多因素体阴虚,或大病久病,失血伤阴,或思虑过度营阴暗耗,水亏火旺,虚热内扰,导致本病的发生;或多因素体虚弱,或劳力过度,或饮食失节,或思虑多度,损伤脾气,中气虚弱,冲任不固,致经血提前而至。

西医妇科学认为本病是由于黄体功能不足,黄体萎缩过早而出现月经周期提前,即"黄体不健"。

【辨证分型】

1. 实热证

主症:月经提前量多,色深红或紫,质黏稠,伴面红口干、心胸烦热,小便短赤,大便干燥,舌红,苔黄,脉数。

2. 虚热证

主症:月经提前量少或多,色红质稠,两颧潮红,手足心热,舌红,苔少,脉细数。

3. 气虚证

主症:月经提前量多,色淡质稀,神疲肢倦,心悸气短,纳少便溏,舌淡红,苔薄白,脉细弱。

【治疗】

治疗原则:以补虚清热为原则,补虚有健脾益气、补肾固冲之分;清热有清热凉血、滋阴清热、疏肝清热之异。

(一)针刺治疗

1. 处方

(1)主穴:关元、气海、三阴交、血海、子宫。

(2)配穴:实热证加曲池、中极或者行间、地机;虚热证加太溪、水泉;气虚证加中脘、下脘、足三里。

2. 操作方法 关元、子宫、三阴交用平补平泻法,气海用补法,血海用平补平泻法。配穴按虚实补泻法操作,气虚证配合神阙穴艾盒灸或足三里穴温针灸。隔日治疗1次,每次留针30min。

3. 方义 气海、关元同属于任脉穴,为调理冲任的要穴;三阴交为足三阴经之交会穴,血海为理血之要穴,配合局部经外奇穴之子宫穴,诸穴共奏调理冲任、理血调经之功效。曲池、中极可以清泻下焦郁热;行间、地机可疏肝解郁、理气调经,太溪、水泉可补肾益阴清热;中脘、下脘、足三里以益气健脾、养血调经。气虚证配神阙穴艾盒灸,神阙穴为任脉和带脉在腹部正中线的相交点,为先天元气蛰伏之处,灸神阙穴能激发人体先天经气,起到调先天补后天的作用。

(二)耳针疗法

1. **处方**　内分泌、肝、脾、肾、皮质下、内生殖器、神门。

2. **操作方法**　每次单耳选取 2 ~ 3 个耳穴,用 0.18mm × 25mm 的针灸针直刺耳部穴位,留针 30min,隔日治疗 1 次;或用王不留行籽选上述穴位 2 ~ 3 个进行耳穴贴压。

【预防与调护】

节饮食,不宜过食肥甘滋腻、生冷寒凉、辛辣之品;调情志,避免忧思郁怒,损伤肝脾而致月经先期;适当运动,不宜过度劳累、损伤脾气,导致统摄无权而致本病。

二、月经后期

月经周期延后 7 日以上,甚或 2 ~ 3 个月一行,连续 3 个月经周期以上者,称为月经后期。中医学称之为"经迟""经行后期""月经延后"。

本病首见于汉代《金匮要略·妇人杂病脉证并治》,谓"至期不来"。中医学认为本病的发病机制有虚实之别,虚者多因肾虚、血虚、虚寒导致精血不足、冲任不充、血海不能按时满溢而经迟,多因少年肾气未充,或更年期肾气渐衰,或先天禀赋虚弱,素体肾气不足,或房劳多产,久病大病,损伤肾气,肾气不充,冲任失调,血海不能按时满溢,导致经迟,或产后失血过多,或大病久病体虚,饮食减少,化源不足,血海空虚,导致本病的发生;实者多因血寒、气滞等导致血行不畅、冲任受阻,致月经后期而来,如感受寒邪,或

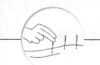

过食生冷，或涉水感寒，寒邪乘虚搏于冲任，血为寒凝，经脉运行不畅，导致经迟，或素性抑郁，情志不遂，冲任不畅，气血运行受阻，血海不能按时满溢，导致月经后期。

西医妇科学中的多囊卵巢综合征、卵巢早衰、功能失调性子宫出血等病可参照本病治疗。

【辨证分型】

1. 肾虚证

主症：月经周期延后，量少，色黯淡，质清稀，腰膝酸软，头晕耳鸣，面色晦黯，或面部色斑、色素沉着，舌淡红，苔薄白，脉沉细。

2. 血虚证

主症：月经周期延后，量少，色淡红，质清稀，或小腹绵绵作痛，或头晕眼花，心悸少寐，面色苍白或萎黄，舌质淡红，脉细弱。

3. 血寒证

（1）虚寒证

主症：月经周期延后，量少，色淡质稀，小腹隐痛，喜热喜按，腰酸无力，小便清长，大便稀溏，面色㿠白，舌淡红，苔白，脉沉迟无力。

（2）实寒证

主症：月经周期延后，量少，色黯有块，小腹冷痛拒按，得热痛减，畏寒肢冷，或面色青白，舌质淡黯，苔白，脉沉紧。

4. 气滞证

主症：月经周期延后，量少或正常，经色黯红或有血块，小腹胀痛，精神抑郁，胸闷不舒，经前胸胁乳房胀痛，舌质红，苔薄白或微黄，脉弦细或沉弦。

【治疗】

治疗原则：以温经散寒，和血调经为原则，并配合补肾、补血、祛寒、理气等方法。

(一)针刺治疗

1. 处方

(1) 主穴：气海、关元、归来、血海、地机、三阴交。

(2) 配穴：肾虚证加气穴、太溪；血虚证加足三里、中脘、下脘；血寒证加腰阳关、命门；气滞证加脾俞、足三里、合谷、太冲。

2. 操作方法 关元、归来、地机、三阴交用平补平泻法，气海用补法，血海用泻法。配穴按虚实补泻法操作。隔日治疗 1 次，每次留针 30min。

3. 方义 气海、关元同属于任脉穴，为调理冲任的要穴；归来为足阳明胃经穴，为调经之要穴，同时又是局部取穴，配合理血之要穴血海，可增强其理血调经之功效；地机穴为足太阴脾经之郄穴，有健脾调经之功效，配合足三阴经之交会穴三阴交，共奏健脾益气、理血调经之功效，使经血生化有源，按时以下。配穴气穴、太溪可调补肾气；足三里、中脘、下脘可益气健脾、养血调经；腰阳关、命门可温经散寒、和血调经；脾俞、足三里、合谷、太冲以疏肝理气、养血调经，双合谷、双太冲同时用，即所谓"开四关"，能疏理肝脾，补土抑木。

(二)灸法

1. 处方 气海、关元、神阙。

2. 操作方法 关元、气海、神阙用艾灸盒灸或隔药饼灸，月经来潮前 1 周开始艾灸至月经结束，隔日灸 1 次。肾虚证配合太溪温针灸，血虚证配合足三里温针灸，虚寒证加腰阳关、命门隔药饼灸，气滞证加血海、脾俞、足三里温针灸。具体灸法操作参考第六章第四节灸法篇。

(三)耳针疗法

1. 处方 内分泌、肝、脾、肾、皮质下、内生殖器。

2. 操作方法 每次单耳选取 2 ~ 3 个耳穴，用 0.18mm×25mm 的针灸针直刺耳部穴位，留针 30min，隔日治疗 1 次；或用王不留行籽选上述穴位 2 ~ 3 个进行耳穴贴压。

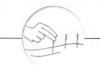

【预防与调护】

经前及经期注意保暖,不宜过食寒凉冰冷之物,保持良好的情绪。同时对月经后期的治疗首先要明确诊断,排除早孕、其他与妊娠相关性疾病和内分泌系统疾病。

三、月经过多

月经量较以往明显增多,而周期基本正常者,称之为"月经过多"。亦有称"经水过多"。一般认为月经量以 20 ~ 60ml 为适宜,超过 80ml 为月经过多。本病可与周期、经期异常并发,如月经先期、月经后期、经期延长伴量多。

有关月经过多,早在《金匮要略·妇人杂病脉证并治》温经汤方下即有"月水来过多"的记载。元代《丹溪心法·妇人》将本病的病机分为血热、痰多、血虚,并列有相应的治疗药物。清代《傅青主女科·调经》认为本病为血虚而不归经所致。中医学认为本病的主要病机是冲任不固,经血失于制约。常见的病因有素体虚弱或饮食失节或过劳久思损伤脾气,致使中气不足,冲任不固以致经行量多;或素体因脾胃虚弱,化源不足,或因失血、久病,营血亏虚,血不归经导致月经量多;或素体阳盛、肝郁化火,或过食辛燥动血之品,或外感热邪,热扰冲任,迫血妄行而致经量增多;或素体抑郁,气滞血瘀,瘀阻冲任,血不归经而致经行量多。

西医妇科学中的功能失调性子宫出血、子宫肌瘤、盆腔炎、子宫内膜异位症等疾病,或宫内节育器引起的月经过多,可参照本病治疗。

【辨证分型】

1. 气虚证

主症:经行量多,色淡红,质清稀,神疲肢倦,气短懒言,小腹空坠,面色㿠白,舌淡红,苔薄白,脉细弱。

2. 血虚证

主症:月经量多,色淡红,有血块,常伴有经行淋漓不净,面色萎黄,心悸怔忡,腰膝酸软,潮热心烦,舌质淡红,苔薄白,脉沉细无力。

3. 血热证

主症:经行量多,色鲜红或深红,质黏稠,或有小血块,伴口渴心烦,尿黄便结,舌红,苔黄,脉滑数。

4. 血瘀证

主症:经行量多,色紫黯,有血块,经行腹痛剧烈,或平时小腹胀痛,或伴有乳房胀痛、刺痛,舌紫黯或有瘀点,脉涩。

【治疗】

治疗原则:以调理冲任,摄血固冲为原则,并配合补气、补血、清热凉血、活血化瘀。

(一)针刺治疗

1. 处方

(1)主穴:气海、关元、三阴交、交信、隐白。

(2)配穴:气虚证加足三里、太溪、百会;血虚证加足三里、复溜、中脘;血热证加中极、血海、水泉;血瘀证加血海、膈俞。

2. **操作方法** 主穴用平补平泻法操作,配穴按虚实补泻法操作。隔日治疗 1 次,每次留针 30min。

3. **方义** 气海、关元同属于任脉穴,为调理冲任的要穴;三阴交为足三阴经之交会穴,能补脾胃、益肝肾、调气血;交信为调经血之经验穴,《百症赋》云"女子少气漏血,无不交信合阳",因此交信穴常用于气虚、血虚导致的月经过多以及月经淋漓不净;隐白为脾经的井穴,为止血之要穴。诸穴共奏调理冲任、摄血固冲之功效。配穴足三里、太溪补中益气、摄血固冲,百会升提阳气、壮督止血;足三里、复溜、中脘补益气血,足三里配中脘能补中益气、健脾止血,复溜穴为足少阴肾经穴,由足贯脊属肾,能交通心肾,复溜因其具有恢复体液运转的功能而得名,凡出汗过多或出血过多引起血虚而致脉沉细无力时,选用复溜有良效;中极、血海、水泉清热凉血、固冲止

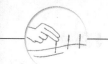

血,水泉穴特别适用于阴虚血热,或肝郁化火之月经过多兼有心烦易躁、懊恼不宁、心神不宁等症;配穴血海、膈俞活血化瘀止血。

(二)灸法

1. **处方**　气海、关元、神阙、三阴交、足三里、交信、百会。

2. **操作方法**　三阴交、足三里、交信用温针灸,关元、气海、神阙、百会用艾灸盒灸或隔姜灸或隔药饼灸。于月经来潮前1周开始艾灸至月经结束,隔日灸1次。

3. **注意事项**　血热证不宜用灸法。

(三)耳针疗法

1. **处方**　内分泌、肝、脾、肾、内生殖器。

2. **操作方法**　每次单耳选取2～3个耳穴,用0.18mm×25mm的针灸针直刺耳部穴位,留针30min,隔日治疗1次;或用王不留行籽选上述穴位2～3个进行耳穴贴压。

【预防与调护】

调情志、避免精神刺激;注意调理饮食,少食辛辣温燥之品;经期注意休息,避免过度劳累。

四、月经过少

月经周期基本正常,月经量明显减少,或行经时间不足2天,甚或点滴即净者称为"月经量少"。一般认为月经量少于20ml为月经过少。本病一般周期尚正常,但有时也与周期异常并见,如月经先期伴量少,月经后期伴量少。

月经过少早在晋代王叔和的《脉经·平妊娠胎动血分水分吐下腹痛证》中就有"经水少"的记载,认为本病的病机为"亡其津液"。中医学认为本病的发病机制有虚有实。虚者多因精亏血少,冲任血海亏虚,经血乏源;实者多由瘀血内停,或痰湿阻滞,冲任壅塞,血行不畅而月经过少。临床上以肾虚、血虚、血瘀、痰湿为多见。

西医妇科学中子宫发育不良、性腺功能低下等疾病导致的月经过少可参照本病治疗。

【辨证分型】

1. **肾虚证**

主症:经量素少或渐少,色黯淡,质稀,腰膝酸软,头晕耳鸣,或小腹冷,舌淡红,苔白滑,脉沉弱或沉迟。

2. **血虚证**

主症:经来血量渐少,或点滴即净,色淡,质稀,或伴小腹空坠,头晕眼花,心悸怔忡,面色萎黄,舌淡红,苔薄白,脉细。

3. **血瘀证**

主症:经行涩少,色紫黯,有血块,小腹胀痛,血块排出后胀痛减轻,舌紫黯,或有瘀斑、瘀点,苔薄白,脉沉弦或沉涩。

4. **痰湿证**

主症:经行量少,色淡红或褐色,质稠如赤豆汁,形体肥胖,胸闷呕恶,或带下量多色白质稠,舌淡红,苔白腻,脉滑。

【治疗】

治疗原则:虚者以补肾健脾,养血调经为原则;实者以行气祛痰、活血通利为原则。

(一)针刺治疗

1. 虚证

(1)处方

1)主穴:气海、关元、中脘、下脘、气穴、合谷、太冲、三阴交。

2)配穴:肾虚证加太溪、复溜;血虚证加足三里、地机。

(2)操作方法:主配穴均用补法或平补平泻法操作,主穴可配合艾灸盒灸或隔姜灸或隔药饼灸。隔日治疗 1 次,每次留针 30min。

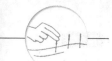

（3）方义：气海、关元同属于任脉穴，为调补冲任气血的要穴；中脘、下脘同属于任脉穴位，有健脾益气，培补后天之本而化生经血之效；气穴为足少阴肾经的穴位有补肾滋肾之效；合谷与太冲相配，被称为"四关穴"，四关穴功能广泛，合谷穴位于手的第1、2掌骨之间，太冲穴位于足的第1、2跖骨之间，从手足相称观点来看，合谷可以认为是上太冲，太冲可以认为是下合谷，佐以足三阴经交会穴之三阴交则可加强"开四关"的作用，从足三阴经的循行走向来看，足太阴之脉其直者上膈夹咽连舌本，其支者复从胃上膈注心中，足少阴之脉其直者贯膈入肺中，循喉咙，其支者从肺出，再络心注胸中，足厥阴之脉其直者上贯膈布胸胁，循喉咙之后，其支者，从肝出注肺，可见三阴之脉与肺喉关系密切，而三阴交配"四关穴"除了能治疗胸胁、乳房、咽喉诸多疾病，更能协同治疗下腹部女性生殖器周围疾病，如月经不调、带下、崩漏等。因此诸穴配伍共奏补肾健脾、养血调经之功效。配穴太溪、复溜以益肾养阴；足三里、地机以健脾养血。

2. 实证

（1）处方

1）主穴：气海、关元、神阙、子宫、三阴交、合谷、太冲。

2）配穴：血瘀证加血海、膈俞；痰湿证加丰隆、阴陵泉。

（2）操作方法：主穴用平补平泻法，配穴血海用补法，其余用泻法操作，神阙可配合艾灸盒灸或隔姜灸或隔药饼灸。隔日治疗1次，每次留针30min。

（3）方义：气海、关元、神阙同属于任脉穴，为调补冲任气血的要穴；子宫穴为治疗月经病的奇穴；三阴交、合谷、太冲三穴配伍意义同上。配穴血海、膈俞以活血化瘀；丰隆、阴陵泉健脾化湿、祛痰通络；诸穴共奏行气祛痰、活血通利之功效。

（二）灸法

1. 处方　气海、关元、神阙、子宫、足三里、三阴交。

2. **操作方法** 三阴交、足三里用温针灸,气海、关元、神阙、子宫用艾灸盒灸或隔姜灸或隔药饼灸。于月经来潮前 1 周开始艾灸至月经结束,隔日灸 1 次。

3. **注意事项** 肾虚内热引起的月经量少,不宜艾灸。如月经过少伴色鲜红,质稠,咽干口燥,或见潮热颧红,或手足心热,舌红,苔少,脉细数。

(三)耳针疗法

1. **处方** 内分泌、肝、脾、肾、三焦、内生殖器。

2. **操作方法** 每次单耳选取 2 ~ 3 个耳穴,用 0.18mm×25mm 的针灸针直刺耳部穴位,留针 30min,隔日治疗 1 次;或用王不留行籽选上述穴位 2 ~ 3 个进行耳穴贴压。

【预防与调护】

经期避免重体力劳动和剧烈运动;经期注意外阴卫生,禁止房事;调畅情志,避免精神刺激。

附 月经稀少合并甲状腺结节

甲状腺分泌甲状腺激素,这种激素在人体生长发育、机体代谢,各器官功能方面都有着重要的作用。甲状腺结节会导致甲状腺激素分泌失调,致使女性其他内分泌系统出现异常,进而反馈到女性的月经周期和月经量,导致月经紊乱、月经过少以及闭经。如桥本甲状腺炎会导致甲状腺功能减退,引起月经量减少,临床上中医多辨证为"痰湿中阻证"。对本病的治疗,必须结合对甲状腺结节及桥本甲状腺炎等原发病的治疗。

【辨证分型】

痰湿中阻证

主症:经行量少,色淡红,质稠黏腻,伴形体肥胖,或体重增加、神疲乏力,白带多而黏腻,舌淡红,苔白腻,脉细滑。

【治疗】

治疗原则:以燥湿化痰,通调月经为原则。

(一)针刺治疗

1. **处方**

(1)主穴:手三里、合谷、足三里、天突、膻中、列缺、丰隆。

(2)配穴:经期配三阴交、内关。

2. **操作** 天突穴先直刺0.2～0.3寸,再沿胸骨柄后缘气管前缘向下平刺0.5～1寸,不提插,轻捻转;膻中穴先向上平刺1寸,行捻转补法,得气后针尖退至皮下,再分别向左、右、下方平刺1寸左右,得气后针身退至皮下,反复操作2～3次后针尖向上将针留于正中线上;其余穴位常规针刺。隔日治疗1次,每次留针30min。

3. **方义** 本病病位在颈前,颈部为手足阳明经所过之处,故取阳明经穴之手三里、合谷、足三里为主;天突为局部取穴,与膻中穴一起贯通任脉,上彻下达;列缺配丰隆以开肺气、宣壅滞、化顽痰、除郁结。经期配三阴交、内关,内关穴属于手厥阴心包经,手厥阴心包经经别,在渊腋穴下三寸处分出,进入胸腔内,分别归属上、中、下三焦,上达喉咙,出于耳后方的完骨部,与手少阳经会合,如《灵枢·经别》所述:"手心主之正,别下渊腋三寸,入胸中,别属三焦,出循喉咙,出耳后,合少阳完骨之下。"所以内关穴除了可以治疗心、胸疾病,也可以治疗咽喉、颈、耳后、腋下等的结节、肿块,配合三阴交主要起到理中焦、升上焦、利下焦作用,从而发挥疏肝胆、化痰核、消积聚、除湿满、调月经的功效。

(二)耳针疗法

1. **处方** 内分泌、肝、脾、肾、三焦、内生殖器。

2. **操作方法** 每次单耳选取2～3个耳穴,用0.18mm×25mm的针灸针直刺耳部穴位,留针30min,隔日治疗1次;或用王不留行籽选上述穴位2～3个进行耳穴贴压。

五、月经先后无定期

月经周期时或提前时或延后 7 天以上，且连续 3 个月经周期以上者，称为"月经先后无定期"。中医学称之为"经水先后无定期""月经愆期""经乱"。

本病首见于唐代《备急千金要方·月经不调》："妇人月经一月再来或隔月不来。"明代万全《万氏妇人科·调经章》提出"经行或前或后"的病名。本病的发病机制主要由于肝肾功能失调，冲任功能紊乱，血海蓄溢失常。主要病因为肝郁和肾虚，肝藏血，司血海，主疏泄，肝气郁结，疏泄失常，气机不利则冲任功能紊乱，血海蓄溢失常，而肾为先天之本，主封藏，肾气亏损，藏泄失司，冲任失调，则血海蓄溢失常，遂致月经前后无定期。

西医妇科学的功能失调性子宫出血患者出现月经先后无定期或伴有月经量多少不一等症状时可按本病治疗。

【辨证分型】

1. 肝郁证

主症：月经或提前或错后，连续 3 个月经周期以上，经量或多或少，兼见月经色紫黯，有血块，经行不畅，或有胸胁、乳房、少腹胀痛，脘闷不舒，时叹息，嗳气食少，舌质淡红或偏紫，苔薄白，脉弦。

2. 肾虚证

主症：月经或提前或错后，连续 3 个月经周期以上，经量或多或少，色淡，质清，腰骶酸痛，头晕耳鸣，舌淡红，苔白，脉沉弱。

【治疗】

治疗原则：以疏肝补肾，调理冲任气血为原则。

(一)针刺治疗

1. 处方

(1)主穴：气海、关元、三阴交、太冲、交信。

(2)配穴：肝郁证加期门、足三里；肾虚证加太溪、气穴。

2. **操作方法**　太冲用毫针泻法,其余主穴用补法,配穴按虚实补泻法操作,肾虚证配合气穴、太溪穴温针灸。隔日治疗 1 次,每次留针 30min。

3. **方义**　气海、关元同属于任脉穴,为调理冲任的要穴;三阴交为足三阴经之交会穴,能补脾胃、益肝肾、调气血;太冲为足厥阴肝经之原穴,有疏肝理气之作用;交信为调经之经验穴。诸穴共奏疏肝益肾、调理冲任之功效。配穴期门、足三里可疏肝健脾;太溪、气穴有益气补肾之功效。

(二)灸法

1. **处方**　气海、关元、神阙、足三里、三阴交、交信。

2. **操作方法**　三阴交、足三里、交信穴用温针灸,关元、气海、神阙用艾灸盒灸或隔姜灸或隔药饼灸。隔日灸 1 次。

3. **注意事项**　有如下症状时,不宜艾灸。如月经先后不定期,伴有烦躁易怒、口干口苦、头目胀痛、面红目赤,舌红,苔黄,脉弦数等肝郁化火之证。

(三)耳针疗法

1. **处方**　内分泌、肝、脾、肾、皮质下、内生殖器。

2. **操作方法**　每次单耳选取 2 ~ 3 个耳穴,用 0.18mm×25mm 的针灸针直刺耳部穴位,留针 30min,隔日治疗 1 次;或用王不留行籽选上述穴位 2 ~ 3 个进行耳穴贴压。

【预防与调护】

调情志,保持心情舒畅,以利于气机畅达,肝之疏泄功能恢复正常;避免房劳过多,流产过多,以免损伤肾气。

六、经间期出血

月经周期基本正常,在两次月经期中间,出现周期性的少量阴道出血者,称之为经间期出血。

本病在中医文献中没有专论,散见于月经先期、月经过少、经漏、赤白带下等病症中。病因大多与肝肾不足,或湿热内蕴,或瘀阻胞络相关,当阳气内动之时,阴阳转化不协调,阳气过盛,损伤阴络,冲任失固,血海封藏失职,血溢于脉外,酿成经间期出血。

西医妇科学中的排卵期出血可参照本病治疗。

本病若出血量较多,出血期延长、失治误治可发展为崩漏。

【辨证分型】

1. 肝肾不足证

主症:两次月经中间,阴道出血量少,或稍多,色鲜红,质稍稠,兼见头晕腰酸,夜寐不宁,耳鸣耳聋,小腹隐痛,舌体偏小质红,苔花剥或薄少,脉细数或沉细无力。

2. 湿热证

主症:两次月经中间,阴道出血量稍多,色深红,质稠腻,无血块,平时带下量多色黄,小腹时痛,神疲乏力,骨节酸楚,胸闷烦躁,口苦咽干,纳呆腹胀,小便短赤,大便黏滞,舌质红,苔黄腻,脉细弦或濡细或滑数。

3. 血瘀证

主症:经间期出血量少或多少不一,色紫黑或有血块,少腹两侧或单侧胀痛或刺痛,情志抑郁,胸闷烦躁,舌质紫或有瘀斑,苔薄白,脉弦细。

【治疗】

治疗原则:以调理冲任、摄血止血为原则,并配合补肾阴、清湿热、活血止血。

(一)针刺治疗

1. 处方

(1)主穴:气海、关元、三阴交、肝俞、脾俞、肾俞、隐白。

(2)配穴:肝肾不足证加太溪、复溜;湿热证加中极、曲池、阴陵泉;血瘀证加血海、太冲、膈俞、足三里、合谷。

2. 操作方法　主穴用平补平泻法操作,配穴按虚实补泻法操作,血瘀证泻合谷、补三阴交。隔日治疗 1 次，每次留针 30min。

3. **方义**　气海、关元同属于任脉穴，为调理冲任的要穴；三阴交为足三阴经之交会穴，能补脾胃、益肝肾、调气血；肝俞、脾俞、肾俞为脏腑之背俞穴，有调理脏腑气血、益气摄血之功效；隐白为止血之要穴；诸穴共奏调理冲任、摄血止血之功效。配穴太溪、复溜益肾养阴；中极、曲池、阴陵泉清热化湿；血海、太冲、膈俞以活血化瘀。此外泻合谷、补足三里能益气活血止血，太冲与三阴交合用能治妇人崩漏带下，正如《针灸聚英》所述："假如妇人漏不止，太冲、三阴交为便。"

(二)灸法

1. **处方**　气海、关元、神阙、足三里、三阴交、交信、肝俞、脾俞、肾俞、然谷、涌泉。

2. **操作方法**　三阴交、足三里、交信、肝俞、脾俞、肾俞、然谷、涌泉穴等用温针灸，关元、气海、神阙用艾灸盒灸或隔姜灸或隔药饼灸。于月经期结束或周期第 7 天开始艾灸至月经来潮，每周灸 3 次。此方法适用于肝肾不足证、血瘀证或脾虚湿热证患者中湿重于热者。

(三)耳针疗法

1. **处方**　内分泌、肝、脾、肾、内生殖器。

2. **操作方法**　每次单耳选取 2 ~ 3 个耳穴，用 0.18mm × 25mm 的针灸针直刺耳部穴位，留针 30min，隔日治疗 1 次；或用王不留行籽选上述穴位 2 ~ 3 个进行耳穴贴压。

【预防与调护】

调情志，保持心情舒畅；经间期避免房事，适当休息，避免过度劳累；饮食应清淡，忌滋腻辛辣食物。

七、经期延长

月经周期基本正常，行经时间超过 7 天，甚或淋漓半月或以上方净者，称为"经期延长"。

中医学认为本病的发病机制多由于气虚冲任失约,或热扰冲任,血海不宁,或瘀阻冲任,血不循经所致。临床常见的病因有气虚、虚热、血瘀等。素体虚弱,或饮食不节、劳倦、思虑过度伤脾,中气不足,冲任不固,不能制约经血,以致经期延长;素体阴虚,或久病伤阴,或多产房劳致阴血亏耗,阴虚内热,热扰冲任,血海不宁,经血妄行,而致经期延长;或素性抑郁,气郁血滞,或外邪客于子宫,邪与血相搏成瘀,瘀阻冲任,新血不得归经,以致经水延期不绝。

西医妇科学的功能失调性子宫出血、黄体萎缩不全、盆腔炎、宫内放置节育器引起的经期延长等疾病可参照本病治疗,本病还需要与异位妊娠,及其他相关疾病作鉴别诊断。异位妊娠或流产(先兆流产、难免流产、过期流产)等引起的阴道出血不净,不属于本篇治疗。

【辨证分型】

1. **气虚证**

主症:经行时间延长,量多或量少,色淡,质稀,倦怠乏力,气短懒言,小腹空坠,面色㿠白,舌淡红,苔薄白,脉缓弱。

2. **虚热证**

主症:经行时间延长,量少,色鲜红,质稠,咽干口燥,或见潮热颧红,或手足心热,心烦厌食,或食即胃胀,舌红,苔少,脉细数。

3. **血瘀证**

主症:经行时间延长,量多或少,经色紫黯,伴有血块,经行小腹疼痛拒按,乳房胀痛,舌质紫黯或有瘀点,苔薄白,脉弦涩。

【治疗】

治疗原则:以固冲止血调经为原则。

(一)针刺治疗

1. **处方**

(1)主穴:气海、关元、三阴交、子宫、隐白。

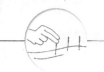

(2)配穴:气虚证加气穴、太溪;虚热证加中极、曲池、然谷;血瘀证加血海、太冲。

2. 操作方法 主穴用平补平泻法操作,配穴按虚实补泻法操作。隔日治疗 1 次,每次留针 30min。

3. 方义 气海、关元同属于任脉穴,为调理冲任的要穴;三阴交为足三阴经之交会穴,能补脾胃、益肝肾、调气血;子宫为经外奇穴,是调理月经病的要穴;隐白为止血之要穴,诸穴共奏调理冲任、固冲止血调经之功效。配气穴、太溪益气摄血;中极、曲池、然谷滋阴清热,然谷穴还可用于治疗月经淋漓不净伴有心悸、心前区胀闷,或肾阴亏虚、冲任热扰的月经期延长,也可采用然谷穴点刺放血的方法,治疗月经期延长、淋漓不净并伴有食欲不振,或食后胃脘胀痛等症;血瘀证配合血海、太冲有活血化瘀止血之功效。

(二)灸法

1. 处方 气海、关元、神阙、三阴交、子宫、隐白。

2. 操作方法 三阴交用温针灸,关元、气海、神阙、子宫用艾灸盒灸或隔姜灸或隔药饼灸,于月经来潮前 1 周开始艾灸至月经结束,隔日灸 1 次。对于气虚证的月经淋漓不净可灸隐白穴,左右隐白穴同时灸,在隐白穴贴上 0.2cm 厚的姜片,盖住穴位或部分趾甲肉,在姜片上放上黄豆大小艾绒炷,点燃艾炷,当艾炷烧至姜片底,患者感到灼热疼痛时,更换同样大小艾炷,每穴灸 3 壮,左右两侧隐白穴共灸 6 壮,隔日治疗一次。

3. 注意事项 本篇所述虚热证不宜艾灸。

(三)耳针疗法

1. 处方 内分泌、肝、脾、肾、内生殖器。

2. 操作方法 每次单耳选取 2 ~ 3 个耳穴,用 0.18mm×25mm 的针灸针直刺耳部穴位,留针 30min,隔日治疗 1 次;或用王不留行籽选上述穴位 2 ~ 3 个进行耳穴贴压。

【预防与调护】

经期避免重体力劳动和剧烈运动；经期和月经淋漓不净时应注意外阴卫生，禁止房事；调畅情志，避免精神刺激。

第二节·崩漏

崩漏是指经血非时暴下不止或淋漓不净，前者谓之崩中，后者谓之漏下。崩与漏出血情况虽然不同，然二者常交替出现，且病因病机基本一致，故概称崩漏。本病属妇科常见病，也是疑难病。

崩，首见于《素问·阴阳别论》："阴虚阳搏谓之崩。"漏，首见于汉代《金匮要略·妇人妊娠病脉证并治》，书中列举了漏的几种情况，如"妇人有漏下者""半产漏下""妇人宿有癥病，经断未及三月，而得漏下不止"。《针灸甲乙经》中有："妇人漏下，若血闭不通，逆气胀，血海主之。"明代方约之在《丹溪心法附余》中提出"塞流、澄源、复旧"为治疗崩漏的基本大法，至今仍可应用。中医学认为崩漏的发病机制是肾 - 天癸 - 冲任 - 胞宫之间的平衡失调，其主要病因是脾虚、肾虚、血热、血瘀导致冲任不固、不能制约经血，使子宫藏泻失常而致崩漏。

崩漏病机为由于素体脾虚或劳倦思虑、饮食不节损伤脾气，导致脾虚血失统摄；或肾气虚则封藏失司，导致冲任不固，不能制约经血；亦有素体阳虚，命门火衰，阳不摄阴，封藏失职导致冲任不固，不能制约经血；或素体肾阴亏虚，虚火动血，迫血妄行遂致崩漏；或素体阳盛血热或阴虚内热或肝郁化热导致热伤冲任，迫血妄行；或因七情所伤，气滞血瘀或热灼、寒凝、虚滞成瘀导致瘀阻冲任、血不归经而妄行。

西医妇科学所称的功能失调性子宫出血，即由性激素分泌失调所引起的子宫内膜异常出血可归本病范畴论治。

【辨证分型】

1. 脾虚证

主症:经血暴下不止,或淋漓不净,血色淡,质稀,面色㿠白,神疲气短,或面浮肢肿,小腹空坠,四肢不温,纳呆便溏,舌质淡胖,边有齿印,苔白,脉沉细。

2. 肾虚证

(1)肾气虚证

主症:多见青春期少女或绝经前后妇女出现经乱无期,出血量多势急如崩,或淋漓不净,或由崩而淋、由淋而崩反复发作,色淡红或淡黯,质清稀,面色晦黯,腰膝酸软,舌淡黯,苔白润,脉沉弱。

(2)肾阳虚证

主症:经乱无期,出血量多或淋漓不净,或停经数月后又暴下不止,血色淡红或淡黯质稀,面色晦黯,肢冷畏寒,腰膝酸软,小便清长,夜尿频多,舌淡胖,有齿痕,苔白润,脉沉细迟。

(3)肾阴虚证

主症:经乱无期,出血量少淋漓,或累月不止,或停闭数月后又突然暴崩下血,经色鲜红,质稠,夹血块,头晕耳鸣,腰膝酸软,五心烦热,夜寐不宁,舌红,少苔或有裂纹,脉细数。

3. 血热证

(1)虚热证

主症:经乱无期,量少淋漓不净,或量多势急,血色鲜红而质稠,面颊潮红,烦热少寐,咽干口燥,小便黄少,大便干结,舌红,少苔,脉细数。

(2)实热证

主症:经乱无期,经血突然暴崩如注,或淋漓日久难止,血色深红,质稠,口渴烦热,便秘溺黄,舌红,苔黄,脉滑数;兼有湿热者,则伴有下肢或两侧少腹隐痛,腰酸如折,口渴不喜饮,便溏,尿黄,舌红,苔黄腻,脉数或滑数。

4. 血瘀证

主症:经量时多时少,或淋漓不断,或停闭数月又突然崩中,继之漏下,经色黯有血块,小腹疼痛或胀痛,舌质紫黯或尖边有瘀点,苔薄白,脉弦细或涩。

【治疗】

实证以调理冲任,祛邪固冲为原则,并配合清热凉血利湿、活血化瘀。虚证以调补冲任,益气固经为原则,并配合健脾益气、温补肾阳、调补肾阴。

(一)针刺治疗

1. 实证

(1)处方

1)主穴:关元、公孙、三阴交、太冲、隐白。

2)配穴:实热证加中极、血海、水泉;血瘀证加血海、合谷、足三里。

(2)操作方法:关元用平补平泻法,配穴合谷用平补平泻法或泻法,其余穴位用毫针泻法。隔日治疗 1 次,每次留针 30min。

(3)方义:关元为任脉穴,公孙通冲脉,二穴配合可调理冲任、固摄经血;三阴交为足三阴经之交会穴,可清泻三经之湿、热、瘀等病邪;太冲为足厥阴肝经之原穴,可疏肝理气,邪除则可统血;隐白为脾经的井穴,是治疗崩漏的经验穴;诸穴共奏调理冲任、摄血止血之功效。配穴中极、血海、水泉清热凉血;血海、合谷、足三里以行气化瘀、活血止血。

2. 虚证

(1)处方

1)主穴:关元、气海、足三里、三阴交、地机、神阙。

2)配穴:脾气虚证加中脘、下脘;肾阳虚证加肾俞、命门、复溜;肾阴虚证加然谷、阴谷;肾气虚证加太溪、交信;虚热证加中极、阴陵泉、曲池。

(2)操作方法:诸穴用毫针补法,神阙穴用艾灸盒灸或隔姜灸或隔药饼灸。隔日 1 次,每次留针 30min。

(3)方义:关元、气海同属于任脉穴,有调理冲任、益气固经之功效;足三里、三阴交可益气健脾,使经血生化有源;地机为足太阴脾经之郄穴,可促进脾统血之功效;神阙艾灸有益气固本之功效;诸穴共奏调补冲任、益气固经之功效。配穴中脘、下脘健脾益气摄血;肾俞、命门、复溜可温补肾阳固经;然谷、阴谷可补肾滋阴清热;太溪、交信可补肾纳气、固本止血;中极、阴陵泉、曲池清热凉血。

(二)灸法

1. 处方 气海、关元、天枢、水分、足三里、三阴交、地机、内关、神门、隐白。

2. 操作方法 气海、关元、天枢、水分用艾灸盒灸或隔姜灸或隔药饼灸,足三里、三阴交、地机用温针灸,内关、神门用温和灸。于月经来潮前1周开始艾灸至月经结束,隔日灸1次。对于虚证的崩漏可灸隐白穴,左右隐白穴同时灸,在隐白穴贴上0.2cm厚的姜片,盖住穴位或部分趾甲肉,在姜片上放上黄豆大小艾绒炷,点燃艾炷,当艾炷烧至姜片底,或患者感到灼热疼痛时,更换同样大小艾炷,每穴灸3壮,左右两侧隐白穴共灸6壮,隔日治疗一次。

3. 注意事项 本篇中属肾阴亏虚、火扰冲任者,或实热肝火、扰动冲任者,不宜艾灸。

(三)耳针疗法

1. 处方 内生殖器、皮质下、内分泌、肝、脾、肾。

2. 操作方法 每次单耳选取2～3个耳穴,用0.18mm×25mm的针灸针直刺耳部穴位,留针30min,每日治疗1次;或用王不留行籽选上述穴位2～3个进行耳穴贴压。

【预防与调护】

重视预防,注意经期卫生,减少不必要的宫腔手术;早期及时治疗月经过多、经期延长、月经先期等出血倾向的月经病,以防发展成崩漏;调畅情志,避免长期食用辛辣、油炸、烧烤等食物。

第三节·闭经

闭经分为原发性闭经和继发性闭经两类。原发性闭经指年龄超过 14 岁,第二性征未发育;或年龄超过 16 岁,第二性征已发育,月经还未来潮者。继发性闭经指正常月经周期建立后月经停止 6 个月,或按自身原有月经周期计算停止 3 个月经周期以上者。对于青春期前、妊娠期、哺乳期、绝经后的月经停闭不行或少女月经初潮后一段时间内(少于 6 个月)月经不行,又无其他不适者,不作闭经论。

闭经首见于《黄帝内经》,《素问·阴阳别论》称"女子不月"。中医学认为本病主要由于脾胃虚弱,气血乏源;或肾气不足,冲任虚弱;或肝肾亏损,精血不足;或阴虚血少等。病机虚者为精亏血少,冲任血海空虚,源断其流,无血可下,而致闭经;实者为气血阻滞,或痰湿流注下焦,使血流不通,冲任受阻,血海阻隔,经血不得下行而成闭经。

西医妇科学由内分泌腺体如甲状腺、肾上腺皮质功能障碍;或某些精神性疾病、环境改变、寒冷、消耗性疾病;流产和清宫手术损伤子宫内膜;放疗、化疗或某些药物治疗的毒副作用引起的闭经均可参照本篇治疗。

【辨证分型】

1. 气血虚弱证

主症:月经周期延迟,量少,色淡红而质薄,渐至经闭不行,神疲肢倦,头晕眼花,心悸气短,面色萎黄,舌淡红,苔薄白,脉沉缓或细弱。

2. 肾气亏损证

主症:年逾 16 岁尚未行经,或月经初潮偏迟;或初潮月经已潮,但又出现月经期延后,经量减少渐至月经停闭 3 个月以上,伴全身发育欠佳,经检查发现子宫发育不良,第二性征发育不明显,或腰腿酸软,头晕耳鸣,倦怠乏力,形体肥胖,舌淡黯,苔薄白,脉沉细。

3. 阴虚血少证

主症:月经周期延后,经量少,色红质稠,渐至月经停闭不行,五心烦热,颧红唇干,盗汗甚至骨蒸劳热,干咳或咳嗽唾血,形瘦神疲,舌红,苔少,脉细数。

4. 气滞血瘀证

主症:月经停闭不行,胸胁、乳房胀痛,精神抑郁,少腹胀痛拒按,烦躁易怒,舌紫黯,或有瘀点,脉沉弦而涩。

5. 痰湿阻滞证

主症:月经周期延后稀发,经量少,色淡质稠,渐至月经停闭,伴形体肥胖,胸闷泛恶,神疲倦怠,纳少痰多或带下量多色白,舌质淡胖,苔腻,脉沉滑。

【治疗】

治疗原则:虚者以"益气养血、滋阴补肾"为原则;实者以"理气活血、健脾化湿"为原则。

(一)针刺治疗

1. 处方

(1)主穴:气海、关元、足三里、归来、天枢、合谷、命门、委阳、间使。

(2)配穴:气血虚弱证加三阴交、大横;肾气亏损证加太溪、交信;阴虚血少证加复溜、太溪;气滞血瘀证加太冲、血海;痰湿阻滞证加丰隆、阴陵泉。

2. 操作方法　主穴用平补平泻法操作,虚证配穴用补法操作,实证配穴用泻法操作。隔日治疗 1 次,每次留针 30min。气血虚弱证和肾气亏损证加用温针灸。

3. 方义　气海、关元同属于任脉穴,为调理冲任的要穴;足三里、归来为胃经穴,配合大肠之募穴天枢和大肠经的原穴合谷,培土生金,金能化水,以补先天和后天;归来穴为调经之要穴;间使为手厥阴心包经穴,且手厥阴经脉下膈络三焦,与手少阳三焦经相表里,委阳为三焦经之下合穴,与间使同用,不但手足相应,而且表里同治;配以命门穴,对腹腔诸脏器,特别是下腹部的子宫、输卵管、卵巢都有调节气机的作用。以上诸穴配伍可调理冲任、通利三焦,对治疗月经过少及子宫内膜生长不良导致的闭经均有良效。配穴三阴交、大横补益气血;太溪、交信补肾益气;太溪、复溜益肾养阴;血海、太冲活血化瘀;丰隆、阴陵泉健脾和胃、化痰调经。

(二)灸法

1. **处方**　气海、关元、神阙、足三里、三阴交、交信。

2. **操作方法**　三阴交、足三里、交信穴用温针灸,关元、气海、神阙用艾灸盒灸或隔姜灸或隔药饼灸。月经期每日灸1次,非月经期隔日灸1次。

3. **注意事项**　本篇中阴虚血少证,不宜艾灸。

(三)耳针疗法

1. **处方**　内分泌、肝、脾、肾、内生殖器。

2. **操作方法**　每次单耳选取2～3个耳穴,用0.18mm×25mm的针灸针直刺耳部穴位,留针30min,隔日治疗1次;或用王不留行籽选上述穴位2～3个进行耳穴贴压。

【预防与调护】

调畅情志,保持精神乐观;做好避孕措施,避免多次人流或刮宫;不宜长时间服用某些药物,如避孕药、减肥药等;适当控制体重;及时治疗慢性疾病,消除闭经致病因素。

附　多囊卵巢综合征

多囊卵巢综合征是最常见的妇科内分泌疾病之一。在临床上以慢性无排卵和高雄激素血症为特征。主要表现为月经后期甚至闭经、不孕、多毛、痤疮、肥胖等。其病因至今尚未阐明,目前研究认为,可能是由于某些

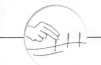

遗传因素与环境因素相互作用所致。

【病因】

内分泌特征有：①雄激素分泌过多；②雌酮分泌过多；③黄体生成素（luteinizing hormone，LH）/卵泡刺激素（follicle-stimulating hormone，FSH）比值（LH/FSH）增大；④胰岛素分泌过多。产生这些变化的可能机制涉及：①下丘脑 - 垂体 - 卵巢轴调节功能异常；②胰岛素抵抗和高胰岛素血症；③肾上腺内分泌功能异常。

【病理】

1. 卵巢变化　大体检查：双侧卵巢均匀性增大，为正常妇女的 2 ~ 5 倍，呈灰白色，包膜增厚、坚韧。切面见卵巢白膜均匀性增厚，较正常厚 2 ~ 4 倍，白膜下可见 ≥ 12 个大小不等的囊性卵泡，直径在 2 ~ 9mm。镜下见白膜增厚、硬化，皮质表层纤维化，细胞少，血管显著存在。白膜下见多个不成熟阶段呈囊性扩张的卵泡及闭锁卵泡，无成熟卵泡生成及排卵迹象。

2. 子宫内膜变化　因无排卵，子宫内膜长期受雄激素刺激，呈现不同程度增生性改变，甚至呈不典型增生。

【临床表现】

多起病于青春期，主要临床表现包括月经失调、月经量少、闭经、肥胖、多毛和痤疮等。

1. 月经失调　为最主要症状。多表现为月经稀发（周期第 35 天 ~ 6 个月）或闭经，闭经前常有经量过少或月经稀发，也可表现为不规则子宫出血，月经周期或行经期或月经量无规律性。

2. 不孕　生育期妇女因排卵障碍导致不孕。

3. 多毛、痤疮　是高雄激素血症最常见的表现。出现不同程度多毛，阴毛浓密且呈男性型倾向，延及肛周、腹股沟或腹中线，也有出现上唇和 / 或下颌细须或乳晕周围长毛等。常见的油脂性皮肤及痤疮，与体内雄激素积聚刺激皮脂腺分泌旺盛有关。

4. 肥胖　50% 以上患者肥胖(身体质量指数 ≥ 25),且常呈腹部肥胖型(腰围 / 臀围 ≥ 0.80)。肥胖与胰岛素抵抗、雄激素过多、游离睾酮比例增加及与瘦素抵抗有关。

5. 黑棘皮症　阴唇、颈背部、腋下、乳房下和腹股沟等处皮肤皱褶部位出现灰褐色色素沉着,呈对称性,皮肤增厚,质地柔软。

【诊断】

本病的诊断是排除性诊断。因临床表型的异质性,诊断标准存在争议。国际上先后制定了多个诊断标准,目前采用较多的是鹿特丹标准:①稀发排卵或无排卵;②高雄激素的临床表现和 / 或高雄激素血症;③卵巢多囊改变。超声提示一侧或双侧卵巢直径 2 ~ 9mm 的卵泡 ≥ 12 个和 / 或卵巢体积 ≥ 10ml;④ 3 项中符合 2 项,并排除其他高雄激素病因。

为更适应我国临床实际情况,2011 年卫生部发布了《多囊卵巢综合征行业标准》。

【辨证分型】

根据中医理论审证求因,本病责之于肝脾肾三脏,故临床常分为气血亏虚证、痰湿阻滞证、气滞血瘀证、肝经湿热证等证型。

1. 气血亏虚证

主症:月经迟至,月经周期延迟,经量少,色淡质稀,渐至经闭,或月经周期紊乱,经量多或淋漓不净,或婚久不孕,腰腿酸软,头晕耳鸣,面色不华,身疲倦怠,畏寒肢冷,便溏,舌质淡红、苔薄白,脉沉细。

2. 痰湿阻滞证

主症:月经周期延后,经量少,色淡质黏稠,渐至闭经,或婚久不孕,带下量多,形体丰满或肥胖,喉间多痰,毛发浓密,神疲肢重,舌质红,苔白或黄腻,脉滑或沉滑。

3. 气滞血瘀证

主症:月经周期延后,经量多或少,经期淋漓不净,色黯红,质稠或有血块,渐至闭经,或婚久不孕,伴乳房胀痛,小腹胀痛拒按,胸胁胀痛,舌黯红或有瘀点,苔薄白,脉沉涩。

4. 肝经湿热证

主症:月经稀发,月经稀少或闭经,或月经紊乱,婚久不孕,体形壮实,毛发浓密,面部痤疮,经前乳房胀痛,心烦易怒,大便秘结,或伴有外阴瘙痒,舌红,苔薄黄,脉弦或弦数。

【治疗】

治疗原则:以益肾调经,调达冲任为原则,并配合气血双补、化痰燥湿、理气活血、泻肝清热。

(一)针刺治疗

1. 处方

(1)主穴:中脘、下脘、气海、关元。

1)月经周期第 1 ~ 6 天:加合谷、水泉、照海、血海、足三里、三阴交。

2)月经周期第 7 天 ~ 下次月经来潮前:加各型随证配穴。

(2)配穴:气血亏虚证加阴谷、肾俞、脾俞、肝俞、大肠俞;痰湿阻滞证加丰隆、上巨虚、滑肉门、梁门、带脉;气滞血瘀证加太冲、期门;肝经湿热证加行间、曲池、委中。

2. **操作方法** 主穴用平补平泻法,合谷用补法操作,配穴按虚实补泻法操作。月经期每日治疗 1 次,非月经期隔日治疗 1 次,每次留针 30min。

3. **方义** 主穴中脘、下脘、气海、关元均属任脉,中脘、下脘两穴有理中焦、调升降的作用,气海益气固本,关元补肾培元,可补下焦真元而化生精血,四穴合用有以"后天养先天之意",调补脏腑之气血,并可防关元补肾动肾之弊;月经周期第 1 ~ 6 天加合谷、三阴交、水泉、照海、血海、足三里,手阳明经之原穴合谷穴,采用补法操作,有活血通经之功效,阳明经为多气多血之经,气血不足故经闭,取手阳明经原穴合谷补之,则气血旺而通之;水泉、照海穴同属于足少阴肾经,水泉为肾经之郄穴,照海又是八脉交会穴,可滋阴清热、通理下焦,使经血按时以下,如《备急千金要方》云"水泉、照海,主月水不来";配伍足三里健脾补血,三阴交及血海穴调补肝脾、活血通经。

在月经周期第 7 天～下次月经来潮前,根据不同证型随症取穴,有调理月经周期的作用。气血亏虚证加阴谷、肾俞、脾俞、肝俞、大肠俞。肾俞、脾俞、肝俞、大肠俞均为足太阳膀胱经之背俞穴,背俞穴为各脏器经气在背部的腧穴,集各气血生化的脏器功能为一体,为调理气血、提高气血运行的途径;阴谷为肾经合穴,为肾气汇合之处,诸穴合用可气血双补,调经通经。痰湿阻滞证加丰隆、上巨虚、滑肉门、梁门、带脉。丰隆、上巨虚、滑肉门、梁门均为胃经穴位,能健胃化湿、消痰除湿;带脉穴为足少阳胆经穴,主治月经不调,能疏肝利湿,诸穴合用起到化痰燥湿之功效。气滞血瘀证加太冲、期门,期门穴位于第 6 肋间隙,平剑突,锁骨中线上(左右各一),斜刺 0.5 寸,有疏肝理气的作用,期门为肝之募穴,能治肝郁化火之乳痈、胸闷呕恶等症状,配伍足厥阴肝经之原穴太冲穴,起到疏肝养血、理气活血之功效;肝经湿热证加行间、曲池、委中,行间为肝经之荥穴,荥主身热,可泻肝经之实热,曲池为手阳明大肠经腧穴,有清热之功效,与肺经相表里,能使肺气肃降,通利水道,委中别名为血郄,能泄血中之热,可用点刺放血法,诸穴合用共奏调经疏肝清热之功效。

(二)灸法

1. **处方** 月经周期第 1～6 天:气海、关元、神阙、三阴交、水泉、照海、血海、足三里;月经周期第 7 天～下次月经来潮前:气海、关元、神阙。气血亏虚证加肾俞、脾俞、肝俞、大肠俞;痰湿阻滞证加丰隆、上巨虚;气滞血瘀证加太冲、期门;肝经湿热证加行间、曲池、委中。

2. **操作方法** 三阴交、水泉、照海、血海、足三里用温针灸,关元、气海、神阙用艾灸盒灸或隔姜灸或隔药饼灸。随证配穴加用温针灸或温和灸。月经期每日灸 1 次,非月经期隔日灸 1 次。

(三)耳针疗法

1. **处方** 内分泌、肝、脾、肾、内生殖器。

2. **操作方法** 每次单耳选取 2 ～ 3 个耳穴,用 0.18mm×25mm 的针灸针直刺耳部穴位,留针 30min,月经期每日治疗 1 次,非月经期隔日治疗 1 次;或用王不留行籽选上述穴位 2 ～ 3 个进行耳穴贴压。

【预防与调护】

情绪对本病有很大的影响,故患者要做到调情志,慎起居,工作、学习、生活松弛有度;其次保持正常身体质量指数,要把体重控制在正常身体质量指数范围内,减少高能量饮食,或刻意减肥、节食、服用代餐等;杜绝油腻和油炸食物,减少生冷食物,避免过度肥胖或极度消瘦;最后要加强运动量,特别是户外运动,增加有氧运动,并做到坚持不懈,持之以恒。

第四节 · 痛经

女性正值经期或经行前后出现周期性小腹疼痛,或痛引腰骶,甚至剧痛晕厥者,称为"痛经",亦称为"经行腹痛"。

《金匮要略·妇人杂病脉证并治》有"带下,经水不利,少腹满痛,经一月再见"的记载。中医学认为本病的病位在子宫、冲任,以"不通则痛"或"不荣则痛"为主要病机。多由于情志不调,肝气郁结,血行受阻;或经期受寒饮冷,坐卧湿地,冒雨涉水,寒湿之邪客于胞宫,气血运行不畅所致;或由脾胃素虚,或大病久病,气血虚弱,或禀赋素虚,肝肾不足,精血亏虚,加之行经之后精血更虚,胞脉失养而引起痛经。

西医妇科学中将痛经分为原发性与继发性痛经两类。原发性痛经又称功能性痛经,是指生殖器官无器质性病变者,常发生于月经初潮后不久的未婚或未孕的年轻妇女,常于婚后或分娩后自行消失。由于生殖器官器质性病变所引起的痛经称为继发性痛经,常见于子宫内膜异位症、盆腔炎、宫颈管狭窄等疾病,多见于育龄期妇女。

【辨证分型】

1. **实证** 主症为腹痛多在经前或经期,疼痛剧烈,拒按,经色黯红或紫黑,有血块,血块排出后疼痛缓解。

(1)气滞血瘀证:多因情志不调,肝气郁结,经血运行受阻所致,腹痛多在经前或经期,疼痛剧烈,拒按,经量少或经行不畅,经色黯红或紫黑,有血块,血块排出后疼痛缓解,经前伴有乳房胀痛,恶心呕吐,食欲不振,舌有瘀斑,苔薄白,脉细弦。

(2)寒凝血瘀证:常因经期受寒饮冷,坐卧湿地,冒雨涉水,寒湿之邪客于胞宫,气血运行不畅而致腹痛拒按,小腹怕冷,得热痛解,月经量少,色紫黯有血块;伴有恶心呕吐,大便溏泄;舌质淡紫,苔白腻,脉沉紧。

2. **虚证** 主症为腹痛多在经期或经后,小腹绵绵作痛,少腹柔软喜按,经量或多或少,经色淡红。

(1)气血不足证:由于脾胃素虚,或大病久病,气血虚弱导致"不荣则痛"。月经色淡量少,或量多,面色苍白或萎黄,倦怠无力,头晕眼花,心悸失眠,舌淡红,苔薄白,舌体胖大边有齿痕,脉细弱。

(2)肝肾不足证:由于素体禀赋虚弱,肝肾不足,精血亏虚,加之行经之后精血更虚,胞脉失养而引起腹痛。经色淡量少,腰膝酸软,夜寐不宁,头晕耳鸣,视物不清,舌红,苔少,脉细。

【治疗】

治疗原则:实证以行气散寒,通经止痛为原则;虚证以调补气血,温养冲任为原则。

(一)针刺治疗

1. 实证

(1)处方

1)主穴:地机、次髎、十七椎、三阴交。

2)配穴:气滞血瘀证加肝俞、血海;寒凝血瘀证加命门、腰阳关。

(2)操作方法:十七椎在第5腰椎棘突下凹陷处取穴,操作时,当患者取俯卧位,用0.30mm×50mm规格针具先直刺入皮下,轻轻将针体向患者下腹部正中斜刺,得气后作提插或捻转,使针感向下腹部放射,以酸、胀、麻、热流涌动为佳。患者痛势减轻后,将针留在原地不动,留针30min,同时可辅以腰骶部隔姜灸3~5壮。次髎采用泻法,地机、三阴交用平补平泻法操作。配穴用泻法操作,寒凝血瘀证先针后灸,可用艾盒灸或隔药饼灸或隔姜灸。每日治疗1次,每次留针30min,一般在经前1周开始针灸治疗,持续至月经周期的第3天。

(3)方义:次髎和十七椎均为治疗痛经的经验效穴,地机为足太阴脾经郄穴,足太阴经循行于少腹部,阴经郄穴善治血证,可调血通经止痛;三阴交为足三阴经交会穴,可调理脾、肝、肾,通经而止痛。

2. 虚证

(1)处方

1)主穴:气海、关元、中极、归来、三阴交、神阙、十七椎。

2)配穴:气血不足证加足三里、太白;肝肾亏虚证加太冲、太溪。

(2)操作方法:虚证多用补法为主,可配合神阙穴艾盒灸或隔药饼灸或隔姜灸。十七椎先用针刺补法,得气后快速出针,出针后迅速按闭针孔,再用隔姜灸3~5壮。每日治疗1次。痛经一般在经前1周开始治疗,持续至月经周期的第3天或至痛经缓解。

(3)方义:气海、关元同属于任脉穴,同位于下焦,为元气、大气之宅,有温经散寒,益气固元之功效;中极为任脉之穴,与足三阴经交会,可活血化瘀、通络止痛;归来为胃经穴位,其穴近于胞宫,具有活血调经之功效;三阴交可益气健脾、调补肝肾,神阙穴培元固本、温补阳气,十七椎是治疗痛经的经验穴。配穴足三里、太白补益气血;太冲、太溪分别为肝、肾经之是原穴,是脏腑之原气输注之穴,有补益肝肾之效。

(二)灸法

1. **处方** 气海、关元、神阙、足三里、三阴交、次髎、十七椎。

2. **操作方法** 关元、气海、神阙、次髎、十七椎用艾灸盒灸或隔姜灸或隔药饼灸,三阴交、足三里用温针灸。于月经来潮前 1 周开始艾灸至月经结束,每日灸 1 次。

(三)耳针疗法

1. **处方** 内生殖器、交感、皮质下、内分泌、肝、脾、肾、神门。

2. **操作方法** 每次单耳选取 2 ～ 3 个耳穴,用 0.18mm×25mm 的针灸针直刺耳部穴位,留针 30min,每日治疗 1 次;或用王不留行籽选上述穴位 2 ～ 3 个进行耳穴贴压。

【预防与调护】

注意经期卫生,减少痛经的发生;注意经期保暖,避免受寒;注意调情志,气机畅达,经血流畅;注意饮食调摄,经前和经期不可食冷饮和过于酸辣食品,虚寒体质的女性不可擅自使用寒凉、滋腻保健品或长期服用清热凉血类的中药。

附 子宫内膜异位症和子宫腺肌病

子宫内膜异位性疾病包括外源性子宫内膜异位症和内源性子宫内膜异位症即子宫腺肌病,两者均由于具有生长功能的异位子宫内膜所致,临床上常可并存,但两者的发病机制及组织发生不尽相同,临床表现及其对卵巢激素的敏感性亦有差异。

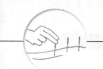

一、子宫内膜异位症

子宫内膜组织（腺体和间质）出现在子宫体以外的部位时，称为子宫内膜异位症。异位内膜可侵犯全身任何部位，如脐、膀胱、肾、输尿管、肺、胸膜、乳腺，甚至手臂、大腿等处，但绝大多数位于盆腔脏器和盆壁腹膜，以卵巢、宫骶韧带最常见，其次为子宫及其他脏腹膜、直肠阴道隔等部位，故有盆腔子宫内膜异位症之称。

由于子宫内膜异位症是激素依赖性疾病，在自然绝经和人工绝经后（包括药物作用、射线照射或手术切除双侧卵巢），异位内膜病灶可逐渐萎缩吸收；妊娠期或使用性激素抑制卵巢功能，可暂时阻止疾病发展。子宫内膜异位症在形态学上呈良性表现，但在临床行为学上具有类似恶性肿瘤的特点，如种植、浸润及远处转移等。

【病因】

（一）子宫内膜异位症的病因

至今尚未完全阐明，目前关于子宫内膜异位症的来源主要有以下 3 种学说。

1. **种植学说**　其传播途径主要包括以下几种。

（1）经血逆流：月经期脱落的子宫内膜因各种原因所致的经血倒流进入盆腔，种植于各个部位，形成子宫内膜异位症。

（2）淋巴及静脉播散：子宫内膜也可以通过淋巴及静脉向远处播散，发生异位种植。

（3）医源性种植：剖宫产术后腹壁切口或分娩后会阴切口出现子宫内膜异位症，可能是手术时将子宫内膜带至切口直接种植所致。

2. **体腔上皮化生学说**　认为卵巢表面上皮盆腔腹膜均由胚胎期具有高度化生潜能的体腔上皮分化而来，在受到持续卵巢激素或经血及慢性炎症的反复刺激后，能被激活转化为子宫内膜样组织。

3. **诱导学说**　未分化的腹膜组织在内源性生物化学因素诱导下，可发展成为子宫内膜组织,种植的内膜可以释放化学物质诱导未分化的间充质形成子宫内膜异位组织。

(二)子宫内膜异位症的形成可能与下列因素有关

1. 遗传因素 子宫内膜异位症具有一定的家族聚集性,某些患者的发病可能与遗传有关。

2. 免疫与炎症因素 免疫调节异常在子宫内膜异位症的发生、发展各环节起重要作用,表现为免疫监视功能、免疫杀伤细胞的细胞毒作用减弱而不能有效清除异位内膜。

3. 其他因素 国内学者提出"在位内膜决定论",认为在位子宫内膜的生物学特性是子宫内膜异位症发生的决定因素,局部微环境是影响因素。

【病理】

子宫内膜异位症的基本病理变化为异位子宫内膜随卵巢激素变化而发生周期性出血,导致周围纤维组织增生和囊肿、粘连形成,在病变区出现紫褐色斑点或小疱,最终发展为大小不等的紫褐色实质性结节或包块。子宫内膜异位症根据发生的部位不同,分为不同的病理类型。①卵巢型子宫内膜异位症:卵巢最易被异位内膜侵犯,卵巢的异位内膜病灶分为两种类型。微小病变型和典型病变型(又称囊肿型),囊肿型为陈旧性血液聚集在囊内,形成咖啡色黏稠液体,似巧克力,故称"巧克力囊肿";②腹膜型子宫内膜异位症;③深部浸润型子宫内膜异位症;④其他部位的子宫内膜异位症。

【临床表现】

子宫内膜异位症的临床表现因人和病变部位的不同而多种多样,症状特征与月经周期密切相关。有 25% 患者无任何症状。

1. 下腹痛和痛经 疼痛是子宫内膜异位症的主要症状,典型症状为继发性痛经、进行性加重。疼痛多位于下腹、腰骶及盆腔中部,有时可放射

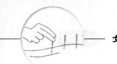

至会阴部、肛门及大腿,常于月经来潮时出现,并持续至整个经期。但约有27% ~ 40% 的患者无痛经症状。

2. 不孕 子宫内膜异位症患者不孕率高达 40%。

3. 性交不适。

4. 多见于直肠子宫陷凹有异位病灶或因局部粘连使子宫后倾固定者。

5. 月经异常 15% ~ 30% 患者有经量增多,或经期延长,或月经淋漓不尽,或经前期点滴出血,可能与卵巢实质病变、无排卵、黄体功能不足或合并有子宫腺肌病和子宫肌瘤有关。

6. 其他特殊症状 盆腔外任何部位有异位内膜种植生长时,均可在局部出现周期性疼痛、出血和肿块,并出现相应症状。

【诊断】

生育期女性有继发性痛经且进行性加重、不孕或慢性盆腔痛,妇科检查扪及与子宫相连的囊性包块或盆腔内有触痛性结节,即可初步诊断为子宫内膜异位症。但临床上常需借助下列辅助检查,经腹腔镜检查的盆腔可见病灶和病灶的活组织病理检查是确诊依据,但病理学检查结果阴性并不能排除子宫内膜异位症的诊断。

1. 影像学检查 超声检查是诊断卵巢异位囊肿和膀胱、直肠子宫内膜异位症的重要方法。盆腔 CT 及磁共振对盆腔子宫内膜异位症有诊断价值,但费用高,不作为初选的诊断方法。

2. 血清糖类抗原 125(carbohydrate antigen 125,CA125)和人附睾蛋白 4(human epididymis protein 4,HE4)测定 血清 CA125 水平可能升高,但 CA125 诊断子宫内膜异位症的敏感性和特异性均较低,不作为独立的诊断依据。HE4 在子宫内膜异位症多在正常水平,可用于与卵巢癌的鉴别诊断。

3. 腹腔镜检查 是目前国际公认的子宫内膜异位症诊断的最佳方法。

二、子宫腺肌病

当子宫内膜腺体及间质侵入子宫肌层形成弥漫或局限性病变,称子宫腺肌病。多发生于 30 ~ 50 岁经产妇,约 15% 同时合并子宫内膜异位症,约半数合并子宫肌瘤。

【病因】

子宫腺肌病患者部分子宫肌层中的内膜病灶与宫腔内膜直接相连,故认为是由基底层子宫内膜侵入肌层生长所致,多次妊娠及分娩、人工流产、慢性子宫内膜炎等造成子宫内膜基底层损伤,与腺肌病发病密切相关。

【临床表现】

主要症状是经量过多、经期延长和逐渐加重的进行性痛经,疼痛位于下腹正中,常于经前 1 周开始,直至月经结束。有 35% 患者无典型症状,子宫腺肌病患者中月经过多发生率为 40% ~ 50%。

【诊断】

可依据典型的进行性痛经和月经过多史、妇科检查子宫均匀增大或局限性隆起、质硬且有压痛而作出初步诊断。影像学检查有一定帮助,可酌情选择,确诊取决于术后的病理学检查。

三、子宫内膜异位症和子宫腺肌病的针灸治疗

子宫内膜异位症和子宫腺肌病的中医病因多为血瘀、湿阻、痰聚、寒凝,基本病机为"寒瘀湿痰阻滞胞宫、冲任",其中污浊水湿集聚为卵巢子宫内膜异位症囊肿型(巧克力囊肿)发生的重要致病因素。针灸治疗既要活血祛瘀、化湿逐水、消痰行气、温经散寒,更要兼顾久病肾气已伤,久瘀郁而生热,久攻(西医妇科手术或中药活血化瘀方剂长时间服用后)正气受损的状态,在治疗中要时刻注意活血不忘养血,行气兼顾补气,化痰健脾为先,祛寒温化并举。

【辨证分型】

1. 气滞血瘀证

主症:经行下腹坠胀剧痛,拒按,甚或前后阴坠胀欲便,经血或多或少,经色黯夹有血块,盆腔有痛性结节或不活动包块,胸闷乳胀,口干便结,舌紫黯或有瘀斑,苔薄白,脉沉弦或涩。

2. 寒凝血瘀证

主症:经前或经期小腹绞痛、冷痛、坠胀痛,腹痛拒按,得热痛减,月经量多少不一,色黯红,或经血淋漓不净,或月经后期、不孕,畏寒肢冷,或大便不实,盆腔有痛性结节或不活动包块,舌质淡胖而紫黯,苔白,脉沉弦或紧。

3. 湿热血瘀证

主症:经前或经行发热,小腹灼热疼痛拒按,月经提前,经量多,色红质稠有块,或淋漓不净,烦躁易怒,溲黄便结,盆腔结节包块触痛明显,舌红有瘀点,苔黄,脉弦数或沉细弦。

4. 肾虚血瘀证

主症:经行腹痛,腰膝酸软,月经先后无定,经量或多或少,不孕,神疲体倦,头晕耳鸣,面色晦黯,性欲减退,盆腔有痛性结节或不活动包块,舌质黯淡,苔白,脉沉细。

5. 气虚血瘀证

主症:经行腹痛,量或多或少,色黯淡、质稀或夹血块,肛门坠胀不适,面色无华,神疲乏力,纳差便溏,或见盆腔痛性结节或不活动包块,舌淡胖,边尖有瘀点,苔白或白腻,脉沉细或细涩。

6. 痰气郁结证

主症:经行小腹冷痛,经量少,色淡、质稀或夹血块,不思饮食、四肢沉重、胸满不舒、困倦、大便黏腻,或见盆腔痛性结节或不活动包块,舌质淡胖微紫,边齿痕,苔白腻,脉弦滑。

【治疗】

(一)子宫内膜异位症的针刺治疗

1. **治疗原则** 痛经发作时以活血化瘀、温经止痛为原则;非月经期以利水破瘀、通利下焦为主,并根据辨证分型配合理气活血、温经散寒、清热凉血、补肾温阳、健脾益气、化痰解郁之法。

2. **处方**

(1)主穴:月经周期第 1 ~ 6 天即痛经发作时,参考前文痛经章节内容;月经周期第 7 ~ 21 天,合谷、太冲、水分、气海、水道、归来、三阴交、阴陵泉、委阳;月经周期第 22 ~ 28 天,合谷、太冲、水分、气海、水道、归来、三阴交、阴陵泉、委阳、间使、曲池(表 1-1)。

(2)配穴:气滞血瘀证加血海,寒凝血瘀证加灸命门,湿热血瘀证加行间,肾虚血瘀证加太溪,气虚血瘀证加足三里,痰气郁结证加丰隆。

3. **操作** 按照右合谷、左太冲、再右太冲、左合谷顺序依次进针,直刺0.5 寸,平补平泻法;水分、气海、归来、水道直刺 1.2 ~ 1.5 寸,间使、曲池直刺0.5 ~ 1 寸,平补平泻法;三阴交、阴陵泉、委阳直刺 1 ~ 1.2 寸,捻转补法。月经期每日治疗 1 次,非月经期隔日治疗 1 次,每次留针 30min。

4. **方义** 合谷和太冲为"开四关",可推动全身气血运行,加速新陈代谢;水分、气海、水道、归来均位于下腹部,为任脉和足阳明胃经穴位,补脾扶肾、健脾利水;三阴交、阴陵泉为足太阴脾经穴位,能健脾除湿、消癥散结;委阳为三焦的下合穴,能破瘀利水消肿。

月经周期第 22 ~ 28 天加间使、曲池穴,间使配委阳加强利水消癥的作用,曲池配间使能缓解下腹部的疼痛,同时能清心宁神,所谓"诸痛痒疮,皆属于心",可通过清心宁神,预防性地治疗痛经。配穴血海以活血化瘀,命门温经散寒,行间清泄湿热,太溪补肾填精,足三里益气健脾,丰隆行气化痰。

(二)子宫腺肌病的针刺治疗

1. **治疗原则** 痛经时活血化瘀、温经止痛为原则,非月经期以消癥散

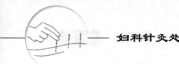

结为主,并根据辨证分型配合理气行滞、温经散寒、补肾温阳、健脾益气、清热凉血、化痰除湿之法。

2. **处方**

(1)主穴:月经周期第 1 ~ 6 天即月经期:参考前文痛经章节内容;月经周期第 7 ~ 21 天:合谷、太冲、膻中、水分、气海、天枢、前谷、支沟、足三里、内庭、复溜、阴陵泉;月经周期第 22 ~ 28 天:合谷、太冲、膻中、水分、气海、天枢、前谷、支沟、足三里、内庭、复溜、阴陵泉、丰隆、照海(见表1-1)。

(2)配穴:气滞血瘀证加血海,寒凝血瘀证加灸水道,湿热血瘀证加行间,肾虚血瘀证加太溪,气虚血瘀证加气穴,痰气郁结证加太冲。

3. **操作**　按照先右合谷、左太冲,再右太冲、左合谷顺序依次进针,直刺 0.5 寸,平补平泻。膻中向下斜刺 0.5 ~ 0.8 寸,捻转补法;水分、气海、天枢、足三里直刺 1.2 ~ 1.5 寸,平补平泻;复溜、前谷直刺 0.5 寸,捻转泻法;内庭浅刺或点刺出血;支沟、阴陵泉直刺 1 ~ 1.2 寸,捻转补法;照海直刺 0.3 ~ 0.5 寸,丰隆直刺 1.2 ~ 1.5 寸,捻转补法,月经期每日治疗 1 次,非月经期隔日治疗 1 次,每次留针 30min。

4. **方义**　针刺合谷和太冲为"开四关",可推动全身气血运行,加速新陈代谢;膻中、水分、气海均为任脉穴位,从上往下逐一针刺,旨在温化积聚(痰湿、瘀血、寒凝)、消瘀散结;天枢、足三里、内庭为足阳明胃经穴,三穴合用,上下相配健脾化湿、逐邪外出;足三里为胃经穴位,有健脾补气、扶助中土的作用;前谷为手太阳小肠经穴位,中医认为小肠解利小便,前谷配天枢、水分、气海,既助先天之气,又助下焦气化,且前谷为小肠经的荥穴,有清热的作用,小肠经又通于督脉,故使经络穴位前后对应,交相呼应,使激发的经气直达病所;支沟为手少阳三焦经的经穴,具有疏肝利胆、行气活血的作用;复溜为足少阴肾经五输穴之经穴,与气海、天枢配伍逐水消肿,与阴陵泉配伍能健脾温肾、助阳逐水,与水分配伍行气温肾、逐瘀利水。

月经周期第 22 ~ 28 天加丰隆、照海穴;丰隆加强化痰散结,与复溜配伍化痰利水、通经活络;照海为八脉交会穴,通阴跷脉,阴跷脉为足少阴肾经支脉,起于照海穴,上行于内踝上方,经大腿内侧入前阴部,沿着腹部上入胸部,最后从缺盆上出于人迎穴,到达鼻旁连于目内眦,与足太阳、阳跷脉会合上行,故起到调引经气的作用。配穴血海以活血化瘀,水道利水消肿、调经止痛,行间清泄湿热,太溪益肾填精,气穴补益冲任、调理下焦,太冲行气解郁。

表 1-1 子宫内膜异位症和子宫腺肌病的针灸主穴表

疾病	月经周期	治疗原则	主穴
子宫内膜异位症	月经周期第 1 ~ 6 天月经期(痛经时)	活血化瘀、温经止痛	参考前文痛经章节内容
	月经周期第 7 ~ 21 天	利水破瘀、通利下焦	合谷、太冲、水分、气海、水道、归来、三阴交、阴陵泉、委阳
	月经周期第 22 ~ 28 天	利水消瘀、通利三焦	合谷、太冲、水分、气海、水道、归来、三阴交、阴陵泉、委阳、间使、曲池
子宫腺肌病	月经周期第 1 ~ 6 天即月经期(痛经时)	活血化瘀、温经止痛	参考前文痛经章节内容
	月经周期第 7 ~ 21 天	消瘀散结、健脾疏肝	合谷、太冲、膻中、水分、气海、天枢、前谷、支沟、足三里、内庭、复溜、阴陵泉
	月经周期第 22 ~ 28 天	消瘀散结、化痰除湿、健脾补肾	合谷、太冲、膻中、水分、气海、天枢、前谷、支沟、足三里、内庭、复溜、阴陵泉、丰隆、照海

(三)灸法

1. **药饼灸** 可选取神阙、气海、腰阳关、腰俞等穴位进行药饼灸,将中药附子、肉桂、小茴香、乌药、苏木、泽兰、白芷、川芎各等份研成粉末,用生姜汁调和做成直径约3cm、厚约0.8cm的药饼,在药饼上放置清艾炷,每穴灸3壮。

2. **三角灸** 三角灸为经外奇穴名,以患者两口角之间的长度为一边,

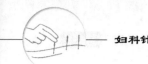

作等边三角形,将顶角置于患者脐心,底边呈水平线,两底角处是三角灸穴。如《世医得效方》云:"治疝气偏坠,量患人口角,两角为一折断,如此则三折,成三角如△样,以一角安脐心,两角在脐之下,两旁尽处是穴。左偏灸右,右偏灸左,二七壮。"每穴药饼灸 3 壮。

3. **任脉归元灸** 选取任脉水分到曲骨水平的腹部区域,将中药附子、肉桂、小茴香、乌药、苏木、泽兰、白芷、川芎各等份研成粉末,用姜汁调和,制成宽 15cm、厚 3cm、长为水分穴至曲骨穴距离的矩形药饼(因每个人同身寸不同,药饼的长度因人而异),将药饼置于选取的穴位区域,然后在药饼上铺上小于药饼边缘 2cm、厚约 2cm 的艾绒。点燃艾炷头、身、尾 3 点,让其自然烧灼。待艾炷燃尽后,再铺上艾绒复灸,每次灸 3 壮。

4. **督脉壮阳灸** 选取膀胱经督俞至白环俞水平的背部区域即平第 6 胸椎棘突下至第 4 骶后孔之间的背部区域,将中药附子、肉桂、小茴香、乌药、苏木、泽兰、白芷、川芎各等份研成粉末,用姜汁调和,制成宽 18 ~ 20cm、厚 3cm、长为督俞穴至白环俞穴距离的矩形药饼,将药饼置于选取的穴位区域,然后在药饼上铺上小于药饼边缘 2cm、厚约 2cm 的艾绒。点燃艾炷头、身、尾 3 点,让其自然烧灼。待艾炷燃尽后,再铺上艾绒复灸,每次灸 3 壮。

5. **重要穴位温针灸或温和灸** 如前谷、支沟、足三里、复溜、阴陵泉等穴位可采用温针灸或温和灸。

(四)耳针疗法

1. **处方** 内生殖器、交感、三焦、内分泌、肝、脾、肾。

2. **操作方法** 每次单耳选取 2 ~ 3 个耳穴,用 0.18mm×25mm 的针灸针直刺耳部穴位,每次留针 30min,月经期每日治疗 1 次,非月经期隔日治疗 1 次;或用王不留行籽选上述穴位 2 ~ 3 个进行耳穴贴压。

【预防与调护】

月经期减少剧烈运动,经前、经期严禁性生活,拒绝生冷饮食,避免手术操作不当所引起的子宫内膜种植,适龄婚育和合理药物避孕。

第五节·月经前后诸证

一、经行发热

每值经期或行经前后,出现以发热为主要表现的病症,称之为"经行发热",又称"经来发热"。

经行发热的记载首见于《陈素庵妇科补解·调经门》,并在病因上提出有"客热乘虚所伤"和"内伤"之异。陈修园在《女科要旨》中阐述了因瘀滞所致的发热。中医学认为本病的病因主要在于气血营卫失调,常由于过度抑郁,郁而化火,火热伏于冲任,行经时冲气旺盛,气火内扰,营卫失调,以致经行发热;或因经期产后外感内伤,瘀血留滞胞中,积瘀化热,经行之际,血海充盈,瘀热内郁,气血营卫失调,遂致经行发热;或因素体阴血不足,或房劳多产,或久病耗血伤阴,致肝肾阴虚,阴虚生内热,经行之际,血注胞宫,营阴愈虚,虚阳浮越,以致经行发热;或因禀赋素虚,或劳倦过度,或久病失养,血气不足,经行气随血泄,其气益虚,营卫阴阳失调,遂致低热不扬。

【辨证分型】

1. 肝郁化火证

主症:经前或经期发热,头晕目眩,口苦咽干,烦躁易怒,乳房、胸胁、少腹胀痛,经量或多或少,经色深红,舌红,苔微腻,脉弦数。

2. 瘀热壅阻证

主症:经前或经期发热,乍寒乍热,小腹疼痛拒按,经色紫黯,夹有血块,舌紫黯或舌边有瘀点,苔薄黄,脉沉弦或沉涩有力。

3. 肝肾阴虚证

主症:经期或经后午后发热,五心烦热,咽干口燥,两颧潮红,经量少,色鲜红,舌红,苔少,脉细数。

4. 气血不足证

主症:经前或经后发热,常伴疲乏无力,头晕目眩,面色无华,少气懒言,月经色淡,质稀,舌淡红,苔白润,脉沉细或细弱。

【治疗】

治疗原则:以理气血,调冲任为原则,并配合疏肝泄热、清热化瘀、培补肝肾、补益气血。

(一)针刺治疗

1. 处方

(1)主穴:曲池、血海、三阴交、公孙、太冲、阴谷。

(2)配穴:肝郁化火证加行间、侠溪;瘀热壅阻证加中极、内庭、合谷;肝肾阴虚证加太冲、太溪;气血不足证加足三里、气海、关元。

2. 操作方法 主穴曲池用补法,余穴均用平补平泻法,配穴按虚实补泻法操作。于发热前1周开始治疗至经期结束或至发热消失,每日治疗1次,每次留针30min。

3. 方义 曲池为手阳明大肠经腧穴,乃本经脉气所入,为合土穴,善走血分,有疏风清热、调和营卫之功,血海专走血分,有清热凉血、行气祛瘀之功,两穴合用一表一里,表里双清、调和气血;三阴交为足三阴经之交会穴,有理肝肾、调血室之功,配合曲池一清一滋,相互制约,调和气血;公孙为足太阴脾经穴,又为八脉交会穴,通于冲脉,公孙、太冲、阴谷为足三阴经的穴位,同时使用,有养阴清热的作用。经行发热是由于阴血聚于下焦,血泄即月经来潮时,使阴血亏虚之人阴不抱阳,虚阳外越,而致营卫失和,营亏于内,卫失于养而发热,用此三穴可谓上病下取,使阴液得养,营血得充,则阴阳复得平衡,肌热能退能止;总方共奏理气血、调冲任的功效。配穴行间、侠溪疏肝泄热;中极、内庭、合谷清热化瘀;太冲、太溪培补肝肾、滋水涵木;足三里、气海、关元补益气血、扶土助阳而"甘温除热"。

(二)耳针疗法

1. **处方** 耳尖、内分泌、皮质下、内生殖器。

2. **操作方法** 每次单耳选取 2～3 个耳穴,用 0.18mm×25mm 的针灸针直刺耳部穴位,留针 30min,每日治疗 1 次;或用王不留行籽选上述穴位 2～3 个进行耳穴贴压。

【预防与调护】

调情志,保持心情舒畅;饮食切忌辛辣助阳之品及烟酒;生活起居有规律,劳逸结合;经期避免感受外邪,禁止游泳、冒雨、涉水、房事。

二、经行头痛

每遇经期或行经前后,出现以头痛为主要症状,经后辄止者,称为“经行头痛”。

中医学认为经行头痛常由情志内伤,肝郁化火所致;或由瘀血内阻,脉络不通所致;或因饮食劳倦伤脾,痰湿内生,痰湿留滞冲任,上扰脑络所致;或因素体血虚,经行时阴血不足,脑失所养所致。

【辨证分型】

1. 肝火证

主症:经行头痛,甚或颠顶掣痛,头晕目眩,月经量多,色鲜红,烦躁易怒,口苦咽干,舌质红,苔薄黄,脉弦细数。

2. 血瘀证

主症:经前或经期头痛剧烈,痛如椎刺,经色紫黯有块,或伴小腹疼痛拒按,胸闷不舒,舌黯或尖边有瘀点,苔薄白,脉细涩或弦涩。

3. 痰湿证

主症:经前或经期头痛,头痛头晕如裹,胸脘满闷,纳呆腹胀,平日带下量多,色白质黏,月经量少,舌质淡,苔厚腻,脉濡细。

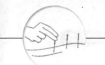

4. 血虚证

主症:经期或经后头晕,头部绵绵作痛,月经量少,色淡质稀,心悸少寐,神疲乏力,舌淡红,苔薄白,脉细弱。

【治疗】

治疗原则:以调理冲任,通络止痛为原则,并配合清泻肝火、活血化瘀、祛痰化湿、补益气血。

(一)针刺治疗

1. 处方

(1)主穴:百会、头维、太阳、阿是穴、三阴交、关元。

(2)配穴:肝火证加行间、侠溪;血瘀证加血海、太冲;痰湿证加中脘、丰隆;血虚证加足三里、太溪。

2. 操作方法　主穴用平补平泻法操作,配穴按虚实补泻法操作,血瘀证、痰湿证及血虚证患者可配合肢端穴位温针灸或温和灸。治疗于经前1周开始至经期结束,每日治疗1次,每次留针30min。

3. 方义　百会是手足三阳经与督脉、肝经交会穴,配合足三阴经之交会穴三阴交,有调和阴阳、和血调经、开窍醒脑、息风止痛之功效,头维穴为足阳明胃经之穴,以疏调局部经气,祛风泻火、清利头目而止疼痛;太阳穴为治疗头痛之效穴;配合阿是穴,通调局部经气,共奏通络止痛之功效;三阴交、关元又可调理冲任、行气调经。配穴行间、侠溪清肝泻火;血海、太冲行气活血;中脘、丰隆健脾化湿;足三里、太溪补益精血。

(二)灸法

1. 处方　百会、三阴交、关元、血海、足三里、太溪。

2. 操作方法　百会、关元用隔姜灸或隔药饼灸,其余穴位用温针灸,于经前1周开始治疗至经期结束,每日灸1次。

3. 注意事项　本篇中所述肝火证,不宜艾灸。

(三)耳针疗法

1. **处方**　内分泌、神门、皮质下、额、颞、枕、内生殖器。

2. **操作方法**　每次单耳选取 2 ~ 3 个耳穴,用 0.18mm × 25mm 的针灸针直刺耳部穴位,留针 30min,每日治疗 1 次;或用王不留行籽选上述穴位 2 ~ 3 个进行耳穴贴压。

【预防与调护】

调情志,保持心情舒畅;饮食切忌辛辣助阳之品及烟酒;生活起居有规律,劳逸结合;治疗前明确诊断,排除其他原因导致的头痛。

三、经行吐衄

每值经期或经行前后发生周期性吐血或衄血者,称为"经行吐衄",又称"倒经""逆经"。

本病历代医籍均有记载,如《本草纲目·百病主治药上》云:"有行期只吐血、衄血者,或眼耳出血者,是谓逆行。""经行吐衄"最初载自清代《医宗金鉴·妇科心法要诀》。

中医学认为本病主要由于血热而冲气上逆,迫血妄行所致。出于口者为吐,出于鼻者为衄。主要由于素性抑郁,或暴怒伤肝,肝郁化火,冲脉附于肝,肝移热于冲脉,当经期血海充盈,冲气旺盛,血海之血随冲气逆上而为吐血、衄血;或因平素肺肾阴虚,又过食辛燥药食,阴虚血亏,虚火上炎,灼津伤络,以致经行吐衄。

本病一般归属于西医妇科学的代偿性月经,本病必须与子宫内膜异位症的经期吐衄相鉴别。

【辨证分型】

1. **肝经郁火证**

主症:经前或经后吐血、衄血,量多,色鲜红,月经提前,量少甚或不行,心烦易怒,两胁胀痛,口苦咽干,头昏耳鸣,尿黄便结,舌红,苔黄燥,脉弦数。

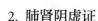

2. 肺肾阴虚证

主症：经期或经净时吐血、咯血或衄血，量少，色黯红，月经量少或先期，头晕耳鸣，手足心热，颧红，潮热，干咳少痰，咽干口渴，舌红或绛，苔花剥或少苔，脉细数。

【治疗】

治疗原则：以清热降逆，引血下行为原则，并配合清肝泻火、滋肾润肺。

(一)针刺治疗

1. 处方

(1)主穴：公孙、内关、孔最、血海、三阴交、关元。

(2)配穴：肝经郁火证加行间、侠溪；肺肾阴虚证加太溪、太渊。

2. 操作方法 主穴用平补平泻法操作，配穴按虚实补泻法操作。针刺于月经来潮前1周开始至月经结束，每日治疗1次，每次留针30min。

3. 方义 内关、公孙均属于八脉交会穴，分别通于阴维脉和冲脉，二穴配伍肃降气机、引血下行；孔最为肺经郄穴，阴经郄穴多治疗血证，因此孔最穴具有清热止血、理气润肺的功效；血海清热和血；三阴交为足三阴经脉交会穴，可调理肝脾肾，同时配合关元穴调理冲任、行气调经。配穴行间、侠溪清肝泻火；太溪、太渊滋肾养肺、止咳止血。

(二)耳针疗法

1. 处方 内分泌、肝、脾、肾、内生殖器。

2. 操作方法 每次单耳选取2～3个耳穴，用0.18mm×25mm的针灸针直刺耳部穴位，留针30min，每日治疗1次；或用王不留行籽选上述穴位2～3个进行耳穴贴压。

【预防与调护】

保持心情舒畅，饮食清淡，忌食辛辣之品；经期结束后积极查找吐血、鼻衄等病因，排除由其他器质性疾病引起的月经期口、鼻出血；慎起居，避风寒；保持大便通畅。

四、经行情志异常

每值行经前后,或正值经期,出现烦躁易怒,或情志抑郁,喃喃自语,或彻夜不眠,经后恢复如常者,称为"经行情志异常"。

本病最早见于《陈素庵妇科补解》,其对本病的临床表现,病因病机,证治方药均有所论述。中医学认为本病主要由于情志内伤、肝气郁结、痰火内扰,每遇经行气血骤变,扰动心神所致。由于情志抑郁,郁而化火,肝胆火炽;而冲脉隶于阳明附于肝,经前冲气旺盛,肝火夹冲气逆上,扰乱心神,遂致经行神志异常;或肝郁犯脾,脾失健运,痰湿内生,加之肝郁化火,痰火内盛,经期冲气偏旺,痰火夹冲气上扰清窍,心之清阳受蒙,遂发本病;或因思虑劳倦伤脾,脾虚化源不足,精血虚少,心失所养,经期气血下注冲任,心血愈虚,心神失其所养而发病。

本病一般归属于西医妇科学中周期性焦虑和抑郁症范畴。

【辨证分型】

1. **肝气郁结证**

主症:经前抑郁不乐,情绪不宁,心烦易怒,胸闷胁胀,甚至怒而发狂,经后逐渐减轻或复如常人,月经量多,色红,经期提前,胸胁苦满,不思饮食,夜寐不安或彻夜不眠,舌质淡紫,苔薄白,脉弦沉或细。

2. **痰火上扰证**

主症:经行狂躁不安,头痛失眠,平时带下量多,色黄质稠,面红目赤,心胸烦闷,舌红,苔黄腻,脉滑数。

3. **心脾两虚证**

主症:经行或经前精神恍惚,心神不宁,无故悲伤,心悸失眠,体虚乏力,月经量少,色淡,舌淡红,苔薄白,脉细沉,或沉细无力。

【治疗】

治疗原则:以宁心安神,行气调经为原则,并配合疏肝理气、清热化痰、健脾宁心。

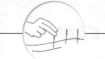

(一)针刺治疗

1. **处方**

(1)主穴:百会、膻中、神门、太冲、三阴交、关元。

(2)配穴:肝气郁结证加行间、侠溪;痰火上扰证加丰隆、曲池;心脾两虚证加心俞、脾俞。

2. **操作方法** 主穴用平补平泻法操作,配穴按虚实补泻法操作。针刺于月经来潮前1周开始至月经结束,每日治疗1次,每次留针30min。

3. **方义** 百会位居颠顶,又为元神之府,因此有通督调神之功;膻中为气会,善调胸中大气,宽胸利膈、宁心安神;神门为手少阴心经之原穴,有安神定志之功,与三阴交配合使用,养心安神、交通心肾;太冲为足厥阴肝经之原穴,有疏肝解郁、调和气血之效;三阴交、关元可调理冲任、行气调经。诸穴共奏宁心安神、调经养血之效。配穴行间、侠溪清肝泻火;丰隆、曲池清热化痰;心俞、脾俞健脾宁心。

(二)灸法

1. **处方** 百会、膻中、太冲、三阴交、关元、心俞、肝俞。

2. **操作方法** 百会用隔姜灸或隔药饼灸;三阴交、关元、心俞、肝俞用温针灸,膻中、太冲用温和灸;于月经来潮前1周开始艾灸至月经结束,每日灸1次。

3. **注意事项** 痰火上扰证及肝郁气滞证郁而化火的,不宜艾灸。

(三)耳针疗法

1. **处方** 内分泌、神门、皮质下、心、肝、脾、肾。

2. **操作方法** 每次单耳选取2~3个耳穴,用0.18mm×25mm的针灸针直刺耳部穴位,留针30min,每日治疗1次;或用王不留行籽选上述穴位2~3个进行耳穴贴压。

【预防与调护】

注意调情志,保持心情舒畅对本病有至关重要的作用,经前或经期避免精神方面的刺激；注意调饮食，禁食辛辣之品；注意起居有常，注意劳逸结合；平时内衣穿着不宜过紧。

五、经行不寐

每值经前或经行失眠或多梦易醒，经后睡眠正常者，称为"经行不寐"。

中医学认为本病主要由于阴血亏虚，心火偏旺，心阴不足，心脑失养而致；或因经前思虑过度，劳伤心脾，加上经血过多，心神失养而致；或久郁伤肝化火，心肝火旺而致失眠。

本病若及时治疗，一般预后良好。

【辨证分型】

1. 阴虚火旺证

主症：经前或经期虚烦不寐，或稍寐即醒，头晕耳鸣，手足心热，腰膝酸软，月经先期量少，舌红，少苔，脉细数。

2. 心脾两虚证

主症：经前或经期失眠，不易入睡，或多梦易醒，心悸健忘，面色少华，神疲肢软，月经提前、量多或量偏少、色淡、质清，舌淡红，苔薄白，脉细缓。

3. 心肝火炽证

主症：经前烦躁失眠，甚至彻夜不眠，头晕头痛，或伴有胁痛，乳胀，口苦咽干，便秘尿赤，月经量多夹块或量少质稠，色黯有小块，舌红，苔黄，脉细数或弦数。

【治疗】

治疗原则：以宁心安神为原则，并配合滋阴降火、补益心脾、清肝泻火。

(一)针刺治疗

1. 处方

(1)主穴：神门、内关、照海、申脉、三阴交、关元。

(2)配穴：阴虚火旺证加太溪、太冲；心脾两虚证加心俞、脾俞；心肝火炽证加行间、侠溪、阳陵泉。

2. **操作方法** 主穴可采用平补平泻法操作，配穴按虚实补泻法操作。针刺于经前 1 周开始至经期结束，每日治疗 1 次，每次留针 30min。

3. **方义** 神门为心经原穴，内关为手厥阴心包经络穴，两穴合用有宁心安神之效；照海、申脉均为八脉交会穴，分别为阴、阳跷脉的起点，阴、阳跷脉司睡眠，又由于阴、阳跷脉交会于目内眦，入属于脑，故《灵枢·寒热病》有"阳气盛则瞋目，阴气盛则瞑目"的论述；三阴交为足三阴经交会穴，可调理肝脾肾，同时配合关元穴调理冲任、行气调经。配穴太溪、太冲滋阴降火；心俞、脾俞健脾宁心；行间、侠溪清泻肝胆，配阳陵泉能疏利肝胆之气，引火下行。

(二)灸法

1. **处方** 神门、内关、照海、申脉、三阴交、关元。

2. **操作方法** 关元可用艾盒灸或隔姜灸或隔药饼灸，神门、内关、照海、申脉、三阴交用温和灸，于月经来潮前 1 周开始艾灸至月经结束，每日灸 1 次。

3. **注意事项** 本篇中的阴虚火旺证和心肝火炽证，不宜艾灸。

(三)耳针疗法

1. **处方** 内分泌、内生殖器、神门、交感、心、脾。

2. **操作方法** 每次单耳选取 2～3 个耳穴，用 0.18mm×25mm 的针灸针直刺耳部穴位，留针 30min，每日治疗 1 次；或用王不留行籽选上述穴位 2～3 个进行耳穴贴压。

【预防与调护】

注意调情志，保持心情舒畅；注意调理饮食，不可使用寒凉或滋腻的药物；起居有常；睡前不宜观赏警匪、武打、动作类影片；睡前不宜剧烈运动。

六、经行泄泻

每值行经前后或经期,周期性地出现大便溏薄,甚或水泻,日解数次;经净泄泻自止者,称为"经行泄泻"。

经行泄泻,最早见于《陈素庵妇科补解·调经门》,陈氏认为本病由脾虚所致。《叶氏女科证治·调经门》认为经来五更泄泻因于肾虚。中医学认为本病的主要发病机制与脾、肾二脏密切相关。主要由于脾肾阳气不足,运化失司,适值经期血气下注冲任,脾肾阳气愈虚而发生泄泻。素体脾虚,或忧思劳倦,饮食不节,脾气受损,经行之际,气血下注冲任,脾气更虚,运化失司,故水湿内停,下走大肠,遂致泄泻;或素禀肾虚,或房劳多产,命门火衰,经行之际,气血下注冲任,肾阳不能上温于脾,脾失健运,水谷不化,清浊不分,遂致泄泻。

【辨证分型】

1. 脾气虚证

主症:经前或经期大便泄泻,脘腹胀满,神疲肢倦,经行量多,色淡质稀,平时带下量多,色白质黏,无臭气,或面浮肢肿,舌淡胖,苔白腻,脉濡缓。

2. 肾阳虚证

主症:经前或经期大便泄泻,晨起尤甚,或五更泄泻,腰酸腿软,畏寒肢冷,头晕耳鸣,月经量少,色淡,平时带下量多,质稀,面色晦黯,舌淡红,苔白滑,脉沉迟无力。

【治疗】

治疗原则:以温肾健脾为原则。

(一)针刺治疗

1. 处方

(1)主穴:天枢、足三里、三阴交、关元、百会。

(2)配穴:脾虚证加中脘、脾俞;肾虚证加肾俞、太溪。

2. **操作方法** 主穴配穴均采用捻转补法,配穴用补法操作。针刺于经前 1 周开始至经期结束,每日治疗 1 次,每次留针 30min。

3. **方义** 天枢为大肠经募穴,又是足阳明胃经经气所发,主疏调大肠,调中和胃;足三里为足阳明经气所入,是本经合穴又是本腑下合穴,与天枢穴配伍,一肠一胃,可以调和气机,和胃整肠;三阴交可补气健脾,配合关元又可调理冲任、行气调经;神阙、百会穴位于督脉最高处能升补阳气,以固脾肾之阳气。配穴中脘、脾俞益气健脾升阳;肾俞、太溪补肾益精壮阳。

(二)灸法

1. **处方** 天枢、足三里、三阴交、关元、神阙、百会。

2. **操作方法** 神阙、关元、百会穴用艾盒灸或隔姜灸或隔药饼灸,天枢、足三里、三阴交用温针灸。于月经来潮前 1 周开始艾灸至月经结束,每日灸 1 次。

(三)耳针疗法

1. **处方** 内分泌、内生殖器、胃、大肠、脾、肾。

2. **操作方法** 每次单耳选取 2～3 个耳穴,用 0.18mm×25mm 的针灸针直刺耳部穴位,留针 30min,每日治疗 1 次;或用王不留行籽选上述穴位 2～3 个进行耳穴贴压。

【预防与调护】

饮食宜清淡,经前、经期不食生冷瓜果,以防食滞更伤脾阳;忌劳倦过度,行经前后忌房事;注意时令季节变化,及时增减衣物,冬季、初春及秋末注意保暖。

七、经行浮肿

每值经期或行经前后,周期性出现面肿或眼睑、四肢浮肿,而经后渐消,称为"经行浮肿",或称"经来浮肿""经来遍身浮肿"。

经行浮肿在古代妇科专著中鲜有论述,《叶氏女科证治·调经门》中指出："经来遍身浮肿,此乃脾土不能化水,变为肿。"中医学认为本病与脾、肾两脏关系密切。脾主运化,肾主温化,若湿邪困脾,劳倦伤脾,或先天不足,房劳、多产伤肾,致脾肾阳虚,脾虚不能制水,肾虚不能化气行水。水湿不运,经行血气下注,气随血下,脾肾之气益虚,阳气不运,气化不利,水湿停滞溢于肌肤为水肿;或因情志内伤,肝失条达,疏泄无权,气滞血瘀,经前、经时冲任气血瘀滞,气滞血行不畅,气机升降失常,水湿运化不利,泛溢肌肤则滞而为浮肿。

【辨证分型】

1. 脾肾阳虚证

主症:经行或经前面浮肢肿,晨起头面肿甚,腹胀纳减,腰膝酸软,大便溏薄,月经延后,经行量多,色淡质薄,舌淡红,苔白腻,脉沉缓或濡细。

2. 气滞血瘀证

主症:经行或经前面浮肢肿,按之随手而起,月经先后不定,经色黯有血块,下腹刺痛,脘闷胁胀,善叹息,舌紫黯,苔薄白,脉弦细。

【治疗】

治疗原则:虚证以温肾健脾利水为原则,实证以行气活血利水为原则。

(一)针刺治疗

1. 处方

(1)主穴:三焦俞、气海、足三里、水分、三阴交、关元。

(2)配穴:脾肾阳虚证加脾俞、肾俞;气滞血瘀证加太冲、膻中、血海。

2. 操作方法　主穴均采用平补平泻法,配穴按虚实补泻法操作,可配合艾灸加强行气化水之功效。针刺于经前1周开始至经期结束,每日治疗1次,每次留针30min。

3. 方义　三焦俞为足太阳膀胱经之背俞穴,可调整三焦气化功能,运化水湿;气海为任脉经穴,调补下焦气机,以补气行水为主;足三里为胃的下合穴,以建中化湿为要;水分内与小肠相应,有运脾土、利水湿、消水肿之功;三阴交为足三阴经交会穴配合关元可调理冲任、行气调经。诸穴共奏调理冲任、健脾化湿行水之功效;配穴脾俞、肾俞温肾健脾;太冲、膻中、血海行气利水,血海配太冲加强活血化瘀行气之功效。

(二)灸法

1. **处方**　三焦俞、气海、足三里、水分、三阴交、关元。

2. **操作方法**　诸穴用温针灸,于月经来潮前1周开始艾灸至月经结束,每日灸1次。

(三)耳针疗法

1. **处方**　膀胱、肾上腺、内分泌、皮质下、肝、脾、肾。

2. **操作方法**　每次单耳选取2～3个耳穴,用0.18mm×25mm的针灸针直刺耳部穴位,留针30min,每日治疗1次;或用王不留行籽选上述穴位2～3个进行耳穴贴压。

【预防与调护】

注意调情志,保持心情舒畅;注意调理饮食,不随意使用寒凉或滋腻的药物;注意起居有常,劳逸结合;房事有节,避免流产。

八、经行乳房胀痛

经期或其前后出现乳房胀痛,或乳头胀痒疼痛,甚至痛甚不能触衣者,称为"经行乳房胀痛"。

中医学认为经行乳房胀痛与肝、胃、肾关系密切。常由于肝气郁结,疏泄失司,气血不畅,肝司冲脉,经前水不涵木,冲气偏盛,循肝脉上逆,肝经气血壅盛,乳络不畅,"不通则痛";或由于胃虚痰盛,气机不畅,经前或经期冲气偏盛,夹痰上逆,壅阻乳络,导致乳房胀痛;或素体阴虚,或久病失血伤津,经行则阴血愈虚,肝肾精血愈感不足,乳络失于濡养,遂致经行乳房胀痛。

本病一般归属于西医妇科学中的经前期综合征范畴。

【辨证分型】

1. 肝郁气滞证

主症:经前乳房胀痛或乳头痒痛,痛甚不可触衣,疼痛拒按,经行小腹胀痛,胸胁胀满,烦躁易怒,经行不畅,色黯红,舌红,苔薄,脉弦或弦细。

2. 胃虚痰滞证

主症:经前或经期乳房胀痛或乳头痒痛,痛甚不可触衣,胸闷痰多,食少纳呆,平素带下量多,色白稠黏,月经量少,色淡,舌淡胖,苔白腻,脉缓滑。

3. 肝肾阴虚证

主症:经前或经后两乳作胀,月经量少,色淡,伴腰膝酸软,两目干涩,咽干口燥,五心烦热,舌红少苔,脉细数。

【治疗】

治疗原则:以疏肝解郁为原则,并配合理气止痛、健胃祛痰、滋肾养肝。

(一)针刺治疗

1. 处方

(1)主穴:乳根、屋翳、足临泣、期门、合谷、太冲、关元、三阴交。

(2)配穴:肝郁气滞证加膻中、内关;胃虚痰滞证加足三里、丰隆;肝肾亏虚证加太溪、肝俞。

2. **操作方法** 主穴用平补平泻法操作,期门宜浅刺或斜刺0.5寸,不可深刺,以免发生气胸,配穴按虚实补泻法操作。针刺于经前1周开始治疗至经期结束,每日治疗1次,每次留针30min。

3. **方义** 乳根、屋翳同属于足阳明胃经穴位,有疏通乳络止痛之效;足临泣为足少阳胆经之输穴,有疏肝胆、利胸胁之效;期门为肝经募穴,又位于乳房下方,属近取穴,能疏肝通络、消滞行气;合谷穴为手阳明大肠经的原穴,阳明经多气多血,太冲穴为足厥阴肝经的原穴、输穴,合谷与太冲两穴一气一血,一阳一阴,调和气血阴阳;关元、三阴交又可调理冲任、行气调经。配穴膻中、内关理气宽胸;足三里、丰隆健胃祛痰;太溪、肝俞滋肾养肝。

(二)灸法

1. **处方** 足临泣、太冲、合谷、关元、三阴交、足三里、阳陵泉。

2. **操作方法** 足临泣、太冲、合谷用温和灸,关元、三阴交、足三里、阳陵泉用温针灸,于经前1周开始艾灸治疗至经期结束,每日灸1次。

3. **注意事项** 有如下症状时不宜艾灸。如月经先后不定期伴情志急躁或抑郁,口干而苦,头目胀痛,脉弦数,属于肝气郁滞,郁而化火证者。

(三)耳针疗法

1. **处方** 胸、内分泌、内生殖器、肝、胃、皮质下。

2. **操作方法** 每次单耳选取 2 ~ 3 个耳穴,用 0.18mm×25mm 的针灸针直刺耳部穴位,留针 30min,每日治疗 1 次;或用王不留行籽选上述穴位 2 ~ 3 个进行耳穴贴压。

【预防与调护】

调情志,保持心情舒畅;饮食切忌辛辣助阳之品及烟酒;生活起居有规律,劳逸结合。

九、经行口糜

每值经期或其前后,出现口腔黏膜、牙龈、舌体等处糜烂破溃,反复发作,经后渐愈,称"经行口糜"。好发于行经期妇女。一年四季均可发生。

《素问·气厥论》有"膀胱移热于小肠,鬲肠不便,上为口糜"之论。中医学认为本病病机多由于心、胃之火上炎所致。多由于素体阴虚,阴虚火旺,或热病后耗阴伤津,当经行则营阴愈虚,虚火内炽,热乘于心,心火上炎,遂致口糜;或因胃热熏蒸,素食辛辣香燥或膏粱厚味,肠胃蕴热,阳明胃经与冲脉相通,经行冲气偏盛,夹胃热上冲,熏蒸而致口糜。

本病相当于西医妇科学的"经前期综合征"。

【辨证分型】

1. **阴虚火旺证**

主症:经期或经行后口舌黏膜糜烂、破溃疼痛,月经先期量少,色红赤,形瘦咽干,五心烦热,尿少色黄,舌瘦红,少苔,脉细数。

2. **胃热熏蒸证**

主症:经前或经期口舌生疮、溃烂,口臭,咽燥,喜冷饮,大便干结,小便黄,舌红,苔黄厚腻,脉滑数。

【治疗】

治疗原则:阴虚火旺证以滋阴清热为原则,胃热熏蒸证以清胃泻火为原则。

(一)针刺治疗

1. **处方**

(1)主穴:三阴交、关元、廉泉、通里。

(2)配穴:阴虚火旺证加阴陵泉、照海;胃热熏蒸证加内庭、合谷、鱼际。

2. **操作方法**　主穴用平补平泻法操作,廉泉穴用补法,不留针,阴虚火旺证配穴用平补平泻法,胃热熏蒸证配穴用泻法。操作于月经前1周开始治疗至经期结束,每日治疗1次,每次留针30min。

3. **方义**　三阴交为足三阴经交会穴,可通调肝、脾、肾,有滋阴降火之功效,三阴交配关元可调理冲任、行气调经;廉泉为任脉腧穴,且位于舌本,有调整局部经气、滋阴降火之功;通里为手少阴心经的络穴,有舒调心气、清心降火的作用。配穴阴陵泉与三阴交合用能清脾之虚热、引热下行,照海为足少阴肾经腧穴,又是阴跷脉起点,有滋阴降火、清心安神之功效;配穴内庭为胃经荥穴,"荥主身热",故可清胃经之邪热,合谷为手阳明大肠经腧穴、原穴,"合治内腑",且根据四总穴歌"面口合谷收",可清泻阳明之热,鱼际为肺经之荥穴,能泻肺金实火而除阳土郁热,即"实则泻其子"之意。

(二)耳针疗法

1. **处方** 心、舌、胃、脾、肾、内生殖器。

2. **操作方法** 每次单耳选取 2 ～ 3 个耳穴,用 0.18mm×25mm 的针灸针直刺耳部穴位,留针 30min,每日治疗 1 次;或用王不留行籽选上述穴位 2 ～ 3 个进行耳穴贴压。

【预防与调护】

饮食宜清淡,注意口腔卫生,忌食辛辣、烧烤等刺激性食物,多吃新鲜蔬菜水果;节制房事,避免房劳多产;经期注意休息。

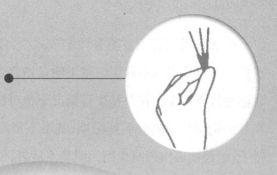

第二章

带下病

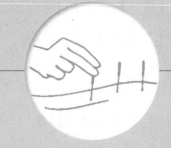

带下病是指带下量明显增多或减少,伴有白带色、质、气味发生异常,或伴有全身或局部症状者。带下明显增多者称为带下过多,带下明显减少者称为带下过少。在某些生理情况下也可出现带下量增多或减少,如妇女在月经期前后、排卵期、妊娠期,其带下量增多而无其他不适者,为生理性带下;绝经前后白带减少而无明显不适者,也为生理现象,均不作病论。

本病相当于西医妇科学中的阴道炎,如滴虫性阴道炎、念珠菌阴道炎、细菌性阴道炎、老年性阴道炎等;因女性淋病、卵巢功能早衰、多囊卵巢综合征、绝经后卵巢功能下降、卵巢切除术后、希恩综合征和长期服用某些药物、化疗、放疗等导致雌激素水平低下者所发生的带下异常及相关症状。

带下病分为带下过多及带下过少,带下过多是以湿邪为主因的常见疾病,其病机为任脉不固、带脉失约,涉及肝脾肾三脏功能的失常,而肝肾亏损、血枯瘀阻是导致带下过少的主要病因。

带下病的辨证要点:在于辨别色、质、气味三个方面。从颜色来看,《傅青主女科》把带下分为白、黄、赤、青、黑五种,认为白带为脾虚肝郁,青带为肝经湿热,黄带为任脉之虚,肾火之炎,赤带为火重而湿轻,湿热蕴结于肝经和带脉,黑带为火热之极;通过辨质可以帮助断定寒热,当带下色白质稠,如唾如涕,绵绵不断属脾阳亏虚。若量多质薄,清稀如水,腰膝酸软属肾气虚寒。若质稠,色黄或黄白相兼属湿热。闻气味,正常带下无色、无臭。若带下腥臭多属寒证;若酸秽臭气,则为热证;若带下恶臭难闻,为热毒内炽之象。抓住此三点可以有效地进行临床辨证,因此色、质、气味是带下病辨证的三大内容。

带下病的针灸治疗:以健脾化湿及滋肾填精为主要原则。带下过多应辨别寒热虚实,再根据"虚则补之,寒则温之,实则泻之,热则清之"的原则施以不同的对症治疗。若以脾虚为主者辅以益气健脾,选脾俞、足三里、三阴交等穴,适宜配用灸法;若以肾虚为主者辅以温阳补肾,常选肾俞、命门、关元等穴,适宜配用灸法;若以湿热为主者辅以清热利湿,常选用阴陵泉、蠡沟、行间等穴。而带下过少应以滋肾填精为主，常选取太溪、然谷、三阴交等穴。

治疗带下病要注意的是：首先要分清因和果的关系。带下病常常是某些疾病的伴随症状或结果，如老年性阴道炎，因卵巢早衰或绝经前后导致的阴道干涩、白带稀少。这些除了辨证以外，还要结合辨病治疗，既要治疗症状，更要治疗原发病，原发病主要是因为卵巢功能紊乱导致的月经病和其他伴随症状。另外，对于带下病的诊断也必须引起高度重视，如对于宫颈刮片检查结果多次呈人乳头瘤病毒（human papilloma virus，HPV）阳性患者，要先去西医妇产科做相应的检查，如宫颈液基细胞学检查、阴道镜、阴道 B 超、盆腔 CT 和磁共振等检查，待排除宫颈癌和子宫内膜癌以及其他内生殖器肿瘤以后，患者方可按照"带下病"接受针灸治疗。对于某些实验室检查均为阴性，但带下仍异常的患者，我们要根据白带的量、色、质、气味和患者的临床症状进行辨证分型。针灸治疗是以症状为主要靶点的，以改善临床症状为主要目标，实验室检查和数据仅仅反映一部分病人的真实状况。因此不被实验室指标所迷惑，以辨证施针为主要手段对于我们来说是非常重要的。

第一节·带下过多

带下的量明显增多，色、质、气味发生异常，或伴全身、局部症状者，称为"带下病"，又称"下白物""流秽物"。

本病最早见于汉代《金匮要略·妇人杂病脉证并治》，隋代《诸病源候论·妇人杂病诸候》明确提出了带下病之名，并分"带五色俱下候"。中医学认为本病多由于冲任不固，带脉失约，以致水湿浊液下注而成。经期涉水淋雨,感受寒湿,或产后胞脉空虚,摄生不洁,湿毒邪气乘虚内侵胞宫,以致任脉损伤,带脉失约,引起带下病,或因脾虚湿盛,郁久化热,或情志不畅,肝郁化火;或因素体脾虚,或劳倦过度,或思虑太过,损伤脾气,脾主运化失职,水湿内停,下注任带;或因素禀肾虚,或恣情纵欲,肾阳虚损,气化失常,水湿内停,下注冲任损及任带,而致带下病。

本病相当于西医妇科学中的阴道炎、子宫颈炎、子宫内膜炎、盆腔炎、妇科肿瘤等疾病引起的带下增多及相关症状。

【辨证分型】

1. 湿热下注证

主症:带下色黄,黏稠,有臭气,外阴或阴中瘙痒,小腹作痛,小便短赤,腰酸腰痛,口苦口腻,舌红,苔黄腻,脉滑数。

2. 脾虚湿困证

主症:带下色白或淡黄,无臭味,质黏稠,连绵不断,腰膝酸软,伴有面色萎黄,食少便溏,神疲乏力,舌淡胖,苔白腻,脉濡细。

3. 肾阳虚证

主症:带下色白,量多,质清稀,绵绵不断,小腹寒冷,腰酸若折,小便频数清长,夜间尤甚,大便溏薄,舌淡红,苔薄白,脉沉。

【治疗】

治疗原则:以固摄带脉,利湿化浊为原则,并配合清利湿热、健脾化湿、温补肾阳。

(一)针刺治疗

1. 处方

(1)主穴:带脉、中极、阴陵泉、三阴交、关元。

(2)配穴:湿热下注证加水道、蠡沟;脾虚湿困证加足三里、脾俞;肾阳虚证加肾俞、命门。

2. 操作方法　主穴均采用平补平泻法,配穴按虚实补泻法操作,可配合温针灸。隔日治疗 1 次,每次留针 30min。

3. **方义** 带脉穴属于足少阳胆经穴,是带脉经气所过之处,可调冲任,固带脉;中极为任脉经穴,膀胱之募穴,有理下焦,清湿热之功;阴陵泉为足太阴脾经之合穴,有助运化、利水湿之效;足三阴经之交会穴三阴交,与关元穴合用有调理冲任、行气利水之功效。配穴水道为足阳明胃经穴,位于下腹,能清利下焦湿热。《备急千金要方》有"三焦、膀胱、肾中热气,灸水道随年壮"的记载,蠡沟为足厥阴肝经的穴位,又是肝经之络穴,有清热利湿之功;足三里、脾俞健脾化湿;肾俞、命门温肾利湿。

(二)灸法

1. **处方** 带脉、中极、阴陵泉、三阴交、足三里、关元、神阙。

2. **操作方法** 关元、神阙用艾灸盒灸或隔姜灸或隔药饼灸,其余穴位用温针灸,隔日灸 1 次。

(三)耳针疗法

1. **处方** 内分泌、内生殖器、肝、脾、肾、膀胱、三焦。

2. **操作方法** 每次单耳选取 2 ~ 3 个耳穴,用 0.18mm×25mm 的针灸针直刺耳部穴位,留针 30min,隔日治疗 1 次;或用王不留行籽选上述穴位 2 ~ 3 个进行耳穴贴压。

【预防与调护】

注意合理饮食,忌食肥甘、辛辣之品,以免损伤脾胃,滋生湿热;经期勿冒雨涉水或久居阴湿之地,以免感受湿邪;保持良好的个人习惯,保持外阴清洁干爽,经前、经期与月经方净时禁忌房事。

附 宫颈息肉或宫颈腺囊肿

宫颈息肉是慢性宫颈炎的一种病理类型,而宫颈腺囊肿,绝大多数情况下是子宫颈的正常生理性变化。两个疾病的共同临床表现为带下异常。

本病主要由于素体脾虚,或劳倦过度,或思虑太过,损伤脾气;或肝郁日久,木克土虚,脾失运化,水湿内停,痰浊瘀而生热,下焦血行不畅,下注冲任、带脉,导致带下异常,瘀血内停。

【辨证分型】

肝郁脾虚证

主症:带下色白或淡黄,量多,无臭味,质黏稠,伴有宫颈腺囊肿、宫颈息肉或宫颈管息肉,面色萎黄,食少便溏,神疲乏力,或伴有心烦不宁,易怒郁闷,舌质淡紫或边尖红,苔白腻,脉濡细或弦细。

【治疗】

治疗原则:以疏肝理气,健脾化湿为原则。

(一)针刺治疗

1. **处方**　支沟、阳陵泉、太冲、阴陵泉、归来、天枢、照海、气穴、阴交。

2. **操作方法**　阳陵泉透刺阴陵泉,平补平泻法;太冲、照海直刺 0.3 ～ 0.5 寸,行捻转补法;归来、天枢直刺 1 ～ 1.2 寸,行捻转补法;支沟直刺 0.8 ～ 1 寸,平补平泻法;气穴、阴交直刺 1 ～ 1.5 寸,上下提插补法,可使针感下传至阴道及外阴。隔日治疗 1 次,每次留针 30min。配合气穴、阴交穴麦粒灸,每次灸 10 ～ 15 壮。

3. **方义**　支沟、阳陵泉为手少阳经和足少阳经相配,有疏肝理气的作用,配太冲通调肝胆经气,以抑木扶土;阴陵泉、归来、天枢为脾胃经之穴组合,重在健脾化湿、利湿行气;照海为肾经之穴,又为八脉交会穴,通阴跷脉,故能治阴跷脉所行之处前阴之疾病;气穴为冲脉与足少阴肾经之会,能补冲调肾;阴交为任脉穴,任脉为"阴脉之海",且阴交位于脐下 1 寸,为足阳明经筋所行之处,足阳明经筋聚于阴器,上腹而布,足阳明胃经与气冲相连,故阴交穴既能通调任脉,又连于气冲,内达阴道,能治疗下腹部、外阴及阴道、宫颈管内疾病,取"近取"之意,以理气消积、利水化瘀。

(二)耳针疗法

1. **处方**　内分泌、内生殖器、肝、脾、肾、膀胱、三焦。

2. **操作方法**　每次单耳选取 2 ~ 3 个耳穴,用 0.18mm×25mm 的针灸针直刺耳部穴位,留针 30min,隔日治疗 1 次;或用王不留行籽选上述穴位 2 ~ 3 个进行耳穴贴压。

第二节·带下过少

带下过少是指带下量明显减少,导致阴中干涩痒痛,甚至阴部萎缩者。

本病在历代医籍中记载甚少,仅散见于绝经前后诸证、闭经、不孕、阴痒、阴冷、阴萎、阴痛等病症中。本病病机主要为阴液不足,不能润泽阴户。肝肾亏损、血枯瘀阻是导致带下过少的主要原因。因先天禀赋不足,或房劳多产,大病久病,耗伤精血,而致肝肾亏损、阴液不充,任带失养,不能滋润阴窍,发为带下过少;或因素体脾胃虚弱,化源不足,或产后大出血,血不归经,或经产感寒,瘀血内停,新血不生,均可导致精亏血枯,而致阴液不得敷布子宫、阴窍,导致本病的发生。

本病相当于西医妇科学中的因卵巢功能早衰、绝经后卵巢功能下降、手术切除卵巢后、盆腔放疗后、希恩综合征、老年性阴道炎或长期服用某些抑制卵巢功能的药物,导致雌激素水平低下而引起的阴道分泌物减少或阴道干涩症状。

【辨证分型】

1. 肝肾亏损证

主症:带下量少,甚至全无,阴部干涩灼痛,或伴阴痒,头晕耳鸣,腰膝酸软,烘热汗出,烦热胸闷,小便黄、大便干结,月经过少或闭经,舌红少苔,

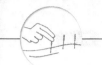
脉沉细。

2. 血枯瘀阻证

主症:带下过少,甚至全无,阴中干涩,或伴阴痒,面色无华、头晕眼花,心悸失眠,神疲乏力,或经行腹痛,经色紫黯,有血块,月经过少甚至闭经,舌质黯,边有瘀斑,苔薄白,脉细涩。

【治疗】

治疗原则:以滋阴填精为原则,并配合滋补肝肾、补血益精、调补任带。

(一)针刺治疗

1. 处方

(1)主穴:带脉、气海、关元、太溪、三阴交、足三里

(2)配穴:肝肾亏损证加肝俞、肾俞;血枯瘀阻证加归来、血海、太冲、脾俞、肾俞。

2. **操作方法** 主穴均采用补法操作,配穴按虚实补泻法操作。隔日治疗 1 次,每次留针 30min。

3. **方义** 带脉穴属于足少阳胆经穴,是带脉经气所过之处,可调冲任,养带脉;配合任脉之气海、关元穴,可调理冲任、补益气血;足三阴经之交会穴三阴交穴、足阳明胃经之足三里穴配合足少阴肾经之太溪穴,三穴合用可补血滋阴益精,使精血得养,阴液得以敷布阴窍。配穴肝俞、肾俞补益肝肾;归来、血海、太冲、脾俞、肾俞活血养血,促进后天生化之源。

(二)灸法

1. **处方** 脾俞、肾俞、肝俞、胃俞、气海、关元、命门、神阙。

2. **操作方法** 气海、关元、命门、神阙用艾灸盒灸或隔姜灸或隔药饼灸,其余穴位用温针灸,隔日灸 1 次。

(三)耳针疗法

1. **处方** 内分泌、内生殖器、肝、脾、肾、三焦。

2. **操作方法** 每次单耳选取 2 ~ 3 个耳穴,用 0.18mm×25mm 的针

灸针直刺耳部穴位,留针 30min,隔日治疗 1 次;或用王不留行籽选上述穴位 2 ~ 3 个进行耳穴贴压。

【预防与调护】

带下过少的病因较为复杂,临证应积极寻找导致卵巢功能降低的原发病;如:防范产后大出血、做到身心调整,保持良好的心理状态;调畅情志、杜绝乱用药物和保健品;避免各种激素类药物的长期应用。对于非器质性病变者,针灸治疗本病疗效颇佳,对于手术切除部分内生殖器或放射治疗引起的带下量少者,则预后较差。

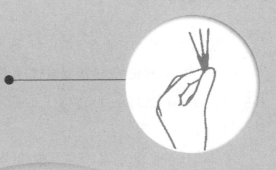

第三章

妊娠病

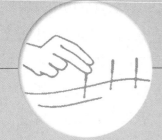

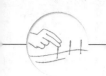

妊娠期间，发生与妊娠有关的疾病，称为妊娠病，又称"胎前病"。

关于妊娠病，首见于《金匮要略·妇人妊娠病脉证并治》。妊娠病不但影响孕妇的身体健康，还可妨碍胎儿的正常发育，甚则导致堕胎、小产，威胁孕妇生命。

常见的妊娠病有：恶阻、妊娠咳嗽、妊娠不寐、妊娠头痛、妊娠眩晕、子肿、妊娠发热、妊娠泄泻、妊娠阴痒、妊娠口僻、胎萎不长、胎位不正、妊娠腹痛、妊娠腰痛、妊娠大便难、妊娠小便淋痛、妊娠小便不通、妊娠蛇串疮等。

本病相当于西医妇产科学中的妊娠剧吐、妊娠咳嗽、妊娠合并失眠、妊娠头痛、妊娠高血压、妊娠水肿、孕期发热、妊娠感冒、妊娠合并腹泻、妊娠期阴道炎、妊娠期外阴炎、妊娠期合并面神经炎、胎儿生长发育迟缓、胎位异常、先兆流产、妊娠合并腰椎间盘突出症、妊娠期便秘、妊娠期泌尿道感染、妊娠期肾盂肾炎、妊娠期带状疱疹等疾病。

妊娠病的病因病机：妊娠病的病因病机应结合致病因素和妊娠期母体内环境的特殊改变这两者来认识。致病因素有外感六淫、情志内伤、房事不节、劳逸过度、跌仆闪挫及素体虚弱或阴阳气血的偏盛偏虚等。妊娠期母体内环境的改变正如《沈氏女科辑要》云："妊娠病源有三大纲，一曰阴亏，人身精血有限，聚以养胎，阴分必亏；二曰气滞，腹中增一障碍，则升降之气必滞；三曰痰饮，人身脏腑接壤，腹中遽增一物，脏腑之机括为之不灵，津液聚为痰饮。知此三者，庶不为邪说所惑。"

常见的发病机制有四：一是阴血虚，孕妇素体阴血亏虚，孕后阴血下聚以养胎元，阴血愈虚，可致阴虚阳亢而发病。二是脾肾虚，脾虚则气血生化乏源，胎失所养，若脾虚湿聚，则泛溢肌肤或水停胞中为病；肾虚则胎失所系，胎元不固。三是冲气上逆，孕后经血不泻，聚于冲任、子宫以养胎，冲脉气盛。冲脉隶于阳明，若胃气素虚，冲气上逆犯胃，胃失和降则呕恶。四是气滞，孕妇素多忧郁，气机不畅，腹中胎体渐大，易致气机升降失常，气滞则血瘀水停而致病。此外，子宫的功能是"孕育胎儿""藏泻有节"，若子宫发育有所缺陷或藏泻失司,亦可导致胎漏、胎动不安、堕胎、滑胎等妊娠病的发生。

妊娠病的诊断:首先要明确妊娠诊断,根据辨病和辨证相结合,结合相关检查,明确属于哪种妊娠病。妊娠病的诊断,自始至终要注意胎元已殒与未殒的鉴别,注意胎儿的发育情况以及母体的健康状况,要注意排除畸胎、宫外孕(异位妊娠)、葡萄胎及其他妊娠相关疾病。

妊娠病的针灸治疗原则:以胎元的正常与否为前提,宜治病与安胎并举。如因母病而致胎不安者,重在治病,病去则胎自安;若因胎不安而致母病者,重在安胎,胎安则母病自愈。安胎之法,以补肾健脾、调理气血为主,临床常选取阴陵泉、阳陵泉、足三里、太溪、太冲、内关、间使、神门、上巨虚、下巨虚、外关、支沟、照海、交信、曲泉等穴,配合补法或平补平泻法操作。补肾为固胎之本,健脾为益血之源,理气以通调气机,理血以养血安胎为主,佐以清热疏肝,使脾肾健旺,气血和调,则胎可安可保。

针灸治疗妊娠病的注意事项:要时刻兼顾安胎与治病并举。取穴要做到少而精,能不用的穴位尽量不用;妊娠病针具一般采用直径 0.18 ～ 0.22mm,长度 ≤ 40mm 的毫针,且针具必须无菌;针刺的补泻手法要以轻柔、短暂刺激为主,若需要留针,则留针时间不大于 30min,且严格把握施针时皮肤的消毒;对于妊娠病灸法治疗要严格掌握灸法的适应证等。

妊娠早期和妊娠晚期(妊娠期初 3 个月和预产期前 3 个月),尽可能避免针刺腰部以下穴位(即平第 4 腰椎棘突平面以下躯干部的所有穴位)和下腹部穴位(即脐水平面以下躯干部的所有穴位);四肢部、头面部、颈项部和胸背部也要严格控制适应证,注意进针的深度、角度及针刺补泻手法,如合谷穴不能用补法;注意经穴的配伍应用,如肩井穴不能与合谷穴、三阴交穴同时使用。

第一节·恶阻

妇女早孕期间,即受孕 1 ~ 3 个月,出现恶心呕吐、头晕胸闷,恶闻食味,或食入即吐者,称之为"恶阻",亦称"子病"或"阻病"。

关于恶阻的记载,最早见于汉代《金匮要略·妇人妊娠病脉证并治》曰:"妇人得平脉,阴脉小弱,其人渴,不能食,无寒热,名妊娠,桂枝汤主之。"隋代巢元方《诸病源候论·恶阻候》首次提出了恶阻病名。中医学认为妊娠恶阻的主要病机为冲气上逆,胃失和降,临床常见的病因为脾胃虚弱和肝胃不和。

西医妇产科学称之为妊娠剧吐或妊娠呕吐。

【辨证论治】

(一)针刺治疗

1. 脾胃虚弱证

主症:孕后呕恶厌食,或食入即吐,呕吐清水痰涎或食糜,脘腹胀满,不思饮食,头晕体倦,舌质淡,苔薄白,脉滑无力。

证候分析:素体脾胃虚弱,升降失常,孕后血聚于下以养胎,冲气上逆犯胃,胃失和降,故呕恶不食,或食入即吐;脾胃虚弱,运化失司,水湿内停随胃气上行,或湿聚成痰,故脘腹胀满,不思饮食;中阳不振,清阳不升,则头晕,体倦乏力,舌质淡,苔薄白,脉滑无力均为脾胃虚弱之征。

治法:健脾和胃,益气安胎。

处方:中脘、内关、公孙、足三里、神门。

操作:诸穴均用补法,中脘为妊娠期的慎用穴,手法不可采取强刺激。内关、公孙用平补平泻法,足三里、神门用补法,每日治疗 1 次,每次留针30min,其间手法行针 1 ~ 2 次。针后可配合内关穴揿针埋留,或王不留行籽内关穴按压,1 ~ 2 天后更换揿针或王不留行籽。

方义:中脘为任脉腧穴,胃之募穴,腑之会穴,有调升降、和胃气、理中焦、消胀满之效;内关为手厥阴心包经腧穴,是八脉交会穴之一,通于阴维脉,又是本经络穴,通于胃、心、胸,有疏利三焦、宽胸理气、降逆止呕之效;公孙为足太阴脾经之腧穴、络穴,别走足阳明胃经,为八脉交会穴之一,通于冲脉,有调气机、理升降、扶脾胃、调冲任之功效;足三里为足阳明胃经合穴,配合神门穴健脾和胃、益气安胎、宁心安神、平冲降逆。

2. 肝胃不和证

主症:孕后呕吐酸苦水,胸胁胀痛,嗳气叹息,头晕而胀,口苦咽干,心烦易怒,大便秘结,小便黄,舌红、苔黄,脉弦滑。

证候分析:素性抑郁,孕后肝失血养,肝火上逆,胃失和降,则可见恶心呕吐,胸胁胀痛,肝气郁而化火,火气上扰清窍可见头晕而胀。舌质淡红,苔黄,脉弦滑均为肝胃不和之象。

治法:和胃降逆,理气安胎。

处方:中脘、足三里、内关、期门、太冲。

操作:中脘、足三里、内关用平补平泻法,中脘为妊娠期的慎用穴,手法不可采取强刺激,期门、太冲用轻泻法。每日治疗 1 次,每次留针 30min,其间手法行针 1 ~ 2 次。针后可配合内关穴揿针埋留 1 ~ 2 次,或王不留行籽内关穴按压,1 ~ 2 天后更换揿针或王不留行籽。

方义:中脘调升降、和胃气、理中焦、消胀满;足三里为胃经合穴,疏利胃肠气机,通降胃气;内关为手厥阴心包经腧穴,是八脉交会穴之一,通于阴维脉,又是本经络穴,通于胃、心、胸,有疏利三焦、宽胸理气、降逆止呕之效;期门、太冲疏肝理气安胎,兼清胎热。

(二)耳针疗法

1. **处方** 肝、脾、胃、交感、神门。

2. **操作方法** 每次单耳选取 2 ~ 3 个耳穴,用 0.18mm × 25mm 的针灸针直刺耳部穴位,留针 30min,每日治疗 1 次;或用王不留行籽选上述穴位 2 ~ 3 个进行耳穴贴压。

【预防与调护】

调畅情志,避免精神紧张,避免不良刺激;调理饮食,饮食宜清淡、易消化,忌肥甘厚腻及辛辣之品,鼓励少食多餐;起居有常,防止感受外邪。

第二节·妊娠咳嗽

妊娠期间,咳嗽频作,称之为"妊娠咳嗽",亦称"子嗽"。

本病的发生发展与妊娠期特殊的生理有关。若咳嗽剧烈或久咳不愈,可损伤胎气,导致堕胎、小产;若久咳不愈,伴有潮热盗汗,或痰中带血,精神倦怠,形体消瘦则属痨咳,俗称"抱儿痨"。

中医学认为本病病位在肺,关系到脾,总与肺、脾有关。早在《诸病源候论》中就有"妊娠咳嗽候",认为本病的发生主要责之于肺,但随四时气候之变更,五脏应之,皆能令人咳。朱丹溪认为"胎前咳嗽,由津液聚养胎元,肺失濡润又兼痰火上炎所致",治以润肺为主。

西医妇科学中的妊娠合并上呼吸道感染、妊娠合并呼吸系统疾病和妊娠合并支气管炎等引起的咳嗽及相关症状可参考本篇治疗。

【辨证论治】

(一)针刺治疗

1. 外感咳嗽证

主症:妊娠期间出现咳嗽痰稀,鼻塞流涕,痰白或黄,黏腻难咳,头痛恶寒,骨节酸痛,舌质淡,苔薄白,脉浮紧、细缓或浮滑数。

证候分析:孕后起居不慎,外感风寒、风热或风湿之邪气,外邪袭肺,导致肺失宣降,发为咳嗽,鼻塞流涕,痰白或黄,黏腻难咳,头痛恶寒,骨节酸痛均为外感之征。

治法:宣肺解表,止咳安胎

处方:主穴为太渊、肺俞、列缺、内关。配穴为风热证加鱼际、二间;风寒证加外关、风池;风湿证加大椎、丰隆。

操作:针刺太渊时应注意避开桡动脉,肺俞操作时不可直刺,宜向脊柱方向斜刺,进针 0.5 ~ 0.8 寸,以免伤及内脏,太渊、肺俞用平补平泻法,内关穴用补法,列缺用泻法,刺激强度不宜过大;风热证鱼际、二间用轻泻法,风寒证外关、风池用平补平泻法。针刺每日治疗 1 次,每次留针 30min,其间手法行针 1 ~ 2 次。风湿证可在大椎、丰隆穴处拔罐,拔罐时间一般为5min,也可用轻泻法,快插慢提 5min 后即起针。

方义:妊娠期外感为外邪侵犯肺卫所致,太阴、阳明互为表里,因此选取手太阴之列缺以祛邪解表;太渊为肺经之原穴,本脏真气所注,可宣肺解表,配合病位处取穴肺俞可调理肺气、止咳化痰;内关为手厥阴心包经腧穴,是八脉交会穴之一,通于阴维脉,又是心包经之络穴,通于胃、心、胸,有疏利三焦、宽胸理气之功,是安胎之要穴;诸穴配伍可宣肺解表、止咳安胎;配穴鱼际、二间清肺经、疏风散热;外关、风池可疏风散寒,使表证得解;大椎、丰隆疏风祛湿化痰。

2. 阴虚肺燥证

主症:妊娠期间,咳嗽不已,干咳少痰或痰中带血,口干咽燥,失眠盗汗,手足心热,舌红,少苔,脉细滑数。

证候分析:素体阴虚,肺阴不足,孕后阴血下聚养胎,因孕重虚,虚火上炎,灼伤肺津,肺失濡养,而致干咳少痰或痰中带血,手足心热。舌红,少苔,脉细滑数均为阴虚肺燥之象。

治法:养阴润肺,止咳安胎。

处方:太渊、肺俞、膏肓俞、太溪、内关。

操作:太渊、肺俞操作同前,膏肓俞不可直刺、深刺,应当向脊柱方向斜刺 0.5 ~ 0.8 寸。太渊、肺俞用平补平泻法,膏肓俞、太溪、内关穴用补法。

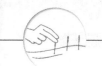

每日治疗 1 次,每次留针 30min,其间手法行针 1 ~ 2 次。

方义:太渊为肺经原穴,本经真气所注,取之可肃理肺气;取背俞穴之肺俞以宣发肺气;膏肓俞是治疗各类虚劳性及慢性病的要穴,配合肾经之原穴太溪穴,可补肾纳气,使肺气肃降有常,配伍内关以宁心安神、止咳安胎。

3. 脾虚痰饮证

主症:妊娠期间,咳嗽痰多,胸闷气促,甚至喘不得卧,神疲纳呆,舌质淡胖,苔腻,脉濡滑。

证候分析:素体脾虚,孕后愈虚,脾虚运化失职,水湿不化,聚湿成痰;痰饮射肺,肺失肃降,故咳嗽痰多,胸闷气促,甚至喘不得卧。神疲纳呆,舌质淡胖,苔腻,脉濡滑均为脾虚痰饮之征。

治法:健脾化湿,补肾安胎。

处方:太渊、肺俞、阴陵泉、丰隆、太溪、内关。

操作:太渊、肺俞、内关、太溪用补法,阴陵泉、丰隆用平补平泻法。每日治疗 1 次,每次留针 30min,其间手法行针 1 ~ 2 次。

方义:太渊、肺俞方义同上;阴陵泉、丰隆可调补脾胃、健脾化湿;太溪、内关补肾纳气、理气止咳安胎。

(二)耳针疗法

1. 处方 肝、脾、胃、肺、交感、神门。

2. 操作方法 每次单耳选取 2 ~ 3 个耳穴,用 0.18mm×25mm 的针灸针直刺耳部穴位,留针 30min,每日治疗 1 次;或用王不留行籽选上述穴位 2 ~ 3 个进行耳穴贴压。

【预防与调护】

子嗽经过适当的治疗和休息,一般预后良好;妊娠期间勿贪凉或取暖太过,以免招致外邪犯肺;饮食宜清淡、新鲜而富有营养,勿暴饮暴食;对于素体阴虚的孕妇,孕期禁辛辣燥热之品,可常用滋阴润肺之生梨、百合等食疗;保持心情舒畅。

第三节 · 妊娠不寐

妊娠期间出现失眠、多梦、易醒、入睡困难等症状,称之为"妊娠不寐"。

中医学认为本病主要由于脏腑阴阳失调,气血失和导致心神失养、心神不安而发病,其主要病机为阴血亏虚,心肾不交;气血不足、心脾两虚导致心神失养;或肝郁化火、痰热内扰出现热扰心神,引起心神不安。

本病相当于西医妇产科学中的"妊娠合并失眠"。

【辨证论治】

(一)针刺治疗

1. 阴亏血燥证

主症:妊娠期间难以入睡,或入睡浅,易醒,五心烦热,口干舌燥,舌红少苔,脉细数。

证候分析:素体阴血亏虚,孕后阴血下聚以养胎元,阴血愈虚,心阴心血不足,心失所养,且阴亏则阳亢,虚火扰乱心神,导致难以入睡、睡眠浅而易醒等症状,五心烦热,口干舌燥,舌红少苔,脉细数均为阴亏血燥之候。

治法:滋阴降火,宁心安神。

处方:神门、内关、百会、三阴交、太溪、太冲。

操作:三阴交、太溪、太冲用补法,其余诸穴用平补平泻法,手法操作宜轻柔。每日治疗 1 次,每次留针 30min,其间手法行针 1 ~ 2 次。三阴交为孕妇慎用穴,操作时采用补法,以捻转补法为主。

方义:妊娠不寐,主要是多种原因引起的心神不宁,选取心经之原穴神门,配合手厥阴心包经之内关穴,内关是八脉交会穴之一,通于阴维脉,通于胃、心、胸,有疏利三焦、宽胸理气之功,是治疗失眠的主穴,且是安胎之要穴;百会位于颠顶,具有通督调神、益气固脱的作用,配合神门可宁心安神;三阴交、太溪、太冲可补益肝脾肾、滋阴降火;且太冲、太溪配伍取其肝

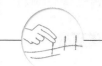

肾同源之意,肝藏血、肾藏精,两穴合用可滋水涵木、滋阴降火。

2. 痰热内扰证

主症:妊娠期间夜寐不安,多梦,烦躁易怒,口苦呕恶,舌红,苔黄腻,脉滑数。

证候分析:素体肝火偏旺,肝火内扰,炼液为痰,或平素喜食肥甘厚腻、辛辣刺激之物,脾胃受损,酿生痰热,痰热内扰,导致心神失养,出现失眠多梦,烦躁易怒,口苦呕恶。舌红,苔黄腻,脉滑数均为痰热内扰之征。

治法:清热化痰,和中安神。

处方:神门、内关、百会、三阴交、内庭、丰隆。

操作:内庭用泻法,三阴交为妊娠期慎用穴,操作用补法,其余诸穴用平补平泻法。每日治疗 1 次,每次留针 30min,其间手法行针 1～2 次。

方义:神门、内关、百会为治疗妊娠失眠的常用穴组,方义同上;取足三阴经之交会穴三阴交穴,并采用补法操作,可补脾胃、助运化、利水湿;丰隆为足阳明胃经穴位,别走足太阴,能沟通脾胃两经,具有清降痰浊之功,是治痰之要穴;内庭为足阳明胃经荥穴,有清胃肠之热的作用,取"实则泻其子"之意,即泻脾胃之火以安心神。诸穴合用有清热化痰、和中安神之功效。

3. 心脾两虚证

主症:妊娠期间夜寐不安,多梦易醒,神疲食少,倦怠乏力,面黄,舌质淡红,边有齿痕,苔薄白,脉细弱。

证候分析:素体脾虚,孕后气血养胎,脾气更虚,日久则血虚,气血两虚,心失所养而发为失眠,表现为多梦易醒、神疲食少,舌质淡红,边有齿痕等一系列心脾两虚之征。

治法:补益心脾,宁心安神。

处方:神门、内关、百会、三阴交、心俞、脾俞。

操作:三阴交为妊娠期慎用穴,用补法,操作宜轻柔;其余穴位均用轻捻转补法。每日治疗 1 次,每次留针 30min,其间手法行针 1～2 次,促进患者安静入睡。

方义：神门、内关、百会通督调神、宁心安神，配合背俞穴之心俞、脾俞以补益心脾；配合足三阴经之交会穴三阴交，既补益心脾，又可宁心安神。

(二)耳针疗法

1. 处方 心、脾、神门、肾、肝、皮质下。

2. 操作方法 每次单耳选取 2 ～ 3 个耳穴，用 0.18mm×25mm 的针灸针直刺耳部穴位，留针 30min，每日治疗 1 次；或用王不留行籽选上述穴位 2 ～ 3 个进行耳穴贴压。

【预防与调护】

妊娠期间由于体内激素水平的变化，孕妇对各类压力的耐受力降低，常会因忧郁和焦虑导致睡眠困难。饮食习惯也会影响孕妇的睡眠质量，故须禁食刺激性食物如咖啡、浓茶、油炸食物等。保持心情舒畅，适当运动如散步、做操、游泳等，对妊娠不寐患者有一定缓解焦虑的作用。孕妇卧室应保持新鲜空气流通，避免强光和噪音干扰，房间布置应简洁明净。

第四节·妊娠头痛

妊娠期间出现以头痛为主要症状者，称之为"妊娠头痛"。

古代医学《万氏妇人科》《妇人大全良方》《叶氏女科证治》中对妊娠头痛均有一定的论述。《叶氏女科证治·安胎》中云："妊娠头痛，此风邪入脑，阳气衰也。"该书对妊娠头痛的病因病机有了一定的阐述。

中医学认为本病主要由于孕后冲脉之气较盛，上扰清阳，可见头晕头痛；或妊娠后阴血下聚以养胎，阴血相对不足，阳气有余，加上素体肝肾阴亏或肝阳偏亢，致肝阳上亢扰乱清窍；或因素体阳盛，或七情郁结化火，或外感邪热,热扰冲任,冲脉之气夹热循阳明经脉上窜头额而致头痛。

本病相当于西医妇产科学中的"妊娠期头痛"。

【辨证论治】

(一)针刺治疗

1. 营卫不和证

主症:妊娠期头痛,畏寒,冷热时作,舌质淡,苔薄白,脉滑数。

证候分析:孕后精血下聚以养胎,冲脉之气较盛,上逆扰乱清阳可见头痛、头晕,阴阳失衡则营卫不和,可见畏寒、冷热时作,此型妊娠头痛在妊娠早期最多见,要与外感头痛相鉴别。

治法:调和营卫,抑冲安胎。

处方:百会、大椎、合谷、阿是穴、内关、脾俞、胃俞、肾俞。

操作:合谷为妊娠期慎用穴,操作用泻法,百会穴、大椎穴用泻法,但刺激量不宜过大,内关、脾俞、胃俞、肾俞用补法。每日治疗1次,每次留针30min,其间手法行针2～3次,或视头痛情况适当增加行针次数。

方义:百会属督脉,位居颠顶,可疏通头部经络气血,大椎同属督脉,是手足三阳督脉之会,统全身阳气而主表,大椎配百会有升提清阳,安神解痉的作用;合谷为手阳明大肠经之原穴,原穴与三焦有密切关系,它导源于脐下肾间动气,关系着人体的气化功能,施以泻法,既可以与大椎调和营卫、实腠理,又可理气安胎;配合头部阿是穴局部对症止痛,内关穴疏通三焦气机、宁心安胎;脾俞、胃俞用轻刺补法,能激发脾胃作为后天之本的功能,加强生血安胎,以降冲气;肾俞用补法,能补肾纳精,以填下元,抑制冲气上逆而扰动清阳。

2. 肝阳上亢证

主症:妊娠期出现头痛目眩,或胀,甚或颠顶掣痛,每遇情绪激动时加重,多伴有烦躁易怒,面赤或面部阵阵烘热,胸闷胁痛或腰膝酸软,舌质红,苔少或舌红、苔黄而干,脉滑数。

证候分析:妊娠之后阴血下聚以养胎,阴血相对不足,阳气有余,加上素体肝肾阴亏或肝阳偏亢,孕后阴阳失衡更甚,阴精益亏致水不涵木,肝阳上亢扰乱清窍导致头痛目眩或胀,甚或颠顶掣痛,每遇情绪激动时加重,烦躁易怒,面赤或面部阵阵烘热,胸闷胁痛或腰膝酸软均为肝阳上亢之候。

治法:滋水涵木,平肝安胎。

处方:百会、太冲、太溪、侠溪、阿是穴、内关、风池、阳陵泉。

操作:百会用轻泻法,太冲、侠溪、太溪、阿是穴用平补平泻法,内关用补法,风池、阳陵泉用泻法。每日治疗 1 次,每次留针 30min,其间手法行针 2 ~ 3 次,或视头痛情况适当增加行针次数。

方义:百会是治疗妊娠头痛的有效穴;太冲、太溪、侠溪配伍起到滋水涵木之功效,太冲穴属足厥阴肝经之输穴、原穴,侠溪穴为足少阳胆经之荥穴,太溪为足少阴肾经之原穴,三穴配伍可滋肾养肝、平肝潜阳;同样配伍头部阿是穴局部对症止痛;内关穴疏通三焦气机、宁心安胎;风池配阳陵泉能疏肝利胆、平肝息风、引上至下。

3. 胎热上攻证

主症:妊娠期间头痛,头痛以胀痛为主,多发于妊娠早、中期,早期恶心呕吐较重,伴见胸中烦闷,懊恼,身热,口渴但不欲饮水,舌质红或绛,苔厚黄腻,脉滑数。

证候分析:因素体阳盛,或七情郁结化火,或外感邪热,热扰冲任,冲脉之气夹热循阳明经脉上窜头额,扰乱清阳而致头痛,冲脉之气上扰可见恶心呕吐,胸中烦闷、身热、口渴但不欲饮水。舌质红或绛,苔厚黄腻,脉滑数均为胎热上攻之象。

治法:清热降逆,和胃安胎。

处方:百会、太冲、然谷、阿是穴、内关、足三里、内庭。

操作:太冲、然谷、足三里、内庭用轻泻法,其余诸穴采用平补平泻法。每日治疗 1 次,每次留针 30min,其间手法行针 2 ~ 3 次,或视头痛情况适当增加行针次数。此型手法的操作要特别注意"降火"与"固胎"的协调性,

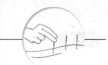

即降火不能太过,固胎不能生火。阿是穴的手法运用虽然轻柔刺激,但必须要使患者产生经络传导感;百会穴的针感宜向下传导。

方义:百会位于颠顶,可通督调神止痛;太冲穴属足厥阴肝经之输穴、原穴,是治疗肝气上逆,胎火上扰之头痛的要穴;可调理冲任之气;然谷为足少阴肾经之荥穴,根据中医学"荥主身热"的理论,然谷穴采用泻法可清泻肾经之热,缓解妊娠期间因胎热上攻引起的头痛,也可调理冲任清肾安胎;阿是穴局部对症止痛,内关穴疏通三焦气机、宁心安胎;足三里配内庭能清泻胃热、平息胎火上扰、引热下行。

(二)耳针疗法

1. **处方**　额、枕、颞、神门、肾、皮质下。

2. **操作方法**　每次单耳选取 2 ~ 3 个耳穴,用 0.18mm×25mm 的针灸针直刺耳部穴位,留针 30min,每日治疗 1 次;或用王不留行籽选上述穴位 2 ~ 3 个进行耳穴贴压。

【预防与调护】

调畅情志,避免精神紧张,避免不良刺激;调理饮食,饮食宜清淡、易消化,忌肥甘厚腻及辛辣之品,鼓励少食多餐;起居有常,防止感受外邪。

第五节·妊娠眩晕

妊娠期间出现以头晕目眩,状若眩冒,甚或眩晕欲厥为主要症状者,称"妊娠眩晕",亦称"子晕"。若此病发生在妊娠中后期,多属重症,往往伴有视物模糊、恶心呕吐、头痛等,多为子痫前兆。

明清以前,本病多同在"子痫"病症中一并探讨,至清代《叶氏女科证治》才将子晕与子痫从病因论治上分别论述,并进一步明确了本病的病因为"肝火上升,内风扰动或痰涎上涌"所致。

中医学认为本病的主要发病机制为阴血不足、肝阳上亢或痰浊上扰。因素体阴虚,孕后血聚养胎,阴血愈不足,阴不潜阳,肝阳上扰清窍,故发眩晕;或因素体脾虚,运化失职,水湿内停,精血输送受阻,复因孕后阴血养胎,肝失濡养,阴不足而阳偏亢,肝阳夹痰浊上扰清窍,发为眩晕;或因素体气血不足,孕后气以载胎,血以养胎,气血因孕更虚,气虚清阳不升,血虚脑失所养,故发眩晕。

本病与西医妇科产学中的妊娠期高血压相类似。

【辨证论治】

(一)针刺治疗

1. 阴虚肝旺证

主症:妊娠中后期,头晕目眩,视物模糊,耳鸣失眠,心中烦闷,颜面潮红,口干咽燥,手足心热,舌红或绛,少苔,脉弦数。

证候分析:素体阴虚,孕后血聚养胎,阴血愈不足,阴不潜阳,肝阳上扰清窍,故发眩晕、视物模糊、耳鸣失眠,阴虚内热、虚火上炎则出现颜面潮红、口干咽燥、手足心热,舌红或绛,少苔,脉弦数均为阴虚火旺之征。

治法:育阴潜阳,清热安胎。

处方:百会、内关、太冲、太溪、侠溪、三阴交。

操作:太冲、侠溪用轻泻法,太溪、三阴交用补法,三阴交为妊娠期慎用穴,手法宜轻柔,其余诸穴均用平补平泻法。每日治疗 1 次,每次留针 30min。

方义:妊娠眩晕病位在脑,脑为髓之海,督脉入络脑,因此选取百会穴,以清头目、止眩晕;内关通于阴维脉,且为八脉交会穴,可宽胸理气安胎;太冲穴属足厥阴肝经之输穴、原穴,侠溪穴为足少阳胆经之荥穴,且太冲与侠溪为表里经配穴,加强平肝潜阳、清泻肝胆之功效,太溪为足少阴肾经之原穴,三穴配伍可滋肾养肝、育阴潜阳;三阴交为足三阴经交会穴,针刺时三阴交用补法,可调补肝脾肾、平肝育阴以安胎。

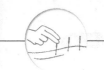

2. 脾虚肝旺证

主症:妊娠中晚期,头晕头痛目眩,胸闷心烦,呃逆泛恶,面浮肢肿,倦怠嗜睡,舌胖大边齿痕,苔白腻,脉弦滑。

证候分析:素体脾虚,运化失职,水湿内停,精血输送受阻,复因孕后阴血养胎,肝失濡养,肝阳夹痰浊上扰清窍,发为眩晕,脾虚水湿泛于肌肤四肢,可见面浮肢肿、倦怠嗜睡,舌胖大边齿痕,苔白腻,脉弦滑均为脾虚湿盛之候。

治法:益气健脾,平肝安胎。

处方:百会、内关、公孙、足三里、太冲、丰隆。

操作:诸穴用平补平泻法。每日治疗1次,每次留针30min。

方义:百会位居颠顶,属督脉穴,督脉入络脑,脑为髓之海可以通督调神;内关为手厥阴心包经腧穴,为本经络穴,又是八脉交会穴之一,通于阴维脉,通于胃、心、胸,可疏利三焦、宽胸理气,公孙穴通于冲脉,且别走足阳明胃经,为八脉交会穴,内关专走上焦、中焦,公孙专行下焦,二穴合用,直通上下,加强益气健脾、宽胸理气之功效;足三里为足阳明胃经穴,为胃经下合穴,有健脾和胃之功效,又加丰隆健脾化湿、豁痰降气;太冲为足厥阴肝经之原穴,是肝经之原气输注、经过之处,有理气柔肝、平肝安胎之功效。

3. 气血虚弱证

主症:妊娠后期头晕目眩,眼前发黑,心悸健忘,少寐多梦,神疲乏力,气短懒言,面色苍白或萎黄,舌淡红,苔薄白,脉细弱。

证候分析:素体气血不足,孕后气血下聚养胎,气血愈虚,气虚则清阳不升,血虚则脑失所养,故乏力眩晕;气血不足不能上养头窍,则表现为眼前发黑,血不养神,心失所主则心悸健忘,少寐多梦,神疲乏力,气短懒言;面色苍白或萎黄,舌淡红,苔薄白,脉细弱等均为气血亏虚的一系列症状。

治法:补益气血,宁心安胎。

处方:百会、内关、膻中、足三里、三阴交。

操作:三阴交为妊娠期慎用穴,操作用补法,手法宜轻柔,其余穴位用补法。每日治疗 1 次,每次留针 30min。

方义:百会位居颠顶,属督脉穴,可清头目、止眩晕;内关为手厥阴心包经腧穴,为本经络穴,又是八脉交会穴之一,通于阴维脉,通于胃、心、胸,有疏利三焦、宽胸理气、宁心安胎之效;膻中为任脉经穴,乃本经经气所发,为八会穴之气会,主治气虚而短气不得息,少气懒言,及因气虚、气血不能上荣于脑而致的眩晕,有补肾气、益元气之功效;足三里为足阳明胃经穴,为胃经下合穴,阳明经为多气多血之经,足三里采用补法操作可加强益气健脾的功效,配合三阴交穴,共奏补益气血之功效。

(二)耳针疗法

1. **处方** 肝、脾、胃、交感、神门、额、颞、枕。

2. **操作方法** 每次单耳选取 2 ～ 3 个耳穴,用 0.18mm×25mm 的针灸针直刺耳部穴位,留针 30min,每日治疗 1 次;或用王不留行籽选上述穴位 2 ～ 3 个进行耳穴贴压。

【预防与调护】

重视孕期保健,定期产前检查,注意体重、血压的变化,孕后提倡低盐饮食,控制饮水量,禁食生冷油腻之品;浮肿严重者应休息,抬高双下肢,注意保暖;调畅情志,保持良好的心情,避免情绪大幅度起落。

第六节·子肿

妊娠中晚期,孕妇出现肢体面目肿胀者称"子肿"。本病为产科常见的并发症,以妊娠中后期发病最多。

古人根据肿胀的部位、性质和程度不同,又有子肿、子气、皱脚、脆脚等名称。《医宗金鉴·妇科心法要诀》云:"头面遍身浮肿,小水短少者,属水气

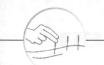

为病,故名曰子肿。自膝至足肿,小水长者,属湿气为病,故名曰子气。遍身俱肿,腹胀而喘,在六七个月时者,名曰子满。但两脚肿而肤厚者,属湿,名曰皱脚;皮薄者属水,名曰脆脚。"如在妊娠 7 ~ 8 月以后,孕妇脚部浮肿,休息后常能自动消退,并无其他不适者,为妊娠晚期常见现象,不需要特殊治疗。

中医学认为肺通调水道,脾运化水湿,肾化气行水,人体水液代谢赖此三脏。此病多发生在妊娠 5 ~ 6 月以后,此时胎体逐步长大,升降之机为之不利,若脏器本虚,胎碍脏腑,因孕重虚。因此脾肾阳虚、水湿不化,或肺气壅滞、气滞湿停为妊娠水肿的主要机制。

本病可见于西医妇产科学中的妊娠期高血压和妊娠水肿。

【辨证论治】

(一)针灸治疗

1. 脾虚证

主症:妊娠数月,面目四肢浮肿,皮薄光亮,按之凹陷不起,面色㿠白无华,神疲气短懒言,口淡而腻,脘腹胀满,食欲不振,小便短少,大便溏薄,舌淡红体胖、边有齿痕,舌苔白润或腻,脉缓滑。

证候分析:素体脾气虚弱,因孕重虚,或孕期过食生冷,内伤脾阳,脾虚不能敷布津液,水湿停聚,流于四末,泛于肌肤,遂发面目四肢浮肿;脾虚水湿不运而脘腹胀满、食欲不振、口淡而腻,脾虚则气血生化乏源可表现为面色㿠白无华,脾虚中阳不振,故神疲气短懒言,舌淡红、体胖、边有齿痕,舌苔白润或腻,脉缓滑均为脾虚之候。

治法:健脾利水安胎。

处方:曲池、足三里、合谷、血海。

操作:曲池、足三里用针刺补法,每次留针 30min,血海、合谷用温和灸或雀啄灸,每次可灸 30min,或酌情加减灸时,每日治疗 1 次。

方义:妊娠晚期水肿,与肝、脾、肾关系密切,当孕妇妊娠晚期仅见水肿,未见高血压和蛋白尿时,可用以上诸穴协同治疗,其作用是调理脾胃,行水利湿,使水湿走下焦而排出。曲池、合谷、足三里本有针灸穴位方的"玉屏风散"之意,足三里可以化作"黄芪",合谷配足三里相当于"白术"和中化湿,曲池加强合谷的作用,可以看作是"防风"固表卫外,通调肺气,使肺气肃降,水湿四布;血海为脾经穴,可健脾扶土,增加利湿行水的力量。

2. 肾虚证

主症:妊娠数月,面浮肢肿,下肢尤甚,按之如泥,腰酸乏力,下肢逆冷,小便不利,舌淡红,苔白润,脉迟沉。

证候分析:因肾气素虚,孕后精血下聚养胎,有碍肾阳化生,上不能温煦脾阳,下不能温运膀胱,则可见水湿内停、气化失司出现面浮肢肿,湿性重浊可见下肢尤甚,腰酸乏力,下肢逆冷,小便不利,舌淡红,苔白润,脉迟沉均为肾虚之征。

治法:补肾温阳安胎。

处方:复溜、太溪、阴陵泉、内关。

操作:复溜、太溪、阴陵泉用补法,内关用平补平泻法。每日治疗1次,每次留针30min。

方义:太溪为足少阴肾经之原(输)穴,复溜为足少阴肾经之经穴,又是本经五输穴之母穴、属金,根据肾属水,金能生水,因此两穴配伍有补肾纳气、利水消肿之功效;阴陵泉为足太阴脾经之合穴,加强利水渗湿之功效;配伍内关穴以疏利三焦、宁心安神。

3. 气滞证

主症:妊娠三四月后,肢体肿胀,始于两足,渐延于腿,皮色不变,随按随起,胸胁胀满,头晕胀痛,舌质红,苔薄腻,脉弦滑。

证候分析:妊娠数月,孕后胎体渐长,有碍气机升降,肺气壅塞,不能通调水道,或因平素多忧郁,气机不畅,则出现肢体肿胀,胸胁胀满,头晕胀痛,舌质红,苔薄腻,脉弦滑均为气滞之征。

治法:理气行滞安胎。

处方:阴陵泉、太溪、膻中、内关、太冲、曲泉。

操作:太冲用补法,曲泉、阴陵泉用轻泻法,太溪、膻中、内关用平补平泻法。每日治疗 1 次,每次留针 30min。

方义:阴陵泉为足太阴脾经之合穴,是利水渗湿之要穴;太溪是肾经之原穴,可补肾利水;膻中为八会穴之气会,又是心包之募穴,善调胸中之大气,可宽胸理气,配合八脉交会穴之内关穴,两穴配伍并走上焦,加强其开胸散结、行滞利水之功效,两穴合用善于调节妊娠期间因气机不畅导致的水湿内停;太冲配曲泉能疏利肝气,以通气机,促进膀胱气化,利尿消肿,行"实则泻其子"之意,即泻膀胱之"水"而宣肺气,使肺行肃降功能,通调水道,促进膀胱气化;且泻肝经之合穴曲泉,补肝经之原穴太冲,为"以土制水"之意。

(二)耳针疗法

1. **处方**　肾、肝、肺、脾、神门。

2. **操作方法**　每次单耳选取 2 ～ 3 个耳穴,用 0.18mm×25mm 的针灸针轻刺耳部穴位,留针 30min,每日治疗 1 次;或用王不留行籽选上述穴位 2 ～ 3 个进行耳穴贴压。

【预防与调护】

重视孕期保健,定期产前检查,注意体重、血压的变化情况。发病后低盐低糖饮食,控制饮水量,禁食生冷油腻之品。浮肿严重者应休息,抬高双下肢,注意保暖,适当运动。

第七节·妊娠发热

妊娠期间以发热为主要症状者,称之为"妊娠发热",又属于中医妇科学的妊娠伤寒、妊娠温病、妊娠疟疾等范畴。

本病的发病机制主要由于妊娠期间感受外邪所致,也可以因妊娠期间脾胃气虚、阴血不足,脾虚生阴火而致本病的发生。

本病在西医妇产科学属孕期发热,或妊娠感冒、妊娠合并上呼吸道感染引起的发热可参考本篇治疗。

【辨证论治】

(一)针刺治疗

1. 外感风寒证

主症:妊娠发热,伴有恶寒重,发热轻,无汗,头痛身痛,鼻塞流清涕,咳嗽吐稀白痰,口不渴,舌淡红,苔薄白,脉滑数。

证候分析:妊娠期间寒温不调,感受外邪,正邪相搏而致发热,表现为恶寒重,发热轻,无汗,头痛身痛,鼻塞流清涕,咳嗽吐稀白痰等一系列外感风寒之象。

治法:疏风解表,和营安胎。

处方:大椎、合谷、外关、委阳、尺泽、列缺、太渊。

操作:大椎穴毫针轻泻法,合谷为妊娠期慎用穴,操作用轻泻法,外关采用平补平泻法;委阳可直刺0.8～1寸,轻捻转补法;尺泽、列缺、太渊直刺0.3～0.5寸,或点刺出血,进针顺序:先尺泽,次列缺,后太渊,注意浅刺,不留针,或点刺出血3～5滴即可。每日治疗1次,每次留针30min,其间手法行针1～2次。

方义:大椎为督脉腧穴,督脉统全身阳气而主表,凡外感六淫之邪在表,皆能疏解;合谷为手阳明大肠经之原穴,原穴与三焦有密切关系,它导源于脐下肾间动气,关系着人体的气化功能,操作用毫针轻泻法,可与大椎调和营卫、实腠理,又可理气安胎;外关为手少阳三焦经之原穴和络穴,与委阳同用(委阳为三焦的下合穴),形成原、络、下合穴同用,穴简义赅,起到调理三焦,驱散外邪,安理脾胃,固肾安胎的作用;尺泽、列缺、太渊均为手太阴肺经腧穴,外感风寒入里化热,或外感风热的头痛、发热、咽痛、牙痛均可取此三穴,如果外感咳嗽伴有咳痰色黄,也可取此三穴;妊娠期间外感风寒或风热,同为风邪上受,首先犯肺,故肺经的三穴可祛风解表、清肺宽中,而且对早期、中期、晚期妊娠的胎儿无损伤之虞;尺泽为肺经合穴,纯金入海之处,肺气充沛则金生水、肾气固能安胎清热;列缺为络穴,又是八脉交会穴通任脉,有固胎安胎、清热宣肺的作用;太渊为原穴、输穴,又为脉会,肺之大主,故能宣肺解表,通利咽喉,清宣肺热,同时又能兼顾下元胎儿。

2. 脾胃虚弱证

主症:妊娠发热,或伴有四肢浮肿,面色萎黄,纳少便溏,舌质淡红,苔薄白,脉濡细。

证候分析:素体脾胃虚弱,孕后经血停闭,血海不泻,胃失和降,清阳下陷,水谷之气下流,郁遏下焦阳气则发热,同时伴有一系列脾胃虚弱之症状。

治法:健脾化湿,益气安胎。

处方:足三里、太白、内关、脾俞、胃俞。

操作:诸穴用补法,手法宜轻柔。每日治疗 1 次,每次留针 30min,其间手法行针 1 ~ 2 次。

方义:足三里为胃的下合穴,有理气消胀、降逆和胃之效,太白为脾经原穴,可健脾化湿、行气消胀,两穴配伍一表一里、一原一合、一升一降,增强其健脾化湿、行气消胀之功效;内关为八脉交会穴,可疏通三焦气机,使阴平阳秘、胞胎乃安;脾俞、胃俞用补法,旨在调补脾胃后天之本,升提阳气,使中土旺盛,气血充沛,营卫调和,则元气充足,下焦阳气得以生发,相火归于平息,发热自退。

3. 阴血不足证

主症:妊娠发热,伴有抑郁烦躁,甚至烦恼,头胀头晕,口干便结,舌质红,苔少,脉细数。

证候分析:妊娠期间血聚于下养胞胎,阴血相对不足,阳气有余,加上素体阴虚,使阴血更加不足,心火独亢,而见身热,阴精益亏致水不涵木,肝阳上扰而致抑郁烦躁,甚至烦恼、头胀头晕、口干便结,舌质红,苔少,脉细数均为阴血不足之候。

治法：养阴平肝，清热安胎。

处方：太溪、然谷、三阴交、内关。

操作：太溪、然谷、三阴交用毫针补法，三阴交为妊娠期慎用穴，操作宜轻柔，内关用平补平泻法。每日治疗 1 次，每次留针 30min，其间手法行针1 ～ 2 次。

方义：太溪为足少阴肾经之输穴、原穴，为肾之原气输注、经过之处，有滋肾阴、退虚热之功效；配合肾经之荥穴然谷，根据"荥主身热"，既可滋补肝肾，又可清泻虚热；足三阴经之交会穴三阴交可培补肝脾肾，使肾阴充足以制阳，可起到滋水涵木之功效；同时配合内关以疏通三焦气机、宁心安神。

(二)耳针疗法

1. **处方** 肝、脾、肾、神门。

2. **操作方法** 每次单耳选取 2 ～ 3 个耳穴，用 0.18mm × 25mm 的针灸针直刺耳部穴位，留针 30min，每日治疗 1 次；或用王不留行籽选上述穴位 2 ～ 3 个进行耳穴贴压。

【预防与调护】

调畅情志，避免精神紧张，避免不良刺激；调理饮食，饮食宜清淡、易消化，忌肥甘厚腻及辛辣之品，鼓励少食多餐；起居有常，防止感受外邪。

第八节 · 妊娠泄泻

妊娠期间出现以排便次数增多，粪便稀溏，甚至泻如水样为主要症状者，称之为"妊娠泄泻"。

本病病名最早见于《妇人大全良方》，书中对妊娠泄泻的中药治疗有较详细的论述。

中医学认为本病主要由于妊娠期间,阴血聚以养胎,外感湿邪易困阻脾阳,湿邪阻遏气机,脾失健运,导致本病;或孕妇素来情绪抑郁烦躁,肝木乘脾土,土湿不运,而致腹痛泄泻;或孕妇素体脾虚,慢性泄泻日久难愈,在妊娠期更易运化无权导致泄泻。

本病属于西医妇产科学中的妊娠合并腹泻。

【辨证论治】

(一)针灸治疗

1. 外感湿邪证

主症:妊娠期间出现泄泻,泻下急迫,粪便呈黄褐色,或呈水样,其气臭秽,或伴有发热,或低热,或肛门灼热,或小便短赤,舌质红,苔黄腻,脉滑数。

证候分析:妊娠期间,阴血聚以养胎,外感湿邪易困阻脾阳,湿邪阻遏气机,导致脾失健运,出现泄泻,且泻下急迫,粪便呈黄褐色,或呈水样,湿郁易化热,湿热下注,可见大便其气臭秽,或肛门灼热,或小便短赤等表现。

治法:清热祛湿,理气安胎。

处方:曲池、阴陵泉、上巨虚、下巨虚、足三里、内关。

操作:曲池用毫针泻法,阴陵泉、上巨虚、下巨虚、足三里、内关用平补平泻法,手法宜轻柔。每日治疗 1 次,每次留针 30min。

方义:外感湿邪导致的妊娠期泄泻,本病的病位在肠,可适当清泻湿热,兼顾健脾安胎。因此选取大肠经之合穴曲池,脾经之合穴阴陵泉,大肠之下合穴上巨虚,以及胃之下合穴足三里、小肠之下合穴下巨虚,根据"合治内腑"之理,经气由合穴深入脏腑,加强诸脏腑功能,行使清热祛湿、健脾止泻之功效;内关通调三焦、宁心安胎。

2. 肝郁脾虚证

主症:妊娠期间出现腹痛即泻,泻后痛缓,每因抑郁恼怒或情绪紧张而诱发,平素多有胸胁胀满,嗳气食少,舌质淡红,苔薄白,脉弦滑。

证候分析:孕妇素体抑郁烦躁,肝气乘脾而致腹痛泄泻,因此每因抑郁恼怒或情绪紧张而诱发胸胁胀满,嗳气食少。舌质淡红,苔薄白,脉弦滑为肝郁脾虚之象。

治法:疏肝健脾,理气安胎

处方:阴陵泉、上巨虚、三阴交、太冲、内关。

操作:阴陵泉、上巨虚、三阴交用补法,三阴交为妊娠期慎用穴,操作宜轻柔,太冲、内关用平补平泻法。每日治疗 1 次,每次留针 30min。

方义:本病病位在肠,和肝脾关系密切,阴陵泉为足太阴脾经之合穴,可健脾化湿,上巨虚为大肠下合穴,两穴合用可健脾止泻;三阴交为足三阴经之交会穴,可健脾利湿兼调理肝肾,各种泄泻皆可用之;配合太冲、内关疏肝理气安胎。

3. 脾胃虚弱证

主症:妊娠期间出现大便时溏时泻,反复发作,稍有饮食不慎,大便次数即多,兼见不化水谷,伴饮食减少,脘腹胀闷不舒,面色少华,肢倦乏力,舌质淡红,苔薄白,脉濡细。

证候分析:孕妇素体脾虚,运化无权,不能受纳水谷和运化精微而致大便时溏时泻,反复发作,稍有饮食不慎,大便次数即多,兼见不化水谷,饮食减少,脘腹胀闷不舒,面色少华,肢倦乏力;以上皆为脾虚之象。

治法:益气健脾,和中安胎。

处方:足三里、上巨虚、三阴交、上脘、中脘、建里、内关。

操作:足三里、三阴交、上脘、中脘、建里用针刺补法,上巨虚、内关用平补平泻法,每次留针 30min,可配合回旋灸或雀啄灸 30min,每次选 2 ~ 3 个穴位,每日治疗 1 次。三阴交、上脘、中脘、建里为妊娠期慎用穴,操作宜轻柔。

方义:足三里为足阳明胃经之合穴,又是胃之下合穴,具有健脾和胃之功效;三阴交为足三阴经之交会穴,配合足三里可加强益气健脾止泻之功效,配合大肠之下合穴上巨虚可调理肠腑而止泻;上脘、中脘、建里均为任脉腧穴,内应胃幽门部和横结肠,三穴合用能加强胃肠功能,促进食物营养消化吸收;内关宁心安胎,诸穴共奏益气健脾、和中安胎之功效。

(二)耳针疗法

1. **处方** 肝、脾、胃、大肠、小肠、神门。

2. **操作方法** 每次单耳选取 2～3 个耳穴,用 0.18mm×25mm 的针灸针直刺耳部穴位,留针 30min,每日治疗 1 次;或用王不留行籽选上述穴位 2～3 个进行耳穴贴压。

【预防与调护】

调畅情志,避免精神紧张,避免不良刺激;调理饮食,饮食宜清淡、易消化,忌肥甘厚腻及辛辣之品,鼓励少食多餐;起居有常,预防感受外邪。

第九节·妊娠阴痒

妊娠期间以外阴瘙痒为主要症状者,称之为"妊娠阴痒"。

中医学认为本病主要由于妊娠期间,湿热之邪内侵,与阴部气血相搏结,经脉阻塞,可出现外阴瘙痒;或由于素体脾虚,妊娠期间气血聚集养胎,使脾虚肝旺,肝经绕阴器,肝郁湿热内生,脾虚湿热难化,以致阴痒不适。

本病相当于西医妇产科的妊娠期阴道炎、妊娠合并真菌性外阴炎等疾病。

【辨证论治】

(一)针刺治疗

1. 湿热下注证

主症:孕期出现外阴局限性皮肤瘙痒,甚至局部皮肤红肿或糜烂,或带下量多,色淡黄,舌质红,苔黄腻,脉濡数或滑数。

证候分析:妊娠期间湿热之邪内侵,与阴部气血相搏结,经脉阻塞,可出现外阴局限性皮肤瘙痒,甚至局部皮肤红肿或糜烂,湿热下注则带下量多,色黄。舌质红,苔黄腻,脉濡数或滑数均为湿热下注之象。

治法:清泄湿热,宁心安胎。

处方:蠡沟、太冲、足三里、内关、神门、通里。

操作:蠡沟用泻法,针尖朝上,太冲用泻法,足三里用补法,内关、神门、通里用平补平泻法。每日治疗1次,每次留针30min。

方义:蠡沟为足厥阴肝经之络穴,能疏泄肝胆湿热、杀虫止痒,是治疗阴痒之常用穴;太冲为肝经之原穴,且太冲以清降为要,因此具有清利下焦湿热之功,配合足三里用补法,一补一泻,相互制约,防清热利湿太过以伤及胞胎;内关疏通三焦气机,宁心安胎,神门、通里能清心降火,以止痒安神。

2. 脾虚湿盛证

主症:孕期持续性外阴瘙痒,时轻时重,或伴有倦怠乏力,胸脘满闷,心烦意躁,不得安卧,纳食减少,舌胖大,边有齿痕,苔薄白腻,脉细滑。

证候分析:由于素体脾虚,妊娠期间气血聚集养胎,使脾虚更甚,脾虚则夹湿下注,聚而化热致阴痒烦躁,同时伴有一系列脾虚之表现。

治法:健脾化湿,和中安胎。

处方:蠡沟、三阴交、阴陵泉、内关、劳宫、神门。

操作:蠡沟用轻泻法,针尖朝上,三阴交、阴陵泉、劳宫、神门用补法,且三阴交为妊娠期慎用穴,操作宜轻柔,内关用平补平泻法。每日治疗1次,每次留针30min。

方义:蠡沟是治疗阴痒之常用穴,取足三阴经之交会穴三阴交调理肝脾肾,健脾化湿止痒;蠡沟又为肝经之络穴,配阴陵泉能疏肝健脾,理气泻湿;配内关既可疏调三焦气机,又可以和中安胎;劳宫、神门更有"虚则补其母"之意,补心火以强健脾胃,以制湿土。

(二)耳针疗法

1. **处方** 肝、脾、肾、外生殖器、神门。

2. 操作方法　每次单耳选取 2 ~ 3 个耳穴,用 0.18mm × 25mm 的针灸针直刺耳部穴位,留针 30min,每日治疗 1 次;或用王不留行籽选上述穴位 2 ~ 3 个进行耳穴贴压。

【预防与调护】

女性内衣裤应以棉质、丝绸等宽松、透气的材质为主;避免外阴长期处于闷热潮湿的环境;禁食海鲜、腥、腌、腊及辛辣刺激食物;忌烟酒;节制性生活,性交前后应清洁外阴;不用碱性过大的洗涤用品清洗内衣,选用以草本植物为主要成分的沐浴剂等。

第十节·妊娠口僻

在妊娠期间,以口眼向一侧歪斜为主症的病变,称之为"妊娠口僻"或"妇人口僻"。

本病最早的论述见于《妇人大全良方·妊娠门》,妊娠中风方论"足阳明之筋上夹于口,其筋偏虚,风因虚而乘之,使其筋偏急不调,故令口僻也",可见中医学对妊娠口僻的认识由来已久。中医学认为本病的主要病机为气血亏虚感受风邪所致。

本病相当于西医妇产科的妊娠合并面神经炎和妊娠合并面神经麻痹。

【辨证论治】

(一)针刺治疗

外感风邪证

主症:妊娠期间突然口眼歪斜,伴恶风寒或风热,肢体拘急,肌肉关节酸痛,舌质淡红,苔薄白,脉浮紧或浮缓。

证候分析:妊娠期间,患者精血下行以养胎儿,头面部精血亏虚,精血不能上荣于面,经络空虚,易受外风而伤太阳之经络,阴血难于灌注面部经络,经脉失养,筋肌受邪而气血痹阻,筋脉功能失调,筋肉失于约束,发为口僻,并伴有一系列外感表证之象。

治法:祛风通络,补肾安胎。

处方:攒竹、阳白、颧髎、地仓、合谷、太溪、内关、足三里,外感风寒加风池、外关;外感风热加大椎、鱼际。

操作:妊娠口僻急性期面部穴位手法宜轻柔,针刺宜浅,用毛刺法,即刺皮毛部,合谷为妊娠期慎用穴,操作用轻泻法,足三里、太溪、内关用补法,配穴用泻法。恢复期面部穴位用平补平泻法,也可配合灸法,合谷用轻泻法,其余穴位均用补法。每日治疗 1 次,根据孕妇体质强弱,选择不留针或每次留针 30min。

方义:妊娠口僻,病位在面部,在祛风通络的同时,要兼顾补肾安胎,因此选取面部腧穴攒竹、阳白、颧髎、地仓疏调局部筋络气血;合谷为远端取穴,取"面口合谷收"之意,操作时合谷绝不能用补法,合谷与足三里同取,更可补益气血、濡养经筋;辅以太溪、内关补肾安胎、养血益精;配穴风池、外关祛风散寒;大椎、鱼际疏风清热。

(二)耳针疗法

1. **处方** 肝、脾、肾、神门、眼、面颊。

2. **操作方法** 每次单耳选取 2 ~ 3 个耳穴,用 0.18mm×25mm 的针灸针直刺耳部穴位,留针 30min,每日治疗 1 次;或用王不留行籽选上述穴位 2 ~ 3 个进行耳穴贴压。

【预防与调护】

妊娠早期头面部应避风寒,外出佩戴口罩;冬春季节及夏季空调室内尤应避风直接吹脸和身体。调畅情志,避免精神紧张,避免不良刺激;调理饮食,饮食宜清淡、易消化,忌肥甘厚腻及辛辣之品。

第十一节·胎萎不长

妊娠四五个月后,孕妇腹形与宫体增大明显小于正常妊娠月份,胎儿存活而生长迟缓者,称为"胎萎不长",亦称为"胎不长""妊娠胎萎燥"。

本病在中医学中早有认识,《诸病源候论·妊娠胎萎燥候》中云:"胎之在胞,血气资养。若血气虚损,胞脏冷者,胎则翳燥,委伏不长。其状,儿在胎都不转动,日月虽满,亦不能生,是其候也。而胎在内痿燥,其胎多死。"此段论述对本病的病理、证候、转归已经有了一定的记载。中医学认为本病主要由于气血虚弱、脾肾阳虚导致的气血不足以荣养胎元,而致胎儿生长迟缓。

本病相当于西医妇科学中的胎儿生长发育迟缓和胎儿生长缓慢。

【辨证论治】

(一)针灸治疗

1. 气血虚弱证

主症:妊娠后见腹形明显小于正常妊娠月份,胎儿存活,孕妇面色萎黄,或㿠白,头晕心悸,身体羸弱,头晕心悸,舌质淡,苔少,脉沉细无力。

证候分析:患者素体气血不足,或孕后恶阻,胎漏等,耗伤气血,胞脉气血不足,胎失所养,而致胎萎不长,气血亏虚,面部肌肤失于充养,可见面色萎黄,或㿠白。舌质淡,苔少,脉沉细无力均为气血虚弱之象。

治法:益气补血,养胎安胎。

处方:上脘、中脘、气海、关元、足三里、内关。

操作:足三里、内关用针刺补法,每次留针 30min,上脘、中脘、气海、关元用温和灸,每穴灸 30min,每次选 2 ~ 3 个穴位,每日治疗 1 次。

方义:上脘、中脘、气海、关元均属于任脉穴位,分别位于上、中、下焦,为元气和大气之宅,温灸四穴共奏益气固元、温经散寒之功效;配合足三里健脾益气,培补后天之本,使后天之气血充足,胞胎得养;内关为八脉交会穴之一,通于胃、心、胸,可安神养胎。

2. **脾肾阳虚证**

主症:妊娠腹形明显小于正常妊娠月份,神疲乏力,腰膝酸软,纳少便溏,或形寒畏冷,手足不温,舌质淡,苔白,脉沉迟。

证候分析:患者脾肾阳虚,或孕后过食生冷,或感受风寒之邪,损及阳气,导致精血化源不足,胞脉失于温养,出现胎儿虽然存活,但生长迟缓;腰膝酸软,神疲乏力,纳少便溏,或形寒畏冷,手足不温,舌质淡,苔白,脉沉迟,均为脾肾阳虚之征。

治法:补脾益肾,养胎长胎。

处方:命门、脾俞、足三里、太溪、内关。

操作:足三里、太溪用针刺补法,内关用平补平泻法,每次留针30min,命门、脾俞用回旋灸或雀啄灸,每穴30min,2个穴位可同时灸,每日治疗1次。

方义:命门为督脉经穴,是人体生命的重要门户,具有培元补肾、温阳固精之功,命门以温阳为主,配合太溪以滋肾阴为主,两穴合用一阴一阳,相互依赖,相互促进;脾之背俞穴脾俞,有温补脾阳之功效,配合足三里加强益气健脾、升阳举陷之功;内关通调三焦,以宁心安神、养胎长胎。

(二)耳针疗法

1. **处方**　肝、脾、胃、肾、交感、神门。

2. **操作方法**　每次单耳选取2～3个耳穴,用0.18mm×25mm的针灸针直刺耳部穴位,留针30min,每日治疗1次;或用王不留行籽选上述穴位2～3个进行耳穴贴压。

【预防与调护】

胎萎不长需要及早发现,经过精心调治,可顺利生长。孕妇必须加强产前检查,定期测量宫底高度、腹围、体重,做到早发现、早治疗。孕妇应禁烟、酒,远离毒品,保持心情舒畅,加强营养,食用热量适宜、高蛋白、高维生素且易于消化的食物,补充叶酸和钙剂;此外,应配合适当锻炼。

第十二节·胎位不正

胎位不正是指妊娠 28 周后经产前检查,发现胎儿臀位、横位、枕后位、颜面位等,谓之"胎位不正"。其中以臀位为常见。

中医学认为本病主要是由于气血虚弱或气滞血瘀,使胎气失和所致。孕妇先天禀赋不足,中气不足;或孕后肝郁不舒,情志失调,气机失畅而致胎位不正。

本病西医妇科学称之为胎位异常(非枕前位胎位)。

【辨证论治】

(一)灸法

1. 气血虚弱证

主症:胎位不正,气短乏力,精神萎靡不振,面色不华,舌质淡,苔薄白,脉沉细滑。

证候分析:孕妇气血虚弱,气虚则不足以托胎,血虚则胞脉干涩,使胎儿不能转动而导致胎位不正,气短乏力,面色不华,舌质淡红,苔薄白,脉沉细滑均为气血虚弱之候。

治法:补中益气,调整胎位。

处方:足三里、至阴。

操作:两穴用温和灸或雀啄灸。操作时孕妇松解腰带,正坐于靠背椅上或半仰卧于床上屈膝,用艾条行温和灸或雀啄灸,每次灸 30min,2 个穴位同时施灸,左右交错,每日灸 1 ~ 2 次。当孕妇自觉胎动明显时复查腹部 B 超,若胎位转正即停止治疗。

方义:足三里为足阳明胃经之合穴,有补中益气之功效;至阴穴是足太阳经井穴,与足少阴肾经相连,具有调节肾中经气,调整阴阳、疏通经络、纠正胎位的功能。妇女以血为本,孕妇气血充沛、气机通畅则胎位恢复正常,肾藏精,主生殖,肾中阴阳平衡,则气顺血和,胎稳产顺。

2. 气滞血瘀证

主症:胎位不正,满闷不舒,胸胁胀痛,舌质淡紫,苔薄白,脉沉微弦。

证候分析:妊娠期间肝血不足,情志抑郁不畅,则肝失调达而气血阻滞,胎儿不易转动,故出现胎位不正,满闷不舒,胸胁胀痛等气滞血瘀之征。

治法:疏肝理气,调整胎位。

处方:太冲、至阴。

操作:两穴用温和灸或雀啄灸。操作时孕妇松解腰带,正坐于靠背椅上或半仰卧于床上屈膝,用艾条行温和灸或雀啄灸,每次灸 30min,2 个穴位同时施灸,左右交错,每日灸 1 ~ 2 次。当孕妇自觉胎动明显时复查腹部 B 超,若胎位转正即停止治疗。

方义:太冲为足厥阴肝经之原穴,具有疏肝理气、和血通络之功效;至阴为膀胱经之井穴,与肾经相表里,能调节肾中经气,有调整阴阳、疏通经络、纠正胎位的功效,更有"头面之疾针至阴"一说,针刺或灸后能改变胎儿体位,使胎头下降,促进孕妇头位形成。

(二)耳针疗法

1. **处方** 内生殖器、肝、脾、肾、交感、皮质下。

2. **操作方法** 每次单耳选取 2 ~ 3 个耳穴,用 0.18mm×25mm 的针灸针直刺耳部穴位,留针 30min,每日治疗 1 次;或用王不留行籽选上述穴位 2 ~ 3 个进行耳穴贴压。

【注意事项】

注意掌握灸法时间,妊娠 28 ~ 32 周为最佳治疗时机,在治疗过程中,间隔 2 ~ 3d,应给孕妇复查腹部 B 超,若孕妇胎位转正,即停止治疗。孕妇也可配合"膝胸卧位"治疗。艾灸治疗胎位不正,主要应用于单纯性胎位不正的患者,因子宫肌瘤、骨盆狭窄、占位性疾病等引起的胎位不正,不属本篇治疗范围。

第十三节·妊娠腹痛

妊娠期间以小腹部疼痛为主要症状的病症,称之为"妊娠腹痛",亦名"胞阻""痛胎""胎痛""妊娠小腹痛"。

胞阻病名,最早见于《金匮要略·妇人妊娠病脉证并治》曰:"妇人有漏下者,有半产后因续下血都不绝者,有妊娠下血者,假令妊娠腹中痛,为胞阻,胶艾汤主之。"隋代《诸病源候论·妇人妊娠病诸候》,将妊娠腹痛根据疼痛发生的部位不同进行分类,有"妊娠心腹痛候""妊娠腰腹痛候""妊娠小腹痛候"等,并对妊娠腹痛与胎动不安病症间的转归关系有了明确的认识,后世医家所指妊娠腹痛为不伴下血者。中医学认为本病的病位在胞脉、胞络,尚未损伤胎元,主要由于气郁血瘀、血虚、虚寒导致胞脉、胞络阻滞或失养,气血运行不畅,"不通则痛"或"不荣则痛"。

妊娠腹痛属于西医妇科学先兆流产的症状之一,孕中期宫缩频繁及先兆早产等也可参照本篇辨证论治。

【辨证论治】

(一)针灸治疗

1. 血虚证

主症:妊娠后小腹隐隐作痛,伴面色萎黄,头晕目眩,或心悸少寐,舌淡红,苔薄白,脉细滑弱。

证候分析:由于素体血虚,孕后血聚养胎,阴血更虚,胞脉失养,不荣则痛,故小腹隐隐作痛,面色萎黄,头晕目眩,或心悸少寐,舌淡红,苔薄白,脉细滑弱均为血虚之征。

治法:养血安胎止痛。

处方:三阴交、足三里、内关、大横。

操作:诸穴均用补法,且三阴交、大横为妊娠期慎用穴,手法不可采取强刺激,大横穴刺入深度 0.5 ~ 0.8 寸,视患者体形而定,宜向腹外侧斜刺。每日治疗 1 次,每次留针 30min,其间手法行针 1 ~ 2 次。

方义:三阴交穴为足三阴经交会穴,可加强调理冲任、补益元气、培补肝脾肾之功效;足三里为胃之下合穴,有健脾胃、理气血之功效;配合内关能宁心安神,和胃理气;且内关穴又通阴维脉,与大横协同作用,大横为足太阴脾经与阴维脉之会,阴维脉有维系全身阴经,对气血盛衰有调节溢蓄作用,故用大横既能调理局部经气而不伤胎元,又能调节血运,使血聚下元而养胎。

2. 气郁证

主症:妊娠后小腹胸胁胀痛,或少腹胀痛,情绪抑郁,嗳气吐酸,或烦躁易怒,舌质偏红,苔薄黄,脉弦滑。

证候分析:孕妇素性抑郁,孕后肝血偏虚,肝之经脉绕阴器循少腹;肝脉布胁肋,肝失调达,气机不畅,导致胞脉气血阻滞,因此出现小腹胸胁胀痛,情绪抑郁,嗳气吞酸,或烦躁易怒。舌质偏红,苔薄黄,脉弦滑为气郁之象。

治法:疏肝解郁,养血安胎。

处方:足三里、内关、曲泉、太冲。

操作:足三里、内关用补法,太冲、曲泉用平补平泻法,手法不可采取强刺激。每日治疗 1 次,每次留针 30min,其间手法行针 1 ~ 2 次。

方义:足三里健脾益气、养血安胎;内关疏调三焦气机,有宁心安神、养胎长胎之功效;曲泉为足厥阴肝经之合穴,配合肝经之原穴太冲,以养血疏肝、补肾安胎。

3. 虚寒证

主症:妊娠后小腹冷痛,绵绵不休,常伴有形寒肢冷,面色㿠白,或纳少便溏,舌质淡,苔薄白,脉沉细弱。

证候分析:患者素体阳虚,寒从内生,孕后胞脉失于温煦,气虚运行不畅,脉络不通,导致不通则痛,因此出现小腹冷痛,绵绵不休,形寒肢冷,面

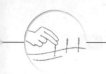

色㿠白,脾阳失煦,故纳少便溏。舌质淡,苔薄白,脉沉细弱均为虚寒之象。

治法:暖宫止痛,养血安胎。

处方:关元、命门、足三里、内关。

操作:关元、命门用悬起灸,每穴灸 30min,足三里、内关用针刺补法,每次留针 30min,其间手法行针 1 ~ 2 次,每日治疗 1 次。

方义:关元穴内应胞宫,为任脉穴位,是任脉与足三阴经之交会穴,有培肾固本、温中散寒之功效;命门为督脉经穴,具有培元补肾、温阳固精之功,两穴合用阴阳双补、加强暖宫止痛之功效;足三里益气健脾,配合内关养血安胎。

(二)耳针疗法

1. **处方** 内生殖器、肝、脾、肾、交感、神门。

2. **操作方法** 每次单耳选取 2 ~ 3 个耳穴,用 0.18mm×25mm 的针灸针直刺耳部穴位,留针 30min,每日治疗 1 次;或用王不留行籽选上述穴位 2 ~ 3 个进行耳穴贴压。

【预防与调护】

妊娠腹痛是孕期常见的病症,一般预后良好。若突发剧烈腹痛,或伴腹泻,或伴有阴道流血等症状,应注意流产等相关疾病,并且要与妊娠相关的其他疾病相鉴别,如妊娠合并阑尾炎、妊娠合并急性肠炎或宫外孕等,必须及时至妇产科就诊。孕期应注意调畅情志,保持精神舒畅,避免精神过度紧张;合理饮食,多食富含营养的食物,避免生冷寒凉之物;孕期避免过劳、持重、登高、剧烈运动,以及频繁性生活等。

附 妊娠合并盆腔炎

妊娠合并盆腔炎是一种常见的妇科疾病。孕妇由于体内激素分泌比较旺盛,身体抵抗力下降,孕期易感受外邪或因内伤饮食,导致急性盆腔炎发生。中医学认为本病多由于湿热之邪内侵,下焦气血阻滞,湿热内结所致,常见症状有下腹痛、胀、坠伴腰痛,带下量多,色黄,腥秽;或伴有发热,恶寒,甚至高热不退等。

【辨证分型】

(一)针灸治疗

湿热下注证

主症:妊娠期出现小腹或腰痛下坠,伴有阴道分泌物增加,色黄、腥秽异常;甚至阴道少许出血,或伴有发热恶寒,或高热不退,舌质红或淡紫、苔白腻或黄腻,脉细滑或细涩。

证候分析:患者在妊娠期间感受湿热之邪,导致下焦气血阻滞,湿热内结导致小腹坠胀,湿热下注则导致带下量多、色黄、腥秽异常,湿热入侵足太阳膀胱经,太阳主一身之表,风热湿邪由表入里,则营卫不和,腠理闭塞,出现发热恶寒,或高烧不退。舌质红或淡紫、苔白腻或黄腻,脉细滑或细涩均为一系列湿热下注,气血瘀阻之征。

治法:除湿清热,补肾安胎。

处方:风门、前谷、委中、内关、郄门。

操作:诸穴用直径 0.18mm 的毫针,风门向内斜刺 0.5 ~ 0.8 寸,前谷直刺 0.3 ~ 0.5 寸,委中可点刺放血,内关、阴郄均用温和灸或先针后灸,也可在手厥阴心包经的大陵与郄门联线上找到压痛点,在压痛点进针,直刺 0.8 ~ 1 寸,或在该反应点用隔姜灸,艾炷手搓如麦粒大小,灸 10 ~ 20 壮。有时穴位处虽无明显压痛,但用麦粒灸时,热感会直透盆腔或尿道口疼痛部位而收效。每日治疗 1 次,针刺每次留针 30min,其间手法行针 1 ~ 2 次。

方义:风门与委中同用,能上、下宣泄太阳经之郁热和风热,对下腹部湿热瘀滞有效,前谷为手太阳小肠经穴,配风门和委中可清利膀胱,通调水道,起到湿清热除的作用;内关、郄门同属于手厥阴心包经穴位,其络脉与任脉上、中、下三焦相络,对治疗下腹部特别是因为妇科炎症引起的诸多痛

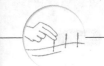

证均有效。本组穴位组方,穴经简洁,配伍全面,而且能祛邪不伤正,对胎元有维系保护作用。

(二)耳针疗法

1. **处方**　内生殖器、肝、脾、肾、交感、神门。

2. **操作方法**　每次单耳选取 2 ~ 3 个耳穴,用 0.18mm×25mm 的针灸针直刺耳部穴位,留针 30min,每日治疗 1 次;或用王不留行籽选上述穴位 2 ~ 3 个进行耳穴贴压。

【注意事项】

针刺手厥阴心包经内关、郄门等穴时,如果患者出现触电感并向中指端放射时,应该立即改变针刺角度或深度,避开正中神经,以避免损伤神经。

第十四节·妊娠腰痛

妊娠期间出现以腰部疼痛为主症者,称为"妊娠腰痛"。

《景岳全书·妇人规》云:"肾以系胞而腰为肾之府,故胎孕之妇,最虑腰痛,痛甚则坠,不可不防。"但亦有在怀孕之后,因风寒乘袭腰脊,经脉受阻,而致腰痛,或因不慎跌仆闪挫损伤经脉气血,而致腰痛,上述两种情况亦可影响胎儿发育,故《诸病源候论》指出"妊娠腰痛甚者,可致堕胎小产"。因此有"妊娠腰痛重安胎"的说法。

中医学认为腰为肾之外府,肾气素虚,或孕后房劳伤肾,而致腰痛;或孕妇体虚血弱,冷风乘虚客之,腰脊为风寒所乘,经脉受阻则腰痛,或跌仆闪挫,负重用力,以致腰部经络血瘀不行而致妊娠腰痛。

本病相当于西医妇科学中的妊娠合并腰椎间盘突出症或"妊娠期外伤"。

【辨证论治】

(一)针灸治疗

1. 肾虚证

主症:妊娠期间腰痛如折,俯仰屈伸不利,头晕耳鸣,夜尿频多,面色晦黯,舌质淡红,苔薄白,脉沉细尺弱。

证候分析:孕妇平素肾虚,受孕之后气血孕育胎儿,精血益虚,无以滋养肾经,腰为肾之外府,肾气素虚,腰部脉络失于温煦、濡养,而致妊娠期腰痛,俯仰屈伸不利,头晕耳鸣,夜尿频多,面色晦黯,舌质淡红,苔薄白,脉沉细尺弱均为一系列肾虚之候。

治法:补肾强腰安胎。

处方:肾俞、大肠俞、委中、太溪、内关。

操作:肾俞、大肠俞用回旋灸或雀啄灸,每次灸30min,可同时灸;委中、太溪用补法操作,内关用平补平泻法。每日治疗1次,每次留针30min。

方义:妊娠肾虚证腰痛,强调补肾与安胎并举,本病病位在腰,取背俞穴之肾俞,温补肾阳,强腰膝、固下元;太溪穴乃肾之脏腑精气流注于四肢的穴位,可滋肾养精,两穴配伍一阴一阳,相互制约,相互促进,增强其补肾强腰之功效;配合局部取穴大肠俞以疏通局部经络气血,补肾止痛;根据四总穴歌中"腰背委中求",取委中以疏通腰背部经脉气血;内关疏调三焦气机、宁心安神。

2. 风寒证

主症:妊娠期腰部疼痛,转动屈伸不利,得热则舒,遇寒遇风加剧,舌质淡红,苔薄白,脉弦紧或浮滑。

证候分析:孕妇素体虚血弱,冷风乘虚客之,腰脊为风寒所乘,经脉受阻,腰脊失于濡养则腰痛,得热则舒,因孕妇腰背局部经络得以温养,则拘急疼痛亦稍缓解。舌质淡红,苔薄白,脉弦紧均为风寒之征。

治法:祛风散寒,固肾安胎。

处方:腰阳关、阿是穴、委中、内关。

操作:腰阳关可用悬起灸,每次灸 30min,阿是穴、委中、内关用平补平泻法,每日治疗 1 次,每次留针 30min,或配合局部阿是穴温和灸,每穴灸 10 ~ 15min。

方义:局部选取腰阳关、阿是穴以疏通局部经络气血;委中同取"腰背委中求"之意,配合内关穴宁心安神,通络安胎。

3. 血瘀证

主症:妊娠期活动不慎致腰部酸痛,负重用力,以致腰部凝瘀作痛,痛处固定,转侧不利,舌质黯红,苔薄白,脉弦滑。

证候分析:妊娠期活动不慎,跌仆闪挫,或负重用力,以致腰部凝瘀作痛,腰部局部经络气血受阻,经脉失于濡养,不通则痛,出现痛处固定,转侧不利。

治法:养血补肾,益气安胎,行气止痛。

处方:阿是穴、血海、太溪、内关。

操作:阿是穴、太溪、内关用平补平泻法,血海用轻补法,每日治疗 1 次,每次留针 30min,或可配合回旋灸或雀啄灸,灸法时间控制在 30min 内。阿是穴的选用需注意,参考妊娠病中妊娠早、晚期针刺腰部穴位的注意事项;血瘀证的妊娠腰痛,必须注意针刺刺激手法的轻重缓急,取穴的精要和处方配伍的协调,腰痛缓解后应立即停止针刺治疗。

方义:阿是穴针灸可疏通局部经脉气血,行"通则不痛"之义;配合肾经之原穴太溪及八脉交会穴之内关,以补肾强腰;血海健脾养血,固摄安胎;太溪能补脾肾、填精安胎,配合内关穴宁心安神,固护胞胎。

(二)耳针疗法

1. 处方　腰骶椎、肾、神门。

2. 操作方法　每次单耳选取 2 ~ 3 个耳穴,用 0.18mm×25mm 的针灸针直刺耳部穴位,留针 30min,每日治疗 1 次;或用王不留行籽选上述穴位 2～3 个进行耳穴贴压。

【注意事项】

妊娠期腰痛首先要与先兆流产鉴别,特别注意问清病史,单纯的妊娠腰痛者一般无腹痛和阴道流血,但可能诱发先兆流产或难免流产。先兆流产者一般伴有腹痛、阴道流血和腰痛等症状。

【预防与调护】

妊娠期应注意保暖,孕妇户外活动或其他活动及工作时要注意安全,防止跌仆外伤;调畅情志,避免精神紧张,避免不良刺激;起居有常,防止感受外邪。

第十五节·妊娠大便难

妊娠大便难是指妊娠期间出现大便困难或大便秘结的症状,并持续 5 天以上者,称之为"妊娠大便难"。

中医学认为本病多由于妊娠后脾胃健运无权,化源不足,大肠传送无力;人之元气因孕后系胎不能充分滋养肺、脾等脏腑,而出现肺气虚则内合大肠运化失职,脾气虚则水谷运化无力,水谷精微不能转输于大肠,出现大便秘结不通,或欲大便而努责艰难;或因妇女怀孕后聚血养胎,脏腑气虚血少,阴虚阳亢,热积于大小肠,肠失濡养,以致大便不通。

本病相当于西医妇科学中的"妊娠期便秘"。

【辨证论治】

(一)针灸治疗

1. 脾肺气虚证

主症:妊娠期间大便秘结不通,欲大便而努责艰难,伴有汗出神疲,纳差腹胀,舌质淡红,苔薄白,脉滑无力。

证候分析:妊娠期间由于脾胃健运无权,化源不足,大肠传送无力,或因素体肺脾气虚,妊娠系胎后出现肺脾气虚更甚,出现大便秘结不通,或欲大便而努责艰难,神疲汗出,纳差腹胀,舌淡红,苔薄白,脉滑无力均为肺脾气虚之征。

治法:补肺健脾,益气通便。

处方:足三里、上巨虚、支沟、三阴交。

操作:足三里、三阴交用补法操作,上巨虚、支沟用平补平泻法,每日治疗1次,每次留针30min,其间手法行针1~2次。足三里可配合温和灸,三阴交为妊娠期慎用穴,操作手法宜轻柔。

方义:足三里、上巨虚均为足阳明胃经穴,有补气健脾、益气通便的作用,配合三阴交以补脾肺肾,系下焦肾元以安胎;支沟宣通三焦气机,又能通利三焦水谷精微,三焦之气通畅,则肠腑通调。

2. 阴血不足证

主症:妊娠期间大便不通,小便短赤,伴有身热烦躁,头胀头晕,口干欲饮,舌质红,苔少光剥,脉细滑数。

证候分析:妊娠期间精血聚于下而滋养胞胎,阴血相对不足,阳气有余。若患者素体阴虚,则孕后阴亏水少,肾水不能上济于心,而心火独亢,而见烦躁身热。阴血亏虚肝木失养,则肝阳上亢,而致烦躁易怒,头晕头胀。阴血亏损大肠失于濡养,兼之阴虚火旺,移热于大、小肠则致大便燥结而不通,小便赤涩而短少。舌质红,苔薄少或光剥,脉细滑数均为阴血亏少之象。

治法:养阴润燥通便。

处方:太溪、然谷、三阴交、内关、照海、支沟。

操作:太溪、然谷、三阴交、照海、支沟用毫针补法,三阴交为妊娠期慎用穴,操作手法宜轻柔,内关用平补平泻法。每日治疗1次,每次留针30min,其间手法行针1~2次。

方义：太溪为足少阴肾经之输穴、原穴，为肾之原气输注、经过之处，有滋肾阴、退虚热之功效，也可使肾气足而下焦胎元可固；配合肾经之荥穴然谷，根据五输穴"荥主身热"的理论，既可滋补肝肾，又可清泻肾经虚热；足三阴经之交会穴三阴交可培补肝脾肾，使肾阴充足以制阳，可起到滋水涵木之功效，同时配合内关以疏通三焦气机、宁心安神；肾为水脏，三焦为决渎之官，照海配支沟能调节津液，增水行舟，润大肠之干燥而通便。

(二)耳针疗法

1. **处方** 大肠、直肠、交感、皮质下。

2. **操作方法** 每次单耳选取 2 ~ 3 个耳穴，用 0.18mm × 25mm 的针灸针直刺耳部穴位，留针 30min，每日治疗 1 次；或用王不留行籽选上述穴位 2 ~ 3 个进行耳穴贴压。

【预防与调护】

调畅情志，避免精神紧张，避免不良刺激；合理饮食，饮食宜清淡、易消化，多食新鲜蔬菜和水果，忌肥甘厚腻忌和烧烤食品，鼓励少食多餐；起居有常，适当运动，防止感受外邪。

附 妊娠合并痔疮

妊娠期合并痔疮是妇产科一种常见病。本病主要由于妊娠晚期，增大的子宫压迫下腔静脉，使肛周静脉回流不畅，在肛门附近的静脉易发生瘀血，形成痔疮。孕妇的痔疮通常会随着怀孕月数的增加而症状加重，甚至出现痔疮脱垂伴出血。

【辨证论治】

(一)针刺治疗

气血阻滞证

主症：妊娠晚期出现肛门坠胀，肿痛，甚至痔核脱垂伴出血，大便秘结，

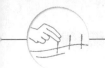

舌质紫黯,苔薄,脉弦滑。

证候分析:由于妊娠晚期,增大的子宫压迫血管,导致局部气血阻滞,出现肛门坠胀,甚至痔核脱垂伴出血,大便秘结。舌质紫黯,苔薄,脉弦滑均为气血阻滞之象。

治法:理气和血通便。

处方:二白、承山、郄门。

操作:二白、郄门直刺 0.3 ~ 0.5 寸,承山直刺 0.8 寸,诸穴用平补平泻法或补法,每日治疗 1 次,每次留针 30min,也可用雀啄灸,每穴灸 20 ~ 30min。

方义:二白为治疗痔疮的经验穴。从古至今有许多文献记载,如《玉龙歌》叙述:"痔漏之疾亦可憎,表里急重最难禁,或痛或痒或下血,二白穴在掌中寻。"妊娠晚期,由于胎儿长大,对下腹部特别是盆腔的压力增大,对原有痔疮的孕妇,会导致痔疮疼痛伴出血等症状。这时用药也比较难,特别是对痔疮出血的孕妇用药选择余地偏小。二白穴位于掌后横纹上 4 寸,两穴对并,在桡侧腕屈肌腱的两侧缘取穴,其作为治痔漏的经验穴,配合承山和郄门可增强治疗痔疮的作用,《玉龙歌》也有"九般痔漏最伤人,必刺承山效如神,更有长强一穴是,呻吟大痛穴为真"的记载。另外,这和手三阴经和手太阳经在肘部以下的穴位与下腹部及前后阴所系有相关性是一样的,故可相对安全地用于妊娠晚期孕妇的痔漏、痔疮疼痛等不适症状,而避免对下腹部、下腰部及尾骶部穴位如(长强穴)进行刺激,防止对胎儿造成损伤。

(二)耳针疗法

1. **处方** 大肠、直肠、交感、皮质下。

2. **操作方法** 每次单耳选取 2 ~ 3 个耳穴,用 0.18mm×25mm 的针灸针直刺耳部穴位,留针 30min,每日治疗 1 次;或用王不留行籽选上述穴位 2 ~ 3 个进行耳穴贴压。

第十六节·妊娠小便淋痛

妊娠期间出现尿频、尿急、淋沥涩痛等症状者,称为"妊娠小便淋痛",亦称为"子淋"。

本病的记载最早见于《金匮要略·妇人妊娠病脉证并治》,《素问·灵兰秘典论》云:"膀胱者,州都之官,津液藏焉,气化则能出矣。"隋代《诸病源候论》始提出"子淋"的病名。明代王肯堂所著《证治准绳》认为子淋为湿热所致。清代《胎产心法》云:"妊娠胞系于肾,肾间虚热,移于膀胱,而成斯证。"

中医学认为本病主要由于膀胱积热,气化失司所致。因素体阳盛,或过食辛温助阳,孕后血养胎元,阴不济阳,心火偏亢,移热小肠,传入膀胱,灼伤津液,则小便淋沥涩痛;或因摄生不慎,湿热蕴结,灼伤膀胱津液,发为小便淋痛;或因素体阴虚,孕后阴血愈亏,阴虚火旺,下移膀胱,灼伤津液,则小便淋沥涩痛。妊娠小便淋痛之作,虽多因热,但治以清润为主,不宜过于通利,致伤胎元。

本病相当于西医妇产科中的妊娠期泌尿道感染、妊娠期膀胱炎、妊娠期肾盂肾炎等疾病。

【辨证分型】

(一)针刺治疗

1. 心火偏亢证

主症:妊娠期间,尿少色深黄,艰涩而痛,面赤心烦,甚者口舌生疮。舌红欠润,少苔或无苔,脉细滑数。

证候分析:孕期心火偏旺,移热于小肠,热灼膀胱,水道不利,故小便淋沥涩痛;心火上炎,灼伤清窍,故口舌生疮,面赤心烦。舌红欠润,少苔或无苔,脉细滑数均为心火偏旺之象。

治则:清心泻火通淋。

处方:膀胱俞、三阴交、阴陵泉、复溜、少冲。

操作:膀胱俞用点刺出血,手法宜轻,三阴交、阴陵泉、复溜用补法,三阴交为妊娠期慎用穴,操作宜轻柔,少冲点刺放血。每日治疗1次,每次留针30min,其间手法行针1~2次。

方义:膀胱俞有疏利膀胱气机的功效;三阴交为肝、脾、肾三经交会穴,可通利小便,疏调气机;阴陵泉为脾经之合穴,益气健脾利湿;复溜滋补肾阴兼清利下焦,少冲为手少阴心经的井穴,复溜配少冲交通心肾、壮水制火、上下分清,全方共奏清心泻火、润燥通淋之功效。

2. 湿热下注证

主症:妊娠期间,突感小便频数而急,尿黄赤,艰涩不利,灼热刺痛,面色垢黄,口干不多引饮,胸闷食少,舌红,苔黄腻,脉滑数。

证候分析:妊娠期间,湿热之邪侵入膀胱,湿热蕴结,下焦气化不利,故小便短赤,湿困脾胃则胸闷纳少。舌红,苔黄腻,脉滑数均为湿热内盛之象。

治则:清热利湿通淋。

处方:膀胱俞、三阴交、阴陵泉、行间、太冲。

操作:膀胱俞、三阴交、阴陵泉三穴操作同上,行间、太冲用点刺或轻泻法,不留针。每日治疗1次,其间手法行针1~2次。

方义:膀胱俞为足太阳膀胱经之背俞穴,可疏利膀胱气机;三阴交为肝、脾、肾三经交会穴,可培补肝脾肾、理冲任、补益元气;阴陵泉益气健脾利湿;行间为肝经之荥穴,有清热利湿之功效,配合肝经之原穴太冲,疏肝泄热,肝经绕阴器,善治前阴之病,能使膀胱气机通畅,小便自利。

3. 阴虚证

主症:妊娠数月,小便频数淋沥,灼热刺痛,量少、色深黄;形体消瘦,两颧潮红,午后潮热,手足心热,心烦不寐,大便干结;舌红、苔少,脉细滑数。

证候分析:素体阴虚,孕后阴血养胎,阴虚益盛,阴虚内热,膀胱气化不利,故小便频数,淋沥涩痛,量少色深黄;阴虚内热,则手足心热,午后潮热,大便干结。舌红、苔少,脉细滑数均为阴虚内热之象。

治则:滋阴清热通淋。

处方:膀胱俞、三阴交、阴陵泉、太冲、侠溪、太溪。

操作:膀胱俞、三阴交、阴陵泉三穴操作同上,太冲、侠溪用轻泻法,太溪用补法。每日治疗1次,每次留针30min,其间手法行针1～2次。

方义:膀胱俞、三阴交、阴陵泉三穴疏利膀胱气机;太冲穴是肝经之原穴,侠溪穴为足少阳胆经之荥穴,且太冲与侠溪为表里经配穴,加强平肝潜阳、清泻肝胆之功效,太溪为足少阴肾经之原穴,能补肾填精,三穴配伍可滋肾养肝、育阴潜阳;诸穴共奏滋阴清热、润燥通淋之功效。

(二)耳针疗法

1. **处方** 肾、脾、肝、膀胱、三焦。

2. **操作方法** 每次单耳选取2～3个耳穴,用0.18mm×25mm的针灸针直刺耳部穴位,留针30min,每日治疗1次;或用王不留行籽选上述穴位2～3个进行耳穴贴压。

【预防与调护】

妊娠期间注意阴部卫生,节制性生活,以防止湿热秽浊之邪上犯膀胱;饮食禁辛辣油腻之品,保持心情舒畅;一旦患子淋,应多喝开水。

第十七节·妊娠小便不通

妊娠期间,小便不通,甚至小腹胀急疼痛,心烦不得卧,称"妊娠小便不通",古称"转胞"或"胞转"。以妊娠晚期7～8个月时较为多见。

本病首见于《金匮要略·妇人杂病脉证并治》,中医学认为本病与妊娠期间特殊的生理有关。主要由于妇女妊娠后,子宫增大,胎气下坠,压迫膀

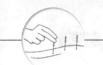

胱,致膀胱气化失司,水道不通,尿不得出。妊娠后素体肾气不足,胞系于肾,孕后愈感肾气不足,系胞无力,溺不得出,或肾虚不能化气行水故小便难;或孕妇素体虚弱,中气不足,妊娠后胎体渐长,气虚无力举胎,胎重下坠,压迫膀胱,溺不得出。

本病相当于西医妇产科中的"妊娠期尿潴留"。

【辨证论治】

(一)针灸治疗

1. 肾虚证

主症:妊娠后期小便难解,甚至闭而不通,小腹胀满而痛,坐卧不安,腰膝酸软,畏寒肢冷,舌淡红,苔薄润,脉沉滑无力。

证候分析:妊娠后精血聚于胞中养胎,使原有肾元不足之人愈感肾气亏虚。随着妊娠后期胎儿月份增大,子宫压迫膀胱,原已经肾气亏损之人不能温养膀胱,无力温阳化水,导致膀胱气化失司,小便不通;畏寒肢冷,腰膝酸软。舌淡红,苔薄润,脉沉滑无力均为肾虚之象。

治则:补肾强腰安胎。

处方:承浆、太溪、太冲、大敦、膀胱俞、委中。

操作:承浆点刺,或浅刺 0.3 ~ 0.5 寸,不留针,大敦、太冲用浅刺或毛刺,大敦为妊娠期慎用穴,操作宜轻柔不留针,太溪、委中直刺 0.5 ~ 1 寸,捻转补法,每日治疗 1 次,每次留针 30min,其间手法行针 1 ~ 2 次,膀胱俞用温和灸,每次灸 30min。

方义:承浆为任脉穴,任脉起于胞中,络于唇下,上取承浆能通达任脉之气,从上摄纳膀胱气化功能,为下病上取之义;太溪为肾经之原穴,有补肾益精的功效,根据"肾与膀胱相表里"的理论,太溪配膀胱俞可加强膀胱开阖功能,促进膀胱气化;大敦配太冲,为肝经的井穴配原穴,能增强肝的疏泄功能,肝主疏泄功能正常是通调三焦水道的要素,能协助委中和膀胱俞升提肾气、培本固精。诸穴共奏补肾强腰、利尿安胎之功效。

2. 气虚证

主症：妊娠期间，小便不通，或频数量少，小腹急胀疼痛，坐卧不安，面色㿠白，神疲倦怠，头重眩晕，舌淡红，苔薄白，脉虚缓滑。

证候分析：气虚无力举胎，胎重下坠压迫膀胱，水道不利，致溺不得出或频数量少；面色㿠白，神疲倦怠，头重眩晕，舌淡红，苔薄白，脉虚缓滑均为气虚之征。

治则：补中益气，升陷举胎。

处方：承浆、足三里、阴陵泉、太冲、大敦、膀胱俞、委中。

操作：承浆点刺，或浅刺 0.3 ~ 0.5 寸，不留针，大敦、太冲用浅刺或毛刺法，大敦为妊娠期慎用穴，操作宜轻柔不留针，足三里、委中、阴陵泉用补法，直刺 0.5 ~ 1 寸。每日治疗 1 次，每次留针 30min，其间手法行针 1 ~ 2 次，膀胱俞操作同上。

方义：承浆为任脉穴，上取承浆能通达任脉之气，从上摄纳膀胱气化功能，为下病上取之义；配合足三里、阴陵泉、大敦、太冲及膀胱经之膀胱俞穴，能补中益气、疏肝理气，加强膀胱开阖功能，使其摄纳有度；足三里为胃之下合穴，有补中益气、调和气血之功效，脾经的阴陵泉可健脾利水渗湿；大敦配太冲疏肝理气，委中配膀胱俞使膀胱开合有度，小便通利。诸穴共奏疏补中益气、升陷举胎之功效。

(二)耳针疗法

1. **处方**　肾、脾、膀胱、三焦、神门。

2. **操作方法**　每次单耳选取 2 ~ 3 个耳穴，用 0.18mm×25mm 的针灸针直刺耳部穴位，留针 30min，每日治疗 1 次；或用王不留行籽选上述穴位 2 ~ 3 个进行耳穴贴压。

【预防与调护】

注意调畅情志，避免精神紧张，避免不良刺激；起居有常，防止感受外邪，减少孕期性生活，内衣裤应选用宽松、棉质品。

第十八节·妊娠蛇串疮

妊娠期蛇串疮是指女性在妊娠期间,皮肤上出现成簇状水疱,并沿身体一侧或呈带状分布的急性疱疹性皮肤病。因为疱疹皮损状态如蛇行,或沿肋间神经走向,故被中医称为"妊娠期蛇串疮",该病多缠腰而发。

《外科正宗》认为:"心火妄动,三焦风热乘之,发于肌肤。"中医认为本病多因妊娠后,精血聚于胞中养胎,正气卫外功能减弱,此时易感受时气邪毒,或湿邪热毒,侵袭肺卫,皮毛湿热蕴结,或酿成热毒,致腠理致密不通,湿热毒郁而不化,蕴于肌肤导致皮肤出现成簇状红色水疱。

本病相当于西医妇科学中的妊娠期带状疱疹。

【辨证论治】

(一)针刺治疗

湿温毒热证

主症:妊娠期间,皮肤出现成簇状红色水疱,并沿单侧神经走向分布,局部皮肤疼痛剧烈,常伴有不同程度的全身症状、体征,如口苦咽干,烦躁纳减,发热头痛,小便短黄,大便秘结,舌质红,或边尖红,少苔,或苔薄黄腻,脉弦数或浮滑。

证候分析:因妊娠后,精血聚于胞中养胎,正气不足,此时易外感邪毒,蕴于肺卫;肺主皮毛,又能通调水道,肺卫湿热毒蕴结,则皮毛受损,营卫失和,水道津液不行,郁于肌肤,导致皮肤出现簇状红色水疱;发热口渴,小便黄赤,大便秘结均为热伤津液之症状,舌质红,或边尖红,少苔,或苔薄黄腻,脉弦数或浮滑均为一系列外感热毒之候。

治法:清泄湿热,祛风凉血,滋肾安胎。

处方:大陵、内关、少冲、大椎、鱼际、肺俞、风门、曲池、足三里、复溜、阿是穴操作:大陵、内关直刺 0.3 ～ 0.5 寸,捻转泻法,少冲、大椎、鱼际点刺放血各 5 ～ 10 滴,肺俞、风门向脊柱方向斜刺 0.5 ～ 0.8 寸,捻转泻法,曲池、足三里直刺 0.5 ～ 1.2 寸,捻转泻法,复溜直刺 0.5 ～ 1 寸,捻转补法,每次留针 30min。阿是穴是指在病灶处进行围刺,或围浅刺,并在局部皮损处放血,若病灶在腰以下部位,如下腹部、腰骶部,则采用梅花针轻叩。即在病灶表面和病灶外 5cm 处作碘伏棉球消毒后,轻轻用梅花针在病灶上及周围叩刺,使病灶部皮肤微微发红、渗血即可,隔日治疗 1 次,直至病灶皮疹结痂。体针 1 周 2 ～ 3 次,直至局部疼痛消失或缓解。

方义:少冲、曲池、大陵、内关、鱼际清上焦心肺之热,足三里配曲池清中焦之热,配内关加强清心火的作用,即"实则泻其子"以清心火;大椎总督一身阳气之穴,泻大椎清三焦之火,配肺俞、风门祛风热外出,复溜滋补肾阴兼清利下焦,又应少冲以交通心肾、壮水制火、上下分清,滋肾精以养胎元,阿是穴可疏通局部气血,通则不痛。

(二)耳针疗法

1. **处方** 心、脾、三焦、肾、耳尖、神门。

2. **操作方法** 每次单耳选取 2 ～ 3 个耳穴,用 0.18mm×25mm 的针灸针直刺耳部穴位,留针 30min,每日治疗 1 次;或用王不留行籽选上述穴位 2 ～ 3 个进行耳穴贴压。

【预防与调护】

妊娠期带状疱疹需注意清热解毒之时兼顾滋养肾精以养胎元,且疱疹结痂后需注意对其后遗神经痛的积极治疗。此外合理的饮食,优质的睡眠,可以减轻心理压力,禁食刺激性食物如咖啡、茶、辛辣、油炸食物等。在进行皮损处叩刺放血期间,孕妇应穿着透气、宽松、棉质内衣,预防皮肤感染。孕期带状疱疹严重时会缠绵难愈,甚至延至产后,故应及时干预。

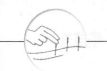

第十九节·滞产

滞产是指产妇临产(宫缩开始)后,总产程超过 24 小时。滞产常常发生于子宫收缩异常(即产力异常),胎头和骨盆不相称或胎位不正等情况,本节主要讨论因产力异常引起的滞产。如果因子宫畸形、骨盆狭窄或孕妇伴有其他急性内科疾病,或伴有子宫肌瘤、瘢痕子宫、卵巢囊肿等,则不宜用针灸催产。

滞产发生的原因,大多因体质虚弱,正气不足,或产时用力过早,耗血伤气;或临产胞水早破,浆血干枯,导致气血虚弱,产力不足,造成滞产;也有因恐惧紧张,对因宫缩引起的腹痛不能忍受,使气滞不畅,血瘀不行导致滞产;或妊娠期孕妇过度安逸,体态过于丰腴,胎儿偏大,导致气滞血瘀,胎儿娩出困难;或临产时感受风寒湿邪,寒凝血滞胞宫,气机不利,产道受阻,导致滞产。

相当西医妇产科学的"产程异常""协调性子宫收缩乏力"等。

【辨证论治】

(一)针刺治疗

1. 气血虚弱证

主症:产时腰部阵痛微弱,下腹坠胀不明显,或阴道出血量多,色淡,胎儿不下,产妇面色苍白,神疲倦怠,乏力欲睡,心悸气急,舌质淡红或偏紫,舌苔薄白,脉大而虚或沉细迟弱。

证候分析:素为体质虚弱之人,正气不足,产时用力过早,耗气伤血,胎儿失于濡润,滑动转身困难,面色苍白,神倦乏力,舌质淡红或偏紫,脉大而虚或沉细迟弱,均为气血亏竭之候。

治法:补养气血,益气催产。

处方:足三里、三阴交、复溜、至阴、内关、太溪。

操作：诸穴用补法，至阴穴在催产中有强大的作用，可在此穴持续行1～2min捻转补法，针具采用0.30mm×40mm的针灸针，不留针，同时监测胎儿胎心搏动，可在产房内与助产同时进行。

方义：三阴交、足三里强壮脾胃，生化气血，复溜补肾，助三阴交增加产力；至阴为足太阳膀胱经井穴，为催产要穴，太溪调补肾精，增助产力，内关配合三阴交、足三里健脾养血，补中益气。

2. 气滞血瘀证

主症：腰坠酸楚，腹痛剧烈，下血量少，色黯红，久产胎儿不下，产妇面色青黯，神志不宁，胸脘胀闷，恶心呕吐，舌质黯红，苔薄黄，脉沉实而滑。

证候分析：腹痛剧烈，腰酸下坠为气行不畅，产道受阻，气滞血瘀之象；气血运行瘀阻，故胎儿难以滑下；面色黯，神烦，恶心呕吐，皆为气滞不畅，上扰中焦，瘀血上犯心神之象，舌质黯红，脉沉实而滑为瘀血内阻，里有沉积之征。

治法：理气行血，调气催产。

处方：合谷、三阴交、独阴、肩井、太冲。

操作：合谷穴用补法，其余穴位均用泻法，肩井针刺深度不能超过0.8寸，独阴穴可直刺0.1～0.2寸，针具选用0.30mm×40mm的针灸针，操作时可在产房内与助产同时进行，不留针，同时监测胎儿胎心。

方义：合谷用补法，三阴交用泻法，能提高宫缩，加速产程，促使胎儿分娩；肩井为催产要穴，能下胎助产；独阴为经外奇穴，在第2足趾下横纹中点，有强大的催产下胎作用。《针灸大成》有记载太冲、独阴、合谷、三阴交有治疗妇女难产的作用。太冲穴为肝经的原穴，为肝经原气所发，能理气平肝，降逆止呕。

(二)灸法

1. **处方** 至阴、独阴。

2. **操作方法** 两穴可用温和灸或雀啄灸，灸时根据产妇的宫缩程度，

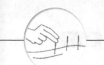

宫口开大指数而定,可与助产同时进行;灸量以孕妇局部皮肤红、热、自觉灼烫为度,注意不要烫伤孕妇皮肤。

(三)耳针疗法

1. **处方** 内生殖器、皮质下、内分泌、肾、膀胱。

2. **操作方法** 用 0.25mm×25mm 的针灸针直刺耳部穴位,强刺激,每隔 3～5min 捻转 1 次。

【预防与调护】

妊娠期要注意适当的体能运动,增加体力,切忌暴饮暴食,避免胎儿生长过于肥大,难以分娩;产前要放松心情,保持充足睡眠,消除紧张害怕心理;临产时可先服用补气血的饮食,如人参汤、桂圆汤,有助于保持旺盛气血精力,有利于正常分娩。

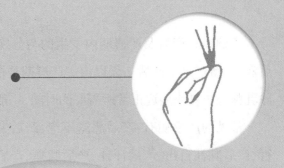

第四章

产后病

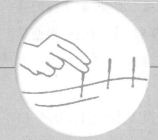

产妇在新产后及产褥期内发生的与分娩或产褥有关的疾病，称为"产后病"。新产是指产后 7 天以内。产褥期是指从胎盘娩出到产妇全身器官除乳腺外恢复或接近正常所需要的时间，一般为 42 天。

常见的产后病有：产后恶露不绝、产后大便难、产后癃闭、产后乳汁不行、产后乳汁自出、产后汗证、产后腹痛、产后情志异常、产后血晕、产后发热、产后身痛、产后痉病等疾病。

相当于西医妇产科学中的产后子宫复旧不全、产后便秘、产后尿潴留、产后缺乳、产后溢乳、褥汗、产后宫缩痛、产后抑郁症、产后大出血、产褥感染、产后关节痛、产后抽搐症等疾病。

产后病的病因病机可归纳为四个方面：一是亡血伤津，由于分娩用力，出汗和产伤或失血过多，而使阴血暴亡，虚阳浮散，易致产后血晕、产后痉病、产后发热、产后大便难等。二是元气受损，分娩是一个持续时间较长的体力持续消耗的过程，若产程过长，产时用力耗气或失血过多，气随血耗，膀胱气化不利则产后癃闭；冲任不固则产后恶露不绝；气虚摄纳无权则乳汁自出；气血化生不足，营阴不守、卫外不固、腠理不闭则产后汗证。三是瘀血内阻，产后余血浊液易生瘀滞，或胞衣残留或感染邪毒，均可导致瘀血内阻，败血为病导致产后腹痛、产后发热、产后恶露不绝、产后情志异常等。四是产后外感六淫或内伤七情或饮食房劳所伤，而使气血不调、营卫失和而导致产后杂病的发生。因此产后病的病机特点为"多虚多瘀、虚多于瘀"。

产后病的诊断：在应用四诊采集病史、症状、体征等资料，进行八纲、脏腑、气血辨证的同时，还须根据产后生理、病因病机特点进行"三审"。即先审小腹痛与不痛，以辨有无恶露停滞；次审大便通与不通，以验津液的盛衰；再审乳汁的行与不行和饮食多少，以察胃气的强弱。同时还应根据具体证候，了解产妇的体质及产前、产时、产后的情况，配合必要的西医妇产科检查，进行综合分析，及时诊治。

产后病针灸治疗原则：应根据亡血伤津、元气受损、瘀血内阻、多虚多瘀的特点,本着"勿拘于产后,亦勿忘于产后"的原则,常采用补虚化瘀、清热解毒、益气固表、调理肝脾肾等治法。补虚化瘀以补益气血、尤以补血为主,佐以化瘀,使瘀去血生,常取任脉、足三阴经、手足阳明经穴位,临床常选取中极、血海、太溪、太冲、足三里、合谷等穴位为主,操作手法采用平补平泻法或补法;清热解毒以清泄产后感染邪毒为主,佐以凉血化瘀,使邪毒不入营血,常取手阳明经、足太阴、足厥阴肝经穴位,临床常选取曲池、合谷、血海、三阴交、行间等穴位为主,针刺手法采用轻泻法或平补平泻法;益气固表以补肺健脾为主,佐以调和营卫,使之充皮毛、实腠理,常取任脉、足太阴、手足阳明经、手太阴经穴位,临床常选取膻中、气海、关元、足三里、阴陵泉、三阴交、太渊、尺泽、合谷、曲池等穴位为主,针刺手法采取补法,可配合灸法;调理肝脾肾以顺应和恢复肝脾肾各自功能为主,佐以调和气血,常取足三阴经、任脉穴位,临床常取地机、三阴交、太冲、太溪、中脘、气海等穴为主,针刺手法采取补法,可配合灸法。

产后病针灸治疗的注意事项:针灸治疗产后病疗效显著,具有简便易用,发挥作用迅速的特点。但产后病症状复杂,病情多变,更需要多种方法配合治疗。如产后血晕发生的重要原因与大量失血有关,因此需要积极采取措施预防产后大出血的发生。其次产后病的特点为"多虚多瘀,虚多于瘀",在针刺操作时多采取补法,确实需要用泻法操作时,也要控制针刺的刺激量和灸法的灸量,防止伤津耗气。同时产后病的针灸治疗,要把调护情志放在重要位置,医生不但要善于倾听,乐于解释,也要多与患者和家属进行必要的沟通交流,有利于提高疗效。

第一节 · 产后恶露不绝

产后恶露持续 20 天以上,仍淋漓不断者,称为"产后恶露不绝",亦称

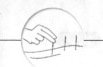

"恶露不止""恶露不尽"。

古代文献对该病的病名、病因病机、治疗均早有研究,针灸在治疗该病上也有一定的经验,如《杂病穴法歌》言:"因产恶露或不止,气海、关元必于功。"《针灸集成》言:"因产漏不止,中极、阴交(百壮)、石门(七壮至百壮)。"

中医学认为本病主要病机是气虚、血热、血瘀导致冲任不固,气血运行失常。患者素体气虚,产时元气耗伤,其气更虚,或产后操劳过早,劳则气耗,气虚下陷则冲任不固,气不摄血而致本病;或素体阴虚,产时亡血伤津,营阴不足,虚热内生,或情志不畅,郁而化热,热扰冲任而致恶露不绝;或多因产后胞衣残留,瘀血内阻,冲任不畅,新血难安,血不归经,或产后情志抑郁,肝失条达,气机不畅,气滞血瘀而致本病。辨证应着重从恶露的量、色、质、气味等特征,辨别寒、热、虚、实。恶露色淡红、量多、质清稀、无臭气者,多为气虚;色红或紫红、质稠而臭秽者,多为血热;色紫黯有块,质稠、气味腥秽伴腹痛者,多为血瘀。治疗本病应按"虚则补之,热则清之,瘀则化之"的原则,分别论治。

本病可参考西医妇产科学中的产后子宫复旧不全、胎盘残留等治疗。

【辨证分型】

1. 气虚证

主症:产后恶露逾期不止,量多,或淋漓不断,色淡红,质稀薄,无腥秽,小腹空坠,神倦懒言,纳差,面色㿠白,舌淡红,苔薄白,脉缓弱。

2. 血热证

主症:产后恶露逾期不止,量较多,色深红,质稠黏,有臭秽气,面色潮红,口燥咽干,情绪急躁,舌质红,苔薄黄,脉细数。

3. 血瘀证

主症:产后恶露逾期不止,淋漓涩滞不畅,量时多时少,色紫黯或有块,质稠、气味腥秽,或有胞衣残留宫腔,小腹疼痛拒按,舌黯或边有瘀斑,苔厚腻,脉弦涩。

【治疗】

治疗原则:以调和气血,固摄冲任为原则,并配合补气摄血、养阴清热、活血化瘀。

(一)针刺治疗

1. **处方**

(1)主穴:关元、中极、子宫、血海、三阴交。

(2)配穴:气虚证加足三里、气海;血热证加行间、太溪;血瘀证加归来、太冲。

2. **操作方法** 主穴用平补平泻法,配穴气虚证用补法,血热证行间穴用泻法,太溪穴用平补平泻法,血瘀证用泻法,气虚证针后加温和灸或用温针灸。隔日治疗 1 次,每次留针 30min。

3. **方义** 关元、中极属于任脉穴,与足三阴经交会,且中极为膀胱之募穴,两穴有调冲任、益元气、理下焦之功;经外奇穴子宫穴位居少腹,为内生殖器的体表投影位置,有暖宫散寒、活血调经之功;三阴交为足三阴经之交会穴,血海为理血之要穴,诸穴共奏调和气血、固摄冲任之功效。配穴足三里、气海补气摄血;行间、太溪养阴清热;归来、太冲活血化瘀,归来穴为病所取穴,有调理下焦气血之功效。

(二)灸法

1. **处方** 关元、气海、中极、子宫、神阙、血海、三阴交、足三里。

2. **操作方法** 关元、气海、中极、子宫、神阙用艾灸盒灸或隔姜灸,血海、三阴交、足三里用温针灸,隔日灸 1 次。

3. **注意事项** 本篇中血热证,不宜艾灸。

(三)耳针疗法

1. **处方** 内分泌、肝、脾、肾、皮质下、内生殖器。

2. **操作方法** 每次单耳选取 2 ~ 3 个耳穴,用 0.18mm × 25mm 的针灸针直刺耳部穴位,留针 30min,隔日治疗 1 次;或用王不留行籽选上述穴位 2 ~ 3 个进行耳穴贴压。

【注意事项】

治疗前须了解分娩情况和胎盘胎膜是否都完整排出,有无副胎盘;进行相关血常规、尿常规、血清性激素、血生化、阴道 B 超等检查,明确诊断。

【预防与调护】

注意产褥卫生,避免感受风寒;调情志,合理饮食,忌食生冷、辛辣之品。

第二节·产后大便难

产后饮食如常,大便数日不解,或排便时干燥疼痛,难以解出者,称"产后大便难"。又称"产后大便不通""产后大便秘涩"。为产后常见症状。

本病早在《金匮要略·妇人产后病脉证治》就有记载,云:"新产妇人有三病,一者病痉,二者病郁冒,三者大便难……亡津液,胃燥,故大便难。"中医学认为本病主要为产妇素体阴血不足,加之产后失血耗液,营血骤虚,津液亏损,肠道失于濡润,以致肠燥便难;或素体虚弱,中气不足,产时产后失血耗气,大肠无力推动糟粕,便结肠中,壅滞不下而为病。

本病属于西医妇产科学中的"产后便秘"范畴。

【辨证分型】

1. 血虚津亏证

主症:产后大便干燥,或数日不解,或解时艰涩难下,但腹部无胀痛,饮食如常,面色萎黄,皮肤不润,头晕心悸,舌淡红,苔薄白,脉细弱。

2. 气虚失运证

主症:产后大便数日不解,或时有便意,临厕努挣乏力,大便不坚,气短汗出,便后疲乏更甚,舌淡红,苔薄白,脉缓弱。

【治疗】

治疗原则:以益气养血,滋阴润燥,通腑行滞为原则。

(一)针刺治疗

1. 处方

(1)主穴:天枢、支沟、上巨虚、关元、照海。

(2)配穴:血虚津亏证加血海、三阴交;气虚失运证加足三里、气海。

2. **操作方法** 主穴天枢用平补平泻法,关元、支沟、照海、上巨虚用补法,配穴用补法操作,气虚者针后配合艾灸。隔日治疗 1 次,每次留针 30min。

3. **方义** 天枢为大肠之募穴,又是足阳明胃经经气所发,有疏调肠腑、调中和胃、理气健脾之功;产后便秘总由气血津液枯涸,肠蠕动减弱,导致燥屎闭结,肾为水脏,三焦为决渎之官,乃水道所出,用三焦经之支沟穴和肾经之照海穴,以通调津液而增水行舟;上巨虚为足阳明胃经腧穴,大肠下合穴,有行滞通腑之功效;女性产后多虚,加关元为任脉经穴,任脉与足三阴经之交会穴,有补益元气、泌别清浊、通利二便之功效。配穴血海、三阴交养血润燥;足三里、气海补脾益气。

(二)灸法

1. **处方** 天枢、支沟、上巨虚、关元、神阙。

2. **操作方法** 天枢、关元、神阙用艾灸盒灸或隔姜灸,支沟、上巨虚穴用温和灸或温针灸。隔日灸 1 次。

3. **注意事项** 本篇中血虚津亏证,不宜艾灸。

(三)耳针疗法

1. **处方** 大肠、直肠、脾、交感、皮质下。

2. **操作方法** 每次单耳选取 2 ～ 3 个耳穴,用 0.18mm×25mm 的针灸针直刺耳部穴位,留针 30min,隔日治疗 1 次;或用王不留行籽选上述穴位 2 ～ 3 个进行耳穴贴压。

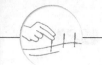

【预防与调护】

产妇应当尽早下床活动,促进胃肠蠕动;合理饮食,多食新鲜蔬菜瓜果等富含纤维素的食物,忌食辛辣刺激食物;调情志,保持心情愉悦。

第三节·产后癃闭

产后出现排尿障碍、小便点滴而下,或闭塞不通,小腹胀急疼痛者称之为"产后癃闭"。中医学又称为"产后小便不通"。可发生于产后 3 日内,亦可发生在产褥期中,以初产妇、滞产及剖宫产术后产妇为多见,为产后常见病。

本病最早记载于隋代的《诸病源候论》。中医学认为本病的主要病机为膀胱气化失司。产妇素体虚弱,产时劳力伤气,或失血过多,气随血耗,以致肺脾气虚,上虚不能制下,不能通调水道,下输膀胱,膀胱气化不利而致小便不通;或因先天禀赋不足,肾气素亏,复因产时损伤肾气,肾阳不足,命门火衰,膀胱失其温煦,气化不利故小便不通;或因素性抑郁,产后情志不遂,肝气郁结,气机阻滞,膀胱气化不利而致小便不通;或因产程过长,膀胱受压过久,气血运行不畅,膀胱气化不利而致小便不通。

本病属于西医妇产科学中的产后尿潴留、产后少尿等范畴。

【辨证分型】

1. **气虚证**

主症:产后小便不通,小腹胀急疼痛,倦怠乏力,少气懒言,面色少华,语言低微,舌淡红,苔薄白,脉缓弱。

2. **肾虚证**

主症:产后小便不通,小腹胀急疼痛,腰膝酸软,面色晦黯,舌淡红,苔薄润,脉迟弱。

3. 气滞证

主症:产后小便不通,小腹胀急疼痛,精神抑郁,或胸胁胀痛,烦闷不安,舌质紫黯,边齿痕,苔薄白,脉弦细或细涩。

4. 血瘀证

主症:产后小便不通或点滴而下,小腹胀满刺痛,乍寒乍热,舌黯红,或有瘀斑,苔薄白,脉沉涩。

【治疗】

治疗原则:以促进气化通调膀胱,行气通闭为原则,并配合补肾益气、理气化瘀以通利小便。

(一)针刺治疗

1. 处方

(1)主穴:中极、阴陵泉、足三里、水道、关元、支沟、复溜、膻中、水分。

(2)配穴:气虚证加气海、气穴;肾虚证加太溪、大钟;气滞证加太冲、行间;血瘀证加血海、三阴交。

2. 操作方法　主穴中极用补法,针尖略向会阴部斜刺,膻中、水分向下平刺,用平补平泻法,其余穴位均用补法,配穴按虚实补泻法操作。针后可配合灸法,每日治疗 1 次,每次留针 30min。

3. 方义　中极为任脉经穴,为膀胱募穴、足三阴经与任脉之交会穴,有促气化、理下焦之功;阴陵泉为足太阴脾经之合穴,为本经脉气所入,足三里为足阳明胃经之合穴,两穴一脏一腑,一阴一阳,调脾胃、理升降、行水湿;局部取穴水道穴有清湿热、利膀胱、通水道之功效;女性产后多虚,配合任脉之关元穴,任脉与足三阴经之交会穴,有补益元气、泌别清浊之功效。复溜属足少阴肾经五输穴之经穴,可补肾益阴、温阳利水,支沟宣通三焦气机,三焦为决渎之官,三焦之气通畅,故水道能通。膻中、水分与关元相配,能开肺气,也能助下焦气化,使肺气肃降,通调水道,下输膀胱,通利小便。全方共奏通调膀胱,行气通闭之功。配穴气海、气穴可补气行水;太溪、大钟可补肾利水;太冲、行间可疏肝理气,肝气调达则膀胱气化恢复正常,血海、三阴交可行气活血,气血运行正常则膀胱开阖有度。

(二)灸法

1. **处方** 中极、阴陵泉、足三里、水道、关元、神阙、三阴交、太溪。

2. **操作方法** 中极、关元、水道、神阙用艾灸盒灸或隔姜灸,足三里、阴陵泉、三阴交、太溪穴用温针灸,每次灸 3 壮,每日灸 1 次。

(三)耳针疗法

1. **处方** 膀胱、肾、脾、肺、肝、尿道、三焦、交感、皮质下。

2. **操作方法** 每次单耳选取 2 ~ 3 个耳穴,用 0.18mm×25mm 的针灸针直刺耳部穴位,留针 30min,每日治疗 1 次;或用王不留行籽选上述穴位 2 ~ 3 个进行耳穴贴压。

【预防与调护】

鼓励产妇尽早下床活动,尽早排尿;配合下腹部按摩或热敷帮助排尿;产后注意休息,加强营养,禁食辛辣之品;保持心情愉悦,避免情绪紧张。

第四节·产后乳汁不行

产后乳汁不行是指哺乳期内,产妇乳汁过少或无乳可下,称为"缺乳",又称"产后乳汁不行"。

古代文献对本病有较多的认识,尤其针灸学,如《针灸甲乙经》曰:"乳难,太冲及复溜主之。"《针灸大成》记载有"妇人无乳,少泽、合谷、膻中"。中医学认为本病的病机为乳汁生化不足或乳络不通。乳汁由气血化生,资于冲任,赖肝气疏泄与调节。本病主要是由于素体气血虚弱,复因产时失血耗气,或脾胃虚弱,气血生化不足,以致气血虚弱,冲任气血不足,无以化乳,则产后乳汁甚少或全无;患者素性情志抑郁,或产后七情所伤,肝失条达,气血不畅,以致冲任二脉涩滞,阻碍乳汁运行,因而乳汁不行;或因素体肥胖痰湿内盛或产后多食膏粱厚味,脾失健运,聚湿成痰,痰湿阻滞乳络而致本病。

本病相当于西医妇产科学中的"产后缺乳"。

【辨证分型】

1. 气血不足证

主症:产后乳少,甚至全无,乳汁清稀,乳房柔软,无胀满感,神倦食少,面色无华,舌淡红,苔少,脉细弱。

2. 肝气郁滞证

主症:产后乳汁涩少,浓稠,或乳汁不下,乳房胀痛,情志抑郁,胸胁胀痛,食欲不振,或身有微热,舌淡红,苔薄黄,脉弦细或弦数。

3. 痰湿阻滞证

主症:乳汁甚少或无乳可下,乳房硕大不胀满,乳汁不稠,形体肥胖,胸闷痰多,纳少便溏,舌淡胖,苔腻,脉细濡或沉滑。

【治疗】

治疗原则:以调理气血,疏通乳络为原则,并配合补气养血、疏肝解郁、利湿化痰。

(一)针刺治疗

1. 处方

(1)主穴:膻中、乳根、少泽、天井、液门、中脘、下脘、气海、关元、太渊、列缺、尺泽。

(2)配穴:气血不足证加足三里、三阴交;肝郁气滞证加太冲、内关;痰湿阻滞证加阴陵泉、丰隆。

2. 操作方法　少泽、尺泽可点刺放血,太渊、列缺直刺或斜刺0.5~0.8寸,用补法,中脘、下脘、气海、关元四穴直刺用补法,膻中分别向上、下和左

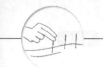

右乳房平刺,乳根穴向乳头方向平刺,与其他主穴均用平补平泻法;配穴按虚实补泻法操作。隔日治疗 1 次,每次留针 30min。

3. **方义** 膻中为气会,可以宣调胸中大气;乳根为足阳明胃经腧穴,为病所取穴,有宣通乳络、益气养血之功效;少泽为循经远道取穴,为治疗产后缺乳的经验穴,手太阳经主液所生之病,乳少或乳汁不通正是"液"所主,故用少泽促进乳汁流通;手少阳经能主气所生之病,故用天井、液门以畅通三焦之气,则乳汁通畅,此三穴为乳汁过少的远取针方;中脘、下脘、气海、关元同属于任脉,可补气健脾以助后天之本;太渊、列缺、尺泽均为手太阴经穴,手太阴肺经起于胸中,下络大肠,还循胃口,故可治疗产后乳汁不下,或因乳汁壅堵引起的乳络不畅,针刺此三穴有宣通胸胁和胸膺的疗效,以通乳活血,促进乳汁排泄,减少乳癖的形成。配穴足三里、三阴交可益气养阴、健脾补虚,两穴阴阳相配,起补气生血之功,气血充盈,乳汁自生,太冲、内关有疏肝解郁、宽胸理气,通络行乳之效,阴陵泉可健脾利湿,丰隆为化痰要穴,两穴相配具有利湿化痰、通络下乳之功效。

(二)灸法

1. **处方** 膻中、乳根、少泽、中脘、下脘、气海、关元。

2. **操作方法** 膻中、乳根、少泽穴用温和灸,每穴 15min,中脘、下脘、气海、关元穴用艾灸盒灸,隔日灸 1 次。

(三)耳针疗法

1. **处方** 胸、内分泌、内生殖器、肝、脾、胃、肾。

2. **操作方法** 每次单耳选取 2 ~ 3 个耳穴,用 0.18mm×25mm 的针灸针直刺耳部穴位,留针 30min,隔日治疗 1 次;或用王不留行籽选上述穴位 2 ~ 3 个进行耳穴贴压。

【预防与调护】

产后提倡早哺乳,按时哺乳,及时排空乳房中的乳汁;产后合理膳食,少食辛辣之物,多食新鲜蔬果以及适量鲫鱼汤、猪蹄汤等;保持心情舒畅。

第五节·产后乳汁自出

产妇在哺乳期中,乳汁不经婴儿吮吸而自然流出,不能自止,甚或终日不断者,称为"产后乳汁自出",又称"漏乳"。

中医学认为本病可分虚实两端,虚者气血虚弱,摄纳失常;实者肝经化热,迫乳外溢。乳汁乃气血所化,赖气以摄纳、运行,乳汁自出多因产后气血虚弱,固摄失权而致乳汁自流不止;或郁怒伤肝,肝气横逆,克土犯脾,脾失统摄之权,或郁久化热,疏泄失度而发为本病。

本病相当于西医妇产科学中的"产后溢乳"。

【辨证分型】

1. 气血两虚证

主症:产后乳汁自出,质清稀,乳房柔软无充胀感,面色不荣,精神疲乏,食欲不振,或大便溏泄,舌淡红、苔薄白,脉细弱。

2. 肝经郁热证

主症:产后乳汁时时自出,甚则漏出不绝,乳房胀满或胀痛不适,心烦易怒,头晕胁胀,口苦咽干,便秘尿黄,舌质红,苔黄,脉弦滑而数。

【治疗】

治疗原则:以固摄敛乳为原则,并配合益气补血、疏肝清热。

(一)针刺治疗

1. 处方

(1)主穴:膻中、乳根、少泽、气海、关元。

(2)配穴:气血两虚证加足三里、脾俞、胃俞;肝经郁热证加太冲、行间。

2. 操作方法 少泽穴一般不采取补泻手法,实证用点刺放血,虚证浅刺留针,其余主穴用补法操作,配穴按虚实补泻法操作。隔日治疗 1 次,每次留针 30min。

3. **方义** 膻中为气会,宣调胸中大气;乳根为足阳明胃经腧穴,为病所取穴配合远道取穴之少泽穴,两穴合用一远一近固摄敛乳;气海为气之海,与关元配伍可补益元气,固摄乳汁。配穴足三里、脾俞、胃俞可益气补血、摄乳外溢;太冲、行间可清热疏肝、理气摄乳。

(二)灸法

1. **处方** 膻中、乳根、少泽、气海、关元、脾俞、太冲。

2. **操作方法** 气海、关元用艾灸盒灸或隔姜灸,膻中、乳根、少泽、脾俞、太冲用温和灸,每穴灸 15min,隔日灸 1 次。

3. **注意事项** 肝经郁热证不宜艾灸。

(三)耳针疗法

1. **处方** 胸、内分泌、内生殖器、肝、脾、胃、肾。

2. **操作方法** 每次单耳选取 2 ~ 3 个耳穴,用 0.18mm × 25mm 的针灸针直刺耳部穴位,留针 30min,隔日治疗 1 次;或用王不留行籽选上述穴位 2 ~ 3 个进行耳穴贴压。

【预防与调护】

产后需要适当锻炼,促进脾胃健运以补气固摄;保持心情舒畅;合理饮食,保证充足的睡眠。

第六节·产后汗证

产后汗证包括产后自汗和产后盗汗。产妇于产后出现涔涔汗出,持续不止者,称为"产后自汗";若寐中汗出湿衣,醒来即止者,称为"产后盗汗"。不少产妇产后汗出较平时多,尤以进食、活动后或睡眠时为著,此因产后气血骤虚、腠理不密所致,可在数天后待营卫自调自行缓解,不作病论。

中医学认为本病的病机为产后耗气伤血,气虚卫外不固,腠理疏松,开泄无度;或阴虚内热,营卫失和,迫津外出。由于患者素体虚弱,复因产时伤气耗血,气虚益甚,卫阳不固,腠理不实,阳不敛阴,阴津外泄,自汗不止;或因营阴素亏,加之因产失血伤津,阴血愈虚,阴虚内热,寐时阳乘阴分,热迫津外泄,而致盗汗;醒后阳气卫外,充实腠理而汗收敛。临床也有因气随血伤过度,患者醒后卫阳仍然不能充达于外,卫外不固而自汗不止。

本病相当于西医妇产科学中的"褥汗"。

【辨证分型】

1. 气虚自汗证

主症:产后汗出过多,不能自止,动则尤甚;倦怠乏力,气短懒言,面色㿠白,舌质淡,苔薄白,脉细弱。

2. 阴虚盗汗证

主症:产后睡中汗出,甚则湿透衣衫,醒后能止或汗稍收敛;面色潮红,头晕耳鸣,口燥咽干,或五心烦热,腰膝酸软,舌质红,苔少,脉细数。

【治疗】

治疗原则:以益气固表,滋阴敛汗为原则。

(一)针刺治疗

1. 处方

(1)主穴:膻中、复溜、合谷、阴郄、间使。

(2)配穴:气虚自汗证加气海、足三里;阴虚盗汗证加太溪、交信。

2. **操作方法** 膻中穴向上平刺,用补法,合谷用泻法,复溜、阴郄、间使及气虚自汗证配穴用捻转补法,阴虚盗汗证配穴用平补平泻法。每日或隔日治疗1次,每次留针30min。

3. **方义** 膻中是心包经的经气聚集之处,一身宗气会于膻中穴,故膻中又为"气会",可以宣调胸中大气;复溜为足少阴肾经穴,是治疗汗证的经验穴,配合手阳明经穴合谷,一阴一阳,一气一血,一泻一补可调营卫气血

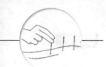

而和阴阳;阴郄穴为手少阴心经之郄穴,郄穴乃经脉气血汇曲折聚之处,阴经郄穴善调血,且心主血脉,"汗血同源",因此阴郄穴可益心气而敛汗;间使为手厥阴心包经穴,配阴郄可增强"心主汗"的功能。配穴气海、足三里可益气养血、和营固表止汗;太溪、交信可益肾填精,养阴清热,敛汗收摄。

(二)灸法

1. **处方** 膻中、复溜、合谷、阴郄、气海、足三里、太溪、交信、神阙。

2. **操作方法** 膻中、气海、神阙穴三穴同时用艾灸盒灸或隔姜灸或隔药饼灸,阴郄用温和灸,每次灸 30min,其余穴位用温针灸,每次灸 3 壮,每日或隔日灸 1 次。

(三)耳针疗法

1. **处方** 交感、内分泌、肝、脾、肾。

2. **操作方法** 每次单耳选取 2 ~ 3 个耳穴,用 0.18mm×25mm 的针灸针直刺耳部穴位,留针 30min,每日或隔日治疗 1 次;或用王不留行籽选上述穴位 2 ~ 3 个进行耳穴贴压。

【预防与调护】

加强孕期保健,劳逸适度。平素体质虚弱者,适当加强营养。忌食辛辣香燥及生冷寒凉之品;起居有常,注意避风保暖。

第七节·产后腹痛

产妇在产褥期内,发生与分娩或产褥有关的小腹疼痛,称之为"产后腹痛"。其中以瘀血引起者,称"儿枕痛"。本病以新产后多见。若属孕妇分娩后由于子宫的收缩作用,小腹呈阵阵作痛,于产后 1 ~ 2 日出现,持续 2 ~ 3 日自然消失的腹痛,西医学称"宫缩痛""产后痛",则属生理现象,一般不需治疗。若腹痛阵阵加剧,难以忍受,或腹痛绵绵,疼痛不已,影响产妇的康复,则为病态,应予治疗。

中医学认为本病的主要病机是气血运行不畅。多由于产时失血过多,冲任空虚,胞脉失养,或气血虚弱,运血无力,血流不畅,不荣则痛;或产后情志不畅,肝气郁结,气滞血瘀,瘀血内停,不通则痛。

本病相当于西医妇产科学中的产后宫缩痛或产后感染而引起的腹痛。

【辨证分型】

1. 血虚证

主症:产后小腹隐痛或绵绵作痛,持续不解,恶露量少,色淡,质稀,头晕眼花,心悸怔忡,大便干结,胃纳欠佳,舌淡红、苔白,脉细弱。

2. 血瘀证

主症:产后小腹刺痛或胀痛拒按,阵发性发作,恶露量多少不一,色黯有块,块下痛减,面色青白,胸胁胀痛,四肢不温,舌黯苔白,脉弦涩。

【治疗】

治疗原则:以补血益气,祛瘀止痛为原则。

(一)针刺治疗

1. 处方

(1)主穴:气海、关元、归来、三阴交、足三里。

(2)配穴:血虚证加肝俞、脾俞;血瘀证加血海、太冲。

2. 操作方法　主穴用平补平泻法操作,配穴按虚实补泻法操作,可配合灸法。每日或隔日治疗 1 次,每次留针 30min。

3. 方义　气海、关元为任脉经穴,气海乃本经经气所发,关元为任脉与足三阴经之交会穴,两穴合用有大补元气、温中散寒之功效,是治疗妇科病的常用组合;归来为足阳明胃经穴,为病所取穴,三阴交以调理三阴经之气为要,为循经远道取穴,两穴一近一远疏利下焦,调和气机;足三里为足阳明胃经之下合穴,有调和气血、健脾和胃之功效。配穴肝俞、脾俞养肝生

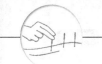

血、濡养血络、缓急止痛；太冲、血海疏肝理气、活血化瘀、行气止痛。

(二)灸法

1. **处方** 气海、关元、归来、三阴交、足三里、太冲、合谷。

2. **操作方法** 气海、关元、归来用艾灸盒灸或隔姜灸，三阴交、足三里、合谷用温针灸，每次灸3壮，太冲穴用温和灸，每穴15min。每日或隔日灸1次。

(三)耳针疗法

1. **处方** 内生殖器、腹、皮质下、肝、脾、肾、神门。

2. **操作方法** 每次单耳选取2～3个耳穴，用0.18mm×25mm的针灸针直刺耳部穴位，留针30min，每日或隔日治疗1次；或用王不留行籽选上述穴位2～3个进行耳穴贴压。

【预防与调护】

产后腹痛一般多见于经产妇。产妇应保持心情愉悦；注意保暖，切忌冷饮；同时密切关注子宫收缩和复旧情况。

第八节·产后情志异常

产后情志异常是指以产妇在分娩后出现情绪低落、精神抑郁为主要症状的病症，是产褥期精神综合征中最常见的一种类型。本病一般在产后1周开始出现症状，产后4～6周逐渐明显，平均持续6～8周，甚则长达数年。产妇若不及时诊治任其发展，严重者会有自杀倾向。

关于本病古代中医学尚无专论，有关病因病机、症状、辨证及治疗等散见于历代医籍的相关论述中，隋代《诸病源候论·产后风虚瘀狂候》较早论述了类似该病的病源。宋代《妇人大全良方》广泛地论述相关病证，分列有"产后癫狂、产后狂言、产后不语、产后乍见鬼神"等方论，为后世中医妇科在此方面的治疗奠定了基础。

中医学认为本病的病机主要与产褥生理和病理有关,产后多虚,血不养心,心神失养;或过度忧愁思虑,损伤心脾;产后多瘀,瘀血停滞,上攻于心;或情志所伤,肝气郁结,肝血不足,魂失潜藏。

本病相当于西医妇产科学的产后抑郁症。

【辨证分型】

1. 心脾两虚证

主症:产后焦虑,忧郁,心神不宁,常悲伤欲哭,情绪低落,失眠多梦,健忘,精神萎靡,伴神疲乏力,面色萎黄,纳少便溏,脘闷腹胀,舌淡红,苔薄白,脉细弱。

2. 瘀血内阻证

主症:产后郁郁寡欢,默默不语,失眠多梦,神志恍惚,恶露淋漓日久难净,色紫黯有血块,面色晦黯,舌黯有瘀斑,苔白,脉弦或涩。

3. 肝气郁结证

主症:产后心情抑郁,心神不安,夜不入寐,或噩梦纷纭,惊恐易醒,恶露量或多或少,色紫黯有块,胸闷纳呆,善太息,舌红,苔薄白,脉弦。

【治疗】

治疗原则:以调和气血,安神定志为原则,并配合补益心脾、活血化瘀、疏肝理气。

(一)针刺治疗

1. 处方

(1)主穴:百会、内关、神门、太冲、足三里。

(2)配穴:心脾两虚证加心俞、脾俞;瘀血内阻证加中极、归来、三阴交;肝气郁结证加膻中、行间。

2. **操作方法** 主穴用平补平泻法操作,配穴按虚实补泻法操作。隔日治疗1次,每次留针30min。

3. **方义** 脑为元神之腑,督脉入络脑,下联于肾,百会位居颠顶,是肝经与督脉的交会穴,能通督调神;心藏神,神门为心经原穴,内关为心包经络穴,二穴可调理心神、安神定志;太冲为肝经之原穴,可疏肝理气;抑郁多见肝之病,须知肝传脾,且产后多虚,应当配合胃经之足三里益气健脾。心脾两虚证加心俞、脾俞补益心脾;瘀血内阻证加中极、归来活血化瘀,三阴交配神门能安神定志,配内关又能健脾养血宁心安神;肝气郁结证加膻中、行间疏肝理气、开胸解郁,以伐木培土,益气血生化之源。

(二)灸法

1. **处方** 百会、足三里、关元、气海、三阴交、太冲、合谷。

2. **操作方法** 百会、关元、气海用隔姜灸,足三里、三阴交用温针灸,每次灸 3 壮,太冲、合谷用温和灸,每穴灸 15min,隔日灸 1 次。

(三)耳针疗法

1. **处方** 神门、心、交感、肝、脾。

2. **操作方法** 每次单耳选取 2 ~ 3 个耳穴,用 0.18mm×25mm 的针灸针直刺耳部穴位,留针 30min,隔日治疗 1 次;或用王不留行籽选上述穴位 2 ~ 3 个进行耳穴贴压。

【预防与调护】

重视围产期及产褥期的心理保健和心理护理。产前检查时应了解产妇的性格情况,有无精神病家族史和抑郁症表现等。对于具有发生抑郁症高危因素的产妇给予足够的重视,缓解孕妇对分娩的恐惧心理,培养其坚强人格,减轻产后抑郁倾向的发生。产后宜保证充足的睡眠和休息,避免过度劳累。

第九节·产后血晕

产妇分娩后,突然头晕眼花,不能坐起,或心胸满闷,恶心呕吐,气急痰涌,心烦不安,甚至昏迷不省人事者,称之为"产后血晕"。"晕"指昏眩、昏厥。属于产后急症之一,若不及时抢救,常危及产妇生命。

中医学认为产后血晕不外乎虚、实两端,虚者多由阴血暴亡,心神失守而发;实者多因瘀血上攻,扰乱心神所致。多由于产妇素体虚弱,加之产时大量失血或产程过长,阴血暴亡,气随血脱,血不上荣,心神失养所致;或因产时感寒,血行凝滞,血瘀气逆,上扰心神而致血晕。产后血晕的治疗,首当辨虚实,分清脱证与闭证。

本病相当于西医妇产科学中的产后大出血、羊水栓塞等引起的休克。

【辨证分型】

1. 血虚气脱证

主症:产后失血过多,突然昏晕,心悸,烦闷不适,面色苍白,眼闭口开,甚至四肢厥冷,冷汗淋漓,舌淡红,无苔,脉细微欲绝或浮大而虚。

2. 瘀阻气闭证

主症:产后恶露不下,或下亦量少,小腹疼痛拒按,甚则心下急满,气息喘促,神昏口噤,不省人事,牙关紧闭,两手握拳,面色紫黯,唇舌紫黯,脉沉细或沉伏不起。

【治疗】

治疗原则:急者治其标,神昏不醒者以"回阳救逆"为原则,虚者益气固脱,实者行气逐瘀,促神醒脑。

(一)针刺治疗

1. 处方

(1)主穴

1)虚证:百会、神阙、关元、气海、内关。

2)实证:百会、水沟、涌泉、太冲、合谷。

(2)配穴:急性昏迷者加十宣穴或十二井穴点刺放血,每穴3～5滴。

2. 操作方法　虚证以灸法为主,百会、关元、气海用大艾炷灸法,神阙

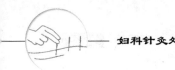

用隔盐灸法,每穴艾灸 30 ~ 60min。内关在行补法后随即出针,不留针,以防晕厥状态以及患者因肌肉不自主强烈收缩而导致弯针、折针或断针。实证以针刺为主,用泻法,昏迷者主穴用强刺激,如:水沟、涌泉用泻法,水沟穴针尖朝鼻中隔刺,捻转泻法,直至患者苏醒;涌泉穴直刺 0.8 ~ 1 寸,捻转泻法,直至患者双脚掌抽回躲避针刺;合谷用捻转补法,太冲用提插泻法。

3. **方义** 虚证:百会为督脉经穴,督脉为阳脉之海,且百会位于颠顶、内为元神之府,有醒脑开窍之功效;神阙为生命之根蒂,真气所系,隔盐灸神阙可益气固本、回阳固脱;关元、气海同属任脉,位居小腹,关元为三焦元气所出,系命门真阳,气海为元气之海,两穴配伍可大补元阳、回阳固脱;内关为手厥阴心包经腧穴,别走少阳三焦,为八脉交会穴,通于阴维脉,可以调心神、通心络。实证:百会与水沟同为督脉经穴,督脉有总督一身之阳经、阳气之功,两穴合用有回阳救逆之功;涌泉为肾经井穴,又是回阳九针穴之一,故有通关开窍、醒脑苏厥之功效;太冲为足厥阴肝经之原穴,合谷为手阳明大肠经之原穴,针刺太冲、合谷,即为"开四关",四穴合用相互制约相互为用,通调气血阴阳,起到祛瘀活血、回阳救逆的功效;诸穴共奏益气固脱、醒脑开窍之功效。

(二)灸法

1. **处方** 百会、神阙、关元、气海、水沟。

2. **操作方法** 百会用回旋灸或雀啄灸,神阙用隔盐灸;气海、关元用大艾炷灸或隔附子饼灸,水沟可用雀啄灸,每穴灸 30 ~ 60min。直到患者基本情况稳定为止。

(三)耳针疗法

1. **处方** 神门、交感、内生殖器。

2. **操作方法** 用 0.25mm × 25mm 的针灸针直刺耳部穴位,用强刺激补法,每隔 10min,行针强刺激 1 次,留针 30min。

【注意事项】

根据"急者治其标、缓则治其本"的原则,神昏不醒者先应回阳救逆,醒脑开窍,可在西医抢救治疗的同时,运用本篇针灸方法。待产妇苏醒后,再根据其症状、体征辨虚实治疗。

【预防与调护】

产前检查、孕期保健是预防本病的重要手段。产前积极发现导致出血的全身性疾病和各种妊娠并发症;产后注意产妇阴道流血及子宫收缩的情况;在分娩过程中需注意充分保暖避风,避免情绪激动,并注意产后饮食调摄。

第十节·产后发热

产褥期内,出现发热持续不退,或高热寒战,并伴有其他症状者,称之为"产后发热"。如产后 1 ~ 2 天由于阴血骤虚,阳气外浮,常有轻微发热,而无其他症状者,此为营卫暂时失于调和,发热会自行消退,无须处理。

中医学认为本病的病机主要为产时胞脉骤虚,易感邪毒,正邪交争,阴阳相搏,营卫失和而致产后即刻发热,热势凶猛;或产后百脉空虚,易感风寒之邪,外邪束表,腠理不通,营卫失和而致发热恶寒;或是产后阴血暴虚,气随血脱,营阴不守,虚阳外浮,营不守内,卫不护外而致虚热绵绵;或因恶露排泄不畅,瘀血内阻,新血不生,气机不得流畅,营卫阴阳失调,而致发热。

本病相当于西医妇产科学的产褥感染。

【辨证分型】

1. 感染邪毒证

主症:产后或新产发热恶寒,或高热寒战,小腹疼痛拒按,恶露或多或少,色黯秽臭,心烦不宁,口渴喜饮,小便短赤,大便燥结,舌红,苔黄厚腻,脉滑数。

2. 外感风寒证

主症:产后发热恶寒,头痛无汗,四肢酸痛,鼻塞流涕,咳嗽,舌淡红,苔

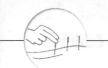

薄白,脉浮紧。

3. 气滞血瘀证

主症:产后寒热时作,恶露不下,色紫黯有块,小腹疼痛拒按,或小腹胀痛,心烦意躁;舌紫黯,苔薄白,脉弦涩。

4. 气血亏虚证

主症:产后失血过多,身有微热,或胸背时时潮热,体温正常;头晕眼花,心悸少寐,恶露量少,色淡质稀,小腹绵绵作痛,且喜按,舌淡红,苔薄,脉细弱无力。

【治疗】

治疗原则:以养血清热,调和营卫为原则,并配合清热凉血、祛风解表、活血化瘀、补益气血。

(一)针刺治疗

1. 处方

(1)主穴:合谷、中极、血海、上脘、中脘、气海、少冲。

(2)配穴:感染邪毒证加曲池、大椎、子宫、委中;外感风寒证加风池、列缺、外关、肺俞;气滞血瘀证加太冲、内关、归来;气血亏虚证加足三里、气海、膈俞、脾俞、复溜。

2. **操作方法** 主穴合谷、中极、血海用平补平泻法操作,上脘、中脘、气海用补法操作,少冲点刺放血。配穴按虚实补泻法操作,委中点刺放血。每日或隔日治疗 1 次,每次留针 30min。

3. **方义** 合谷为大肠经之原穴,为清热之要穴;中极为任脉经穴,有理下焦、清湿热、调冲任之功效;血海专走血分,有调气和血、清血分之热的功效;上脘、中脘、气海三穴以后天补先天,有调和气血、健脾补肾之功效;少冲穴属手少阴心经,具有泻实祛邪、清心降火之功效。感染邪毒加曲池、大椎、子宫、委中,大椎是手足三阳与督脉的交会穴,可疏解表邪,配合曲池调和营卫、清泄里热,子宫穴可疏通局部气血、祛除胞宫邪毒,委中点刺放血,能清泄足太阳膀胱经之邪毒,祛邪外出;外感风寒证加风池、列缺、外关、肺俞可祛风解表,调和营卫;气滞血瘀证加太冲、内关、归来可疏肝理气、行气活血,促进产后恶露排出;气血亏虚证加足三里、气海、膈俞、脾俞可益气养血,促进后天生化之源,同时复溜属足少阴肾经,可滋阴清热,壮水制火以退热。

(二)耳针疗法

1. **处方** 内生殖器、肾上腺、耳尖。

2. **操作方法** 每次单耳选取 2 ~ 3 个耳穴,用 0.18mm×25mm 的针灸针直刺耳部穴位,留针 30min,每日或隔日治疗 1 次;或用王不留行籽选上述穴位 2 ~ 3 个进行耳穴贴压。

【预防与调护】

加强孕期保健、注意营养、合理膳食、增强体质;产褥期避风寒、保持外阴清洁,防止外邪入侵;注意恶露排泄及子宫收缩情况,产褥期严禁性生活。

第十一节·产后身痛

产妇在产褥期内出现肢体或关节酸楚、疼痛、麻木、重着者,称为"产后身痛"。又称"产后遍身疼痛""产后关节痛""产后痹证""产后痛风",俗称"产后风"。

对本病的论述,最早见于唐代《经效产宝·产后中风方论》,指出其因"产伤动血气,风邪乘之",并指出血虚风入,经络气血不通为病机所在。

中医学认为本病主要病机是产后营血亏虚,经脉失养。亦有因风寒湿邪、气血瘀滞经络致不通则痛,或因肾虚胞脉失养,不荣则痛。常见病因有血虚、风寒、血瘀、肾虚等。素体血虚,产时失血过多,或产后虚损未复,阴血亏虚,四肢百骸空虚,经脉关节失于濡养,致肢体酸楚、麻木、疼痛;或产

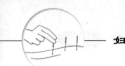

后百脉空虚,营卫失调,腠理不密,若起居不慎,风寒湿邪乘虚而入,留滞关节、肢体,使气血运行不畅,风寒湿邪痹阻经络而痛;或产后余血未净,留滞经脉,或因难产手术,伤气动血,气血瘀阻经脉、关节,发为疼痛;或者素体肾虚,复因产伤动摇肾气,耗伤精血,腰为肾之府,膝属肾,足跟为肾经所过,肾之精气血亏虚,失于濡养,故腰膝疼痛,腿脚乏力或足跟痛。

西医妇产科学中,产褥期中因风湿、类风湿旧疾复发或新发引起的关节痛、产后坐骨神经痛、多发性肌炎、产后血栓性静脉炎等,出现类似症状者,可与本病互参。

【辨证分型】

1. 血虚证

主症:产后遍身关节酸楚、疼痛,肢体麻木,面色萎黄,头晕心悸,舌淡红,胖大,苔薄白,脉细弱。

2. 风寒湿证

主症:产后肢体关节疼痛,屈伸不利,或痛无定处,或遇冷痛剧,状如针刺,得热则舒,或关节肿胀、麻木、重着,屈伸不利,伴恶寒怕风,舌质胖微紫,舌苔薄白腻,脉濡细。

3. 血瘀证

主症:产后身痛,伴有低热,尤见下肢疼痛,麻木,僵硬,重着,肿胀明显,屈伸不利,恶露量少,色紫黯有血块,小腹疼痛,拒按,舌黯,有瘀斑,苔白,脉弦细。

4. 肾虚证

主症:产后腰膝或连及足跟疼痛,艰于俯仰,头晕耳鸣,夜尿频多,畏寒怕冷,舌淡黯,苔薄,脉沉细弦。

【治疗】

治疗原则:以养血益气,健脾补肾为原则,并配合祛风止痛、温阳化湿、活血通络。

(一)针刺治疗

1. **处方**

(1)主穴:气海、关元、足三里、三阴交、阿是穴。

(2)配穴:血虚证加膈俞、脾俞;风寒湿证加大椎、风池;血瘀证加血海、膻中;肾虚证加太溪、肾俞。

2. **操作方法** 主穴气海、关元、足三里、三阴交用平补平泻法,配穴按证型的虚实补泻法操作,主穴阿是穴在血瘀证和风寒证中用平补平泻法,其余证型用补法。阿是穴既可以用针刺也可用灸法,临床变通应用。阿是穴的取穴可以以痛为腧,亦可根据疼痛部位定其所属的经络,进行同名经络上下或左右配穴,但必须取其压痛应手点为穴。如:膝关节外侧痛既可取阿是穴梁丘,也可取其疼痛所属经络阳明经上的压痛穴(足阳明经胃经的足三里、丰隆、解溪或手阳明大肠经的手三里、偏历、阳溪),进行上下或左右配穴;对于四肢关节疼痛或产后肌肉酸痛无明显压痛点者,可以在第 3～7 胸椎两侧的背部找压痛点,进行温针灸或隔姜灸或隔药饼灸。隔日治疗 1 次,每次留针 30min。

3. **方义** 气海为气之海,关元培肾固本,肾又主先天之元气,两穴合用培补元气;足三里、三阴交补中益气、益肾固元,配合阿是穴以痛为腧,通络止痛。血虚证加膈俞、脾俞养血调血;风寒湿证加大椎、风池疏风散寒,配合关元、足三里用补法温化寒湿;血瘀证加血海、膻中行气活血;肾虚证加太溪、肾俞补肾填精。

(二)灸法

1. **处方** 气海、关元、足三里、三阴交、阿是穴、太冲、合谷、华佗夹脊。

2. **操作方法** 关元、气海用艾盒灸或隔姜灸或隔药饼灸,足三里、三阴交用温针灸,太冲、合谷用温和灸;阿是穴的灸法可根据患者个体差异,选用温针灸或隔姜灸,每穴灸 3 壮,或温和灸每穴灸 10～15min,隔日灸 1 次,10 次为 1 疗程。华佗夹脊穴可用隔姜铺灸或隔药饼铺灸,具体灸法操作参考第六章第四节灸法篇。

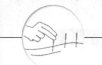
(三)耳针疗法

1. 处方　心、神门、皮质下、肝、脾、肾。

2. 操作方法　每次单耳选取 2 ~ 3 个耳穴,用 0.18mm×25mm 的针灸针直刺耳部穴位,留针 30min,隔日治疗 1 次;或用王不留行籽选上述穴位 2 ~ 3 个进行耳穴贴压。

【注意事项】

对于产后身痛的针灸治疗,必须连续数疗程施治,不可中辍,直至患者身痛有明显的好转,否则患者产后身痛迁延日久,难以痊愈。

【预防与调护】

本病以预防为主,注意产褥期护理,慎起居,避风寒;避免居住在寒冷潮湿的环境;加强营养,增强体质,适当活动,保持心情舒畅,妊娠前积极治疗原发病。

第十二节·产后痉病

产后痉病是新产或产褥期内,产妇发生手足抽搐、项背强直,甚或口噤、角弓反张者,又称之为"产后发痉""产后痉风"。

产后痉病始见于张仲景所著《金匮要略》曰:"新产妇人有三病,一者病痉,二者病郁冒,三者大便难。"同时指出引起产后发痉的原因,多为产后血虚,汗出过多,风邪乘虚侵入而致。

中医学认为本病主要是亡血伤津,筋脉失养;或感染邪毒,直窜经络所致。素体阴血亏虚,复加产后失血伤精,营阴耗损,津液虚竭,筋脉失养,阴虚风动而致发痉;或土法接生不慎,或产创出血,护理不洁,邪毒乘虚入侵,直窜筋脉,以致筋脉拘急发痉。

本病与西医妇科学中的产后抽搐症和产后"破伤风"相似。产后破伤风,病情发展快,变化迅速。若对产妇抢救不及时,其变症丛生,可危及生命。故对地处偏远或道路不便患者,在实施紧急抢救措施同时,医务人员应当迅速联系上级医院安全转送病人,及时救治。

【辨证分型】

1. 阴血亏虚证

主症:产后失血过多,骤然发痉,头项强直,牙关紧闭,四肢抽搐,面色苍白或萎黄,舌淡红,少苔或无苔,脉虚细沉。

2. 感染邪毒证

主症:产后头项强痛,发热恶寒,牙关紧闭,口角抽动,面呈苦笑,继而项背强直,角弓反张,舌黯红,苔薄白,脉弦大而浮。

【治疗】

治疗原则:以息风解痉为原则,配合滋阴养血、解毒镇痉。

(一)针灸治疗

1. 处方

(1)主穴:百会、命门、风府、攒竹、下关、颊车、大椎、合谷、太冲、阳陵泉、肝俞。

(2)配穴:阴血亏虚证加血海、足三里;感染邪毒证加十宣穴。

2. 操作方法　主穴除颜面部穴位用平补平泻法操作,颜面部穴位攒竹、下关、颊车作针刺捻转泻法,所有主穴行补泻操作 1min 后出针,针具选用 0.25mm×25mm 的针灸针,配穴血海、足三里用补法,十宣穴点刺放血。上述体穴采用"灸为主、针为辅"的原则。先针刺每穴补泻操作 1min 后出针,然后在每个穴位作雷火神针大艾炷灸以回阳救逆,诸穴可同时进行,每穴灸 15min 或灸至痉止,颜面部穴位不灸。

3. 方义　百会、命门均属于督脉,督脉上入于脑,可回阳救逆、培元固本;风府、攒竹、下关、颊车在头面部,直接与大脑诸条经络相关,为近取之

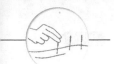

法,针灸此组穴位能影响心、脑血管的舒缩状况,改善椎动脉供血,加强活血通络,息风定痉的作用;大椎穴为诸阳之会,可开窍醒神、息风解痉;太冲、合谷为"四关"穴,分别是手阳明大肠经和足厥阴肝经的原穴,有理气止痉之功效;阳陵泉为筋会,与肝俞配伍有清肝安神和养筋舒筋的作用。艾灸能改善局部血液循环,养血活血、祛风止痉,在上述穴位采用"灸为主、针为辅"的方法,止痉作用强大。诸穴合用可平肝息风、解痉通络。阴血亏虚证加血海、足三里可养血柔肝;感染邪毒证加十宣穴点刺放血解毒镇痉。

(二)灸法

1. **处方** 百会、命门、合谷、肝俞、阳陵泉、太冲。

2. **操作方法** 诸穴用隔姜灸,阴血亏虚证配合血海、足三里隔姜灸。艾灸时艾绒内可加少量人工麝香或生草乌粉,拌匀,搓艾绒如黄豆大小,在每个穴位灸 10 ~ 20 壮,艾绒与皮肤间铺以薄姜片 0.1 ~ 0.3cm 厚,当艾绒燃烧至 2/3 时换新的姜片,直至灸完所有的壮数或痉止。

(三)耳针疗法

1. **处方** 神门、心、肝、皮质下。

2. **操作方法** 缓解期每次单耳选取 2 ~ 3 个耳穴,用 0.18mm×25mm 的针灸针直刺耳部穴位,留针 30min,每日或隔日治疗 1 次;或用王不留行籽选上述穴位 2 ~ 3 个进行耳穴贴压。

【预防与调护】

产后痉病的发生与大量失血有关,因此要积极预防产后大出血发生,产时时刻观察产妇生命体征,对于有出血倾向或贫血患者,除了纠正贫血,同时应做好备血、输血工作。

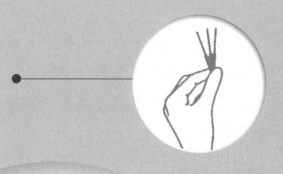

第五章

妇科杂病

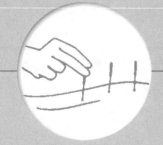

凡不属于经、带、胎、产疾病范围,而又与妇科解剖、生理、病理特点密切相关的各种妇科疾病,统称为妇科杂病。

常见的妇科杂病有:阴痒、阴挺、癥瘕、乳癖、乳痈、不孕症、绝经前后诸证、阴吹等。

西医学中的子宫肌瘤、卵巢肿瘤、盆腔炎性包块、子宫内膜异位症、子宫腺肌病、卵巢子宫内膜囊肿、盆腔结核、外阴瘙痒、子宫脱垂、乳房结节、乳房良性肿瘤、不孕症、绝经综合征、乳腺炎可参考本篇相关章节。

妇科杂病的病因病机:由于妇科杂病的范围广,其病因病机较为复杂。寒热湿邪、七情内伤、生活因素、体质因素等诸多病因均可导致疾病的发生。其主要病机是肝、脾、肾功能失常,气血失调,直接或间接影响冲任、胞宫、胞脉、胞络而发生妇科杂病。

妇科杂病的诊断:主要根据各病的临床特征和必要检查以明确诊断。

妇科杂病的针灸治疗,重在从整体出发调治肝脾肾,通调气血,调理奇经八脉之冲脉、任脉、督脉和带脉。临证以足厥阴肝经、足太阴脾经、足少阴肾经、足阳明胃经等经络为主,常选取足三里、太溪、三阴交、太冲等穴。妇科杂病病机复杂,临床上要注意辨病与辨证相结合,纵观病史,横观脏腑、经络、气血、津液盈亏和盛衰,确定针灸大法。

妇科杂病的针灸治疗注意事项:在妇科杂病的针灸治疗中,首先要诊断明确,掌握针灸治疗适应证。其次在治疗中,要根据月经周期的不同阶段,采取相应的治疗方法。比如对癥瘕病的治疗,在月经期以活血化瘀为主,局部取子宫穴和远端取血海穴,采用平补平泻法操作,以疏通局部气血,起到软坚散结的作用。在非月经期则以补肾健脾为主,局部取水道、归来、子宫穴,用平补平泻法;远端取足三里、三阴交、太溪、阴谷、太冲、行间等穴,用补法或泻法,起到补益肝脾肾、化痰散结、活血行气的作用。此外在妇科杂病的针灸治疗中,必须十分重视和细心揣摩针刺手法的灵活应用,同一个穴位运用不同的操作手法,其作用大相径庭。

第一节·阴痒

妇女外阴及阴道瘙痒,甚则痒痛难忍,坐卧不宁,或伴带下增多等,称为"阴痒",又称"阴门瘙痒""阴虫"等。

阴痒是妇科常见病。《肘后备急方》首载了治疗"阴痒汁出""阴痒生疮"的方药。《针灸甲乙经》中记载有:"女子下苍汁,不禁赤沥,阴中痒痛,引少腹控䏚,不可俯仰,下髎主之;女子少腹苦寒,阴痒及痛,经闭不通,中极主之。"

中医学认为本病主要因脏腑虚损,肝肾功能失常,或会阴局部损伤,带下尿液停积,湿蕴生热,湿热生虫,虫毒侵蚀,致外阴痒痛难忍。本病有虚实之分,情志伤肝,肝气郁结,积郁化热,肝郁克脾,脾虚湿盛,湿热互结,流注下焦,日久生虫,虫毒侵蚀外阴肌肤,则痒痛不宁;或因素体肝肾不足,或产育频多,或房事过度,精血暗耗,或年老体弱,肾气渐乏,天癸已竭,肝肾阴血亏损,阴虚则生风化燥,阴部肌肤失养而瘙痒不宁。

本病与西医妇科学中的阴道炎、外阴瘙痒症、外阴白斑、外阴皮肤病以及糖尿病、黄疸、神经性皮炎等全身性疾病导致的阴痒相类似。

【辨证分型】

1. 肝经湿热证

主症:阴部瘙痒灼痛,坐卧不安,外阴皮肤粗糙增厚,有抓痕,黏膜充血破溃,或带下量多,色黄如脓,或呈泡沫米泔样,或灰白如凝渣,味腥臭,伴心烦易怒,胸胁满痛,口苦咽干,大便干结,小便黄赤,舌体胖大、色红,苔黄腻,脉弦数。

2. 肝肾亏虚证

主症:阴部瘙痒难忍,干涩灼热,夜间加重,或会阴部肤色变浅白,皮肤粗糙,皲裂破溃,白带少,或赤白相兼,伴眩晕耳鸣,或伴有五心烦热,烘热汗出,腰酸腿软,口干舌燥,舌红,苔少,脉细数无力。

【治疗】

治疗原则:以清肝止痒,培补肝肾为原则。

(一)针刺治疗

1. 处方

(1)主穴:中极、曲骨、少冲、蠡沟、太冲、三阴交。

(2)配穴:肝经湿热证加行间、阴陵泉;肝肾阴虚证加太溪、肝俞。

2. **操作方法**　主穴用平补平泻法,配穴肝经湿热证用泻法,肝肾阴虚证用补法。隔日治疗 1 次,每次留针 30min。

3. **方义**　中极、曲骨清利湿热,少冲为手少阴心经井穴,取"诸痛痒疮,皆属于心"之意,清心火以引火归原;蠡沟为足厥阴肝经之络穴,能疏肝利胆、清热止痒;太冲穴为足厥阴肝经之原穴,可清肝经湿热,且足厥阴肝经环阴器,两穴均为治疗阴痒的特效穴,配合足三阴经之交会穴三阴交,可调理肝脾肾,能补脾胃、益肝肾、调气血,诸穴共奏清肝止痒,培补肝肾之功效。配穴行间、阴陵泉清肝利湿;太溪、肝俞培补肝肾。

(二)灸法

1. **处方**　中极、曲骨、少冲、蠡沟、三阴交、太冲、太溪。

2. **操作方法**　中极、曲骨用艾灸盒灸或隔姜灸,少冲、蠡沟、三阴交、太冲、太溪用温和灸,每次选 2～3 穴,每穴灸 10min,隔日灸 1 次。

3. **注意事项**　本篇中的肝经湿热证,不宜艾灸。

(三)耳针疗法

1. **处方**　内分泌、外生殖器、肝、脾、肾、皮质下、神门。

2. **操作方法**　每次单耳选取 2～3 个耳穴,用 0.18mm×25mm 的针灸针直刺耳部穴位,留针 30min,隔日治疗 1 次;或用王不留行籽选上述穴位 2～3 个进行耳穴贴压。

【预防与调护】

保持会阴部的清洁、干燥,及时更换内衣裤,避免用开水烫洗及搔抓外阴,避免使用对外阴皮肤有强刺激的洗衣液等,积极治疗原发病。

第二节·阴挺

妇女阴中有物下坠或脱出阴道口外者,称为"阴挺",又称为"阴挺下脱""阴痔""阴菌"。

隋代巢元方在《诸病源候论》指出"正气内虚、临产损伤"是阴挺的病因。明代张介宾在《景岳全书·妇人规》提出"当以升补元气,固涩真阴为主"的治疗原则。这些理论至今对中医治疗阴挺有指导意义。

中医学认为本病的病机主要由于产伤未复,中气不足,或肾气不固,带脉失约,日渐下垂脱出而致。素体虚弱,中气不足,分娩损伤,冲任不固,带脉失约;或行经期、产后期负重劳累,耗气伤中则子宫下脱;或因先天不足,或房劳多产,伤精损肾,或年老体弱,肾气亏虚,冲任不固,带脉弛纵,无力系胞,而致子宫脱出。

本病相当于西医妇科学中的子宫脱垂、阴道壁膨出。

【辨证分型】

1. 气虚证

主症:子宫下移或部分宫体脱出于阴道口外,阴道壁松弛膨出,劳则加重,小腹下坠,少气懒言,面色不华,四肢乏力,小便频数,或带下量多,质稀色淡,舌淡红、苔薄白,脉缓弱。

2. 肾虚证

主症:子宫下脱,日久不愈,头晕耳鸣,腰膝酸软冷痛,小腹下坠,小便频数,入夜尤甚,带下清稀,舌淡红,苔薄白或白滑,脉沉弱。

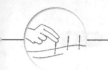

【治疗】

治疗原则:以补气益肾,固摄胞宫为原则。

(一)针刺治疗

1. 处方

(1)主穴:百会、气海、维道、子宫、三阴交

(2)配穴:气虚证加足三里、膻中;肾虚证加太溪、肝俞、肾俞。

2. **操作方法** 主穴、配穴均用补法。隔日治疗 1 次,每次留针 30min。

3. **方义** 百会位于颠顶,为督脉穴位,可振奋阳气、升阳举陷、固摄胞宫;气海为任脉穴,能益气固胞;维道为足少阳胆经与带脉之会,可维系带脉,固摄胞宫;子宫为经外奇穴,为局部取穴,是治疗阴挺之有效穴;三阴交可调补肝脾肾;配穴足三里、膻中以补中益气;太溪、肝俞、肾俞以调补肝肾,提摄子宫。诸穴共用补气升阳,固摄冲任,升提胞宫。

(二)灸法

1. **处方** 百会、气海、维道、子宫、三阴交、神阙、足三里、太溪、带脉。

2. **操作方法** 气海、维道、子宫、神阙用艾灸盒灸或隔姜灸或隔药饼灸,百会、三阴交、太溪、带脉、足三里用温和灸,隔日灸 1 次。

(三)耳针疗法

1. **处方** 内生殖器、外生殖器、肾、脾、皮质下、交感。

2. **操作方法** 每次单耳选取 2 ~ 3 个耳穴,用 0.18mm × 25mm 的针灸针直刺耳部穴位,留针 30min,隔日治疗 1 次;或用王不留行籽选上述穴位 2 ~ 3 个进行耳穴贴压。

【预防与调护】

坚持新法接生,到医院分娩,会阴裂伤者应该及时修补;坚持产褥期卫生保健;避免产褥期刻意节食减肥和剧烈体育锻炼,如长跑、大量的仰卧起坐;子宫脱垂者应避免重体力劳动,避免负重、下蹲过久,保持大便通畅;有慢性咳嗽者和长期便秘者,要积极治疗原发病。

第三节·癥瘕

妇女下腹部胞中有结块,伴有或胀,或痛,或满,或异常出血者,称为"癥瘕",又有"石瘕""血瘕"之称。癥者有形可征,固定不移,痛有定处,病属血分;瘕者假聚成形,聚散无常,推之可移,痛无定处,病属气分。但临床常难以划分,故并称癥瘕。

癥瘕病名见于《黄帝内经》及《金匮要略·疟疾脉证并治》。历代针灸文献在该病的治疗中也有较多的记载,如《类经图翼》中记载:"癥瘕,三焦俞、肾俞、中极、会阴。"

中医学认为本病的病机为机体正气不足,风寒湿热之邪内侵,或内有七情、房室、饮食所伤,脏腑功能失调,气机阻滞从而形成瘀血、痰饮、湿浊等有形之邪。主要病因可归纳为气滞、血瘀、痰湿、湿热。因肝气郁结、气血运行不畅,滞于胞宫所致;或经期产后,血室正开,胞宫空虚,摄生不慎,外邪乘虚而入;或忧思伤脾,气虚血滞,瘀血内停,积而成癥瘕;或脾阳不振,饮食不节,脾失健运,水湿不化,凝而为痰,痰浊与气血相搏,凝滞气血,痰湿瘀结,积聚不散,日久渐生癥瘕;或经行产后,胞脉空虚,正气不足,湿热之邪内侵,与余血相结,滞留于冲任胞宫,气血循行不利,湿热瘀阻不化而致。

本病相当于西医妇科学的子宫肌瘤、卵巢肿瘤、盆腔炎性包块、子宫内膜异位症、卵巢子宫内膜囊肿、盆腔结核性包块及陈旧性宫外孕等。

【辨证分型】

1. 气滞证

主症:小腹有结块,触之有形,按之痛或无痛,小腹胀满,月经先后不定,经血量多有血块,经色黯,精神抑郁,胸闷不舒,舌质紫黯,苔薄润,脉沉弦。

2. 血瘀证

主症:下腹部包块,积块坚硬,固定不移,疼痛拒按,面色晦黯,月经量多,色黯,夹有血块,甚则崩中带下,行经期腹痛或剧烈痛经,或经期延后,量少,重则闭经,舌紫黯或有瘀点,苔薄白,脉沉涩。

3. 痰湿证

主症:下腹有包块,触之不坚,固定难移,经行量多,淋漓难净,平时带下增多,胸脘满闷,腰腹疼痛,舌体胖大,紫黯,苔白厚腻,脉沉滑或细濡。

4. 湿热证

主症:下腹部包块,热痛起伏,触之痛剧,经行量多,经期延长,白带量多,色黄如脓,或赤白兼杂,兼见身热口渴,心烦不宁,大便秘结,小便黄赤,舌黯红,苔黄腻,脉弦滑数。

【治疗】

治疗原则:以散结消癥为原则,配合行气活血、活血化瘀、化痰除湿、清热利湿。

(一)针刺治疗

1. 处方

(1)主穴

1)月经期:中极、关元、归来、子宫、三阴交、血海。

2)非月经期:中极、关元、归来、子宫、三阴交、血海、太溪、阴谷、行间、足三里。

(2)配穴:月经期加合谷、膈俞、肺俞、大肠俞(视个体月经量的多少酌情使用);非月经期随证配穴,气滞证加膻中、气海,血瘀证加太冲、合谷,痰湿证加阴陵泉、丰隆,湿热证加内庭、曲池。

2. 操作方法
月经期合谷用补法,三阴交用泻法,能起到强大的活血化瘀作用,其余主穴用平补平泻法,配穴用补法。非月经期除太溪、阴谷、足三里、三阴交用补法外,其余主穴用平补平泻法,配穴用泻法。月经期每日治疗1次,非月经期隔日治疗1次,每次留针30min。

3. 方义
月经期主穴中极、关元均属于任脉穴,均与足三阴经交会,且中极为膀胱之募穴,两穴均有调冲任、益元气、理下焦之功;针刺归来穴有调理下焦气血之功效;经外奇穴子宫穴位居双侧少腹,有暖宫散寒、活血调经之功效;三阴交为足三阴经之交会穴,血海为理气、活血、补血之要穴;诸穴共奏调和气血、散结消癥之功效。非月经期主穴加太溪、阴谷用补法,以补肝肾、调冲任,以防癥瘕导致月经量过多而发生继发贫血;加行间、足三里穴,健脾疏肝,一补一泻,补中有泻,使补血不留瘀,祛瘀不伤正。月经期配穴用合谷,配三阴交,起到活血化瘀、消癥散结的功效,膈俞为八会穴之一的血会,主治血病,补膈俞能养血理血,使血行而不伤正,肺俞、大肠俞均为摄气之要穴,肺俞提气、大肠俞行气,使血行而气不耗,而且大肠俞配肺俞有通利大小便的作用,使癥瘕积聚在月经期随血行加速而得以分解消散,从二便外排,但若患者经期月经量过多,则此组穴位需酌情加减;非月经期配穴,气滞证用膻中、气海,起到行气理气,推动元气运行;血瘀证配合谷、太冲,即为"开四关",加强活血化瘀作用;痰湿证加阴陵泉、丰隆以健脾祛湿、化痰涤痰;湿热证加内庭、曲池以清热化湿,理阳明经之热结湿阻。

(二)灸法

1. **处方** 关元、气海、中极、归来、子宫、神阙、血海、三阴交、八髎。

2. **操作方法** 关元、气海、中极、归来、子宫、神阙用艾灸盒灸或隔姜灸或隔药饼灸,血海、三阴交、八髎穴用温针灸,隔日灸1次。

(三)耳针疗法

1. **处方** 内分泌、心、肝、皮质下、内生殖器。

2. **操作方法** 每次单耳选取2～3个耳穴,用0.18mm×25mm的针灸针直刺耳部穴位,留针30min,隔日治疗1次;或用王不留行籽选上述穴位2～3个进行耳穴贴压。

【注意事项】

40岁以上女性,每年至少妇科体检一次,对癥瘕积聚做到早发现、早治疗。平时要注意情绪调节。如果发现妇科肿块,患者要在妇科医生指导

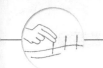

下做定期复查;若遇肿块直径较大,且有手术指征者,应以手术切除肿块(瘤)为先,后可酌情接受针灸调理。针灸医生接诊手术后肿瘤复发者,或原发肿瘤患者,要视患者体质及肿块大小、肿块性质、复发程度等,在综合患者身体内外环境条件下,制定祛邪扶正大法和具体针刺处方、针法,切不可一味迎合患者不接受手术切除肿瘤的想法,以免延误较佳治疗时机。

第四节 · 乳癖

妇女乳房部常见的慢性良性肿块,以乳房肿块和胀痛为主症,常见于中青年妇女,且与月经周期、情绪变化有明显关系者,称之为"乳癖",又称"乳痰""乳核""乳痞""乳粟"。

本病早在隋代巢元方《诸病源候论》中就有相关的记载。本病多与情志内伤、忧思恼怒有关。足阳明胃经过乳房,足厥阴肝经至乳下,足太阴脾经行乳外,所以本病多与月经周期相关,其基本病机为肝郁气滞痰凝,冲任失调,病在胃、肝、脾三经。如情志内伤,忧思恼怒则肝脾郁结,气血逆乱,气不行津,津液凝聚成痰;复因肝木克土,致脾不能运湿,胃不能降浊,则痰浊内生;气滞痰浊阻于乳络则为肿块疼痛;八脉隶于肝肾,冲脉隶于阳明,若肝郁化火,耗损肝肾之阴,则冲任失调,《圣济总录》云:"冲任二经,上为乳汁,下为月水。"故本病虽然病机多端,总归结于肝气郁滞,或生痰、生湿、生瘀,累及冲任二脉,多伴有月经不调。

本病相当于西医妇科学中的乳腺小叶增生、乳房囊性增生、乳房纤维瘤等疾病。

【辨证分型】

1. 肝郁痰凝证

主症:单侧或双侧乳房可触及肿块,胀痛或压痛,每因情绪不畅加重,善叹息,心烦口苦,常常急躁易怒,两胁胀痛,月经不调,或先期,或后期,或先后不定期,经色紫有块,伴痛经,舌质紫黯,苔薄白,脉沉弦或细涩。

2. 冲任失调证

主症:单侧或双侧乳房可触及肿块,胀痛或压痛,经前加重,经后缓解;伴腰酸乏力,神疲倦怠,头晕,月经先后不定期,量少色淡,甚或闭经;或月经量多;或月经淋漓不尽,舌淡红,苔白,脉沉细。

【治疗】

治疗原则:以调理冲任,理气散结为原则。

(一)针刺治疗

1. **处方**

(1)主穴:膻中、期门、乳根、屋翳、阿是穴。

(2)配穴:肝郁痰凝证加太冲、三阴交、丰隆;冲任失调证加气海、关元。

2. **操作方法** 诸穴用平补平泻法。隔日治疗 1 次,每次留针 30min。

3. **方义** 膻中为气之会穴,且肝经络于膻中,期门为肝之募穴,两穴均位近乳房,故用之既可疏肝理气,与乳根同用,又可直接通乳络、消痰块;屋翳可疏通胃经气机,为经脉所过,主治所及;阿是穴可在肿块周围进行围刺,从肿块边缘向肿块中心刺 3、5、7 针(视肿块大小而定),行平补平泻法,以益气通络、活血化瘀;诸穴同用,使气调则津行,津行则痰化,痰化则块消。配穴加太冲疏肝理气,配合足三阴经之交会穴三阴交可补脾胃、益肝肾、调气血,丰隆为化痰之要穴可益气健脾化痰;气海、关元调摄冲任、益气散结。

(二)灸法

1. **处方** 膻中、乳根、屋翳、期门、足三里、太冲、三阴交、阿是穴。

2. **操作方法** 诸穴用温和灸,每次选用 2 ~ 3 穴,每穴灸 10 ~ 15min,隔日灸 1 次,。

(三)耳针疗法

1. **处方** 内分泌、肝、胃、胸、肾、神门。

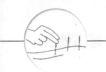

2. **操作方法** 每次单耳选取 2 ~ 3 个耳穴,用 0.18mm×25mm 的针灸针直刺耳部穴位,留针 30min,隔日治疗 1 次;或用王不留行籽选上述穴位 2 ~ 3 个进行耳穴贴压。

【预防与调护】

针灸对本病有较好疗效,但本病为慢性病,须坚持治疗方能获愈;保持心情舒畅,忌忧思恼怒。

第五节 · 乳痈

乳痈是以乳房红肿疼痛、排乳不畅,以致结脓成痈为主症的病证,又称为"吹乳""妒乳""乳毒""乳峰"等。以初产妇为多见,好发于产后 3 ~ 4 周,故又有"产后乳痈"之称。

古代针灸学对本病的治疗积累了丰富的经验,如《针灸甲乙经》记载有"乳痈,凄索寒热,痛不可按,乳根主之。乳痈有热,三里主之",《针灸大成》载"乳痈:膻中、大陵、委中、少泽、俞府"。中医学认为本病的主要病机为胃热肝郁、火毒凝结。本病的病位在乳房,足阳明胃经经过乳房,足厥阴肝经至乳下,故本病主要与肝胃两经关系密切。若哺乳者肝气郁滞,气机不畅则影响乳汁分泌,乳络不通,乳汁积聚;也与喂养不当,乳头不洁,乳头皮肤破裂,外邪热毒侵入乳房;或忧思恼怒、恣食厚味等病因有关。

本病相当于西医妇科学中的急性乳腺炎。

【辨证分型】

1. **胃热蕴滞证**

主症:乳房红肿热痛,初起乳房结块,触之痛剧,常兼有恶寒,发热,口臭便秘,小便短黄,烦躁易怒等症,舌红、苔黄腻,脉浮数或弦数。

2. 肝气郁结证

主症：乳房红肿疼痛，初起乳房结块，触之痛剧，排乳不畅，心烦或抑郁，心情低落，寒热往来，伴胸闷胁痛，呕恶纳呆，舌质红，苔黄腻，脉滑数。

【治疗】

治疗原则：以疏肝和胃，清热散结为原则。

(一)针刺治疗

1. 处方

(1)主穴：膻中、期门、内关、肩井、乳根、少泽、内庭、天宗、天溪。

(2)配穴：胃热蕴滞证加二间、曲池；肝气化火证加太冲、行间。

2. **操作方法**　主穴用平补平泻法，肩井、天宗分别捻转 1min，天溪穴应斜刺 0.5 ~ 0.8 寸，忌直刺；配穴用泻法。每日治疗 1 次，每次留针 30min。急性发热期可在局部刺络放血加拔火罐，刺络拔罐留罐时间 10 ~ 15min。

3. **方义**　因乳头属肝，肝经行于乳下，乳体属胃，胃经过乳房，而脾经行于乳房外侧，因此临床针灸常选取足阳明胃经、足厥阴肝经及足太阴脾经的穴位为主。膻中为气之会穴，且肝经络于膻中，期门为肝之募穴，两穴均位近乳房，故用之可疏肝理气，与手厥阴心包经之络穴内关合用，可起到宽胸理气的作用；肩井是治疗乳痈的经验穴，系手足少阳、足阳明、阳维脉交会穴，所交会之经脉均行胸、乳，故用之可通调诸经之气，使少阳通则郁火散，阳明清则肿痛消，从而奏"乳痈刺肩井而极效"之功；乳根为局部选穴，与少泽配合，可疏通乳络而泻热，内庭可清胃经实热；天宗为手太阳小肠经穴，泻小肠经能泻胃火，且天宗正对乳房后侧，针刺天宗能疏通局部郁滞，清热泻火，起到引经作用；天溪为足太阴脾经穴，位于任脉旁开 6 寸，平第 4 肋间隙中取穴，主治乳肿痛溃；诸穴共奏疏肝和胃、清热散结之功效。配穴二间、曲池清泄胃热；太冲、行间疏肝泻火。

(二)灸法

1. **处方**　肩井、膻中、乳根、期门、内关、少泽、内庭、阿是穴。

2. **操作方法**　诸穴用温和灸，每日灸1次。阿是穴用直接无瘢痕灸，取麦粒大小艾炷，施灸时先在所灸腧穴部位涂少量的凡士林，便于艾炷黏附，当灸炷燃剩2/5或1/4且患者感到微有灼痛时，即可易炷再灸，每次灸10～20壮，或者灸至局部红晕、乳汁外溢为度。

3. **注意事项**　胃热蕴滞证不宜艾灸。

（三）耳针疗法

1. **处方**　内分泌、缘中、胸、肝、胃。

2. **操作方法**　每次单耳选取2～3个耳穴，用0.25mm×25mm的针灸针直刺耳部穴位，强刺激，留针30min，每日治疗1次。

【注意事项】

针灸对本病疗效肯定，尤其对于初发乳痈未化脓者。若患者乳痈已化脓，可采用病灶围刺，加刺络放血、拔火罐及隔蒜灸等方法排脓去痈。

【预防与调护】

哺乳期产妇应保持心情舒畅，避免抑郁焦虑情绪的产生，同时应保持乳头清洁，及时治疗乳头皲裂，定期哺乳，每次哺乳应先吸净一侧然后再换另一侧，若乳汁过多者，在婴儿不能吸吮乳房时，应将残乳排空，以防乳汁积聚发为乳痈。妊娠期妇女要注意乳头保养，妊娠6个月后，要每天用温开水清洁乳头，或用手牵拉乳头，以防婴儿出生后因强力吸吮导致乳头皲裂。

第六节・不孕症

女子未避孕，夫妇有正常性生活并同居1年未受孕；或有妊娠史，未避孕而又连续2年未再受孕者，称不孕症，前者为原发性不孕；后者为继发性不孕。

西晋《针灸甲乙经·妇人杂病》记载"女子绝子，衃血在内不下，关元主之"，率先提出瘀血导致不孕的机制。《诸病源候论》专设"无子候"，分列"月水不利无子""月水不通无子""子脏冷无子""带下无子""结积无子""挟疾无子"等病源。

不孕症的病因与全身脏腑气血功能及情志的关系最为密切，其病机始终离不开气血。肾精亏虚、天癸衰竭是本病的发病因素；而精血不足、冲任脉不通是本病发病的必要条件；肝郁木旺、水不涵木是发病的重要诱因。不孕患者多有肝郁表现，肝失疏泄、气机郁滞，则血行不畅，可见肝气郁结之征；肝气郁而化火，气火上逆，则迫血妄行，则可见肝郁化火之征；肝气郁而化火，耗伤阴液，阴虚不能制阳，则可见虚热内扰、肝阳上亢之征；加之素体阴虚可见肝阳亢扰于上，肝肾阴亏于下之虚实夹杂症；肝郁气滞日久则横乘脾土，损伤脾气，脾失健运，出现湿壅木郁、肝郁脾虚之征；素体肝血亏虚，加之肝火扰于上，出现肝虚血热之象。笔者根据肝之气血阴阳的变化将不孕症主要分为肝气郁结证、肝火内炽证、肝阳上亢证、肝肾阴虚证、肝郁脾虚证、肝虚血热证等六型，和与之对应的"调肝针法"。

本病相当于西医妇科学中排卵功能障碍引起的不孕（无排卵或黄体功能不全、先天卵巢发育不良、卵巢早衰、希恩综合征、多囊卵巢综合征、卵巢子宫内膜异位症、卵巢肿瘤、下丘脑-垂体-卵巢轴的功能失调引起无排卵性月经、闭经）。不孕症主要有以下四种致病因素：①输卵管性不孕：输卵管有运送精子、捡拾卵子及将受精卵及时运送到宫腔的功能，任何导致输卵管阻塞的因素，都可导致精卵不能结合而致不孕；②子宫性不孕：子宫先天畸形、子宫肌瘤、子宫内膜炎、子宫内膜结核、子宫内膜息肉、子宫宫腔粘连或子宫内膜分泌反应不良等影响受精卵着床；③阴道性不孕因素：阴道先天性畸形、阴道炎等；④其他：免疫因素身心因素、性生活因素及染色体异常等。

【辨证分型】

1. 肝气郁结证

主症：不孕，月经先后不定，经量多少不一，或经行腹痛，胸胁乳房胀

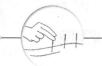

痛,精神抑郁,善叹息,舌质红,苔薄白,脉弦。

2. 肝火内炽证

主症:不孕,月经先期,经量多,或伴有头痛烦躁,口苦耳鸣,胁肋胀痛,小便短黄,大便秘结,舌红,苔黄,脉弦数。

3. 肝阳上亢证

主症:不孕,月经先后不定,经量或多或少,或伴有眩晕耳鸣,头目胀痛,面红目赤,舌红少津,苔薄白或薄黄,脉弦细数。

4. 肝肾阴虚证

主症:不孕,月经先期,经量少或闭经,经色较鲜红,或行经时间延长甚则崩中或漏下不止,形体消瘦,头晕耳鸣,腰膝酸软,五心烦热,失眠多梦,眼花心悸,阴中干涩,舌质稍红略干,苔少,脉细或细数。

5. 肝郁脾虚证

主症:不孕,或伴有形体肥胖,月经常延后、稀发,月经量少甚则停闭不行,带下量多,伴有头晕心悸,面目㿠白,舌淡胖,苔白腻,脉细滑。

6. 肝虚血热证

主症:不孕,月经先后不一,量偏少,经色淡黯,或鲜红,有血块,伴有头晕眼花,或有眩晕头痛、耳鸣腰酸等症状,舌质红或边尖红,苔白,脉沉细数。

【治疗】

治疗原则:以调理冲任,益肾助孕为原则,并配合疏肝理气法、清热泻肝法、平肝潜阳法、培补肝肾法、和肝健脾法、养肝清热法。

(一)针刺治疗

1. 处方

(1)主穴

1)行经期(月经周期第 1～7 天):太冲、合谷、百会。

2)经后期(月经周期第 8～15 天):中脘、气海、关元。

3)经前期(月经周期第 16 天～下次月经来潮):气海、关元、太溪。

(2)配穴：使用调肝针法，肝气郁结证配膻中、血海、归来、三阴交；肝火内炽证配行间、侠溪、外关、三阴交；肝阳上亢证配足临泣、阳辅、交信、三阴交；肝肾阴虚证配血海、复溜、阴谷、三阴交；肝郁脾虚证配中极、水道、足三里、三阴交、太冲、子宫；肝虚血热证配血海、归来、行间、三阴交。

2. **操作方法**　主穴用补法，配穴按虚实补泻法操作，肝郁脾虚证和肝虚血热证用平补平泻法。隔日治疗 1 次，每次留针 30min。

3. **方义**　行经期以调肝通经为主，此期体内阴盛阳生已至重阳，冲任气血旺盛，应重在"调"与"通"。"调"与"通"指的是"通调冲任、通督调神"，采用的是太冲、合谷、百会加"调肝针法"。太冲、合谷、百会三穴为此期的基础方，太冲穴为肝经之原穴，为多血少气之经，合谷为大肠经之原穴，为多气多血之经，合谷善调气，太冲善调血；百会位居颠顶，是肝经与督脉的交会穴，督脉上络于脑，下联于肾。三穴合用以理气血、通督调神，配合"调肝针法"，通调冲任，通督调神，方能精充血满，按时而泻。

经后期以调肝补肾为主，此期阴长阳消为血海空虚、阴精蓄积之时，应该重在"调"与"补"，方能重阴转化为阳。"调"与"补"指的是"调肝补肾"，采用的是中脘、气海、关元加"调肝针法"。中脘、气海、关元三穴为此期的基础方，中脘属胃脘，有理中焦、调升降的作用，且手太阴肺经起于中焦，故兼有主肺气肃降、百脉得养的功效；气海为气之海，关元培肾固本，肾又主先天之元气，诸穴合用以后天养先天，进一步培元固本，调补肝肾，阴平阳秘，使冲任得养，血海渐盈，精充血足，促进阴生阳长，以候氤氲之期。

经前期以调肝温肾为主，此期体内阴盛正在逐渐转化为阳，应重在"调"与"温"，方能促进阴消阳长，增长氤氲之期。"调"与"温"指的是调肝温肾，采用的是气海、关元、太溪，加"调肝针法"。气海、关元、太溪三穴为此期的基础方，气海、关元为任脉穴，可温补下焦，配合肾经原穴太溪穴，以温肾助阳，使冲任二脉强盛则子宫易于摄精，利于胚芽生长着床；或促进阴生阳长，转为重阳，为月经期做好血海充盈、以候经期到来的准备。

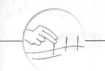

配穴肝气郁结证选膻中、血海、归来、三阴交穴,膻中为八脉穴之一,为气会,又是心包络的募穴,可调胸中之大气;肝郁气滞,气滞日久则血行瘀滞,肝络瘀阻,配合血海、归来理气活血,三阴交为足三阴之交会穴,能补脾胃、益肝肾、调气血。全方共奏疏肝理气、活血化瘀之效,使其经调而胎孕可成。

配穴肝火内炽证选行间、侠溪、外关、三阴交穴,行间、侠溪分别为肝经、胆经之荥穴,荥主身热,两穴配伍可清肝胆之热;外关为手少阳三焦经腧穴,可泄三焦之邪热,配合三阴交穴,以调气血,补益肝脾肾,使热清气顺,月经按时以下,氤氲化生。

配穴肝阳上亢证选足临泣、阳辅、交信、三阴交,足临泣为八脉交会穴、又为胆经五输穴中的输穴,有疏泄肝胆、平肝潜阳之功;阳辅为胆经五输穴的经穴,善解少阳肝胆之邪;不孕患者抑郁日久郁而化火,阳气偏亢而暗耗阴液,阴不制阳,肝阳偏亢,因此配伍交信、三阴交以调补肝肾,以阴制阳;交信为肾经穴,又是阴跷脉之郄穴,肾经之脉自此穴上行交会于足三阴经交会穴之三阴交。诸穴合用,阴平阳秘,胞孕乃成。

配穴肝肾阴虚证选血海、复溜、阴谷、三阴交,血海善治疗血分病症,有调理脏腑经络气血之功效;复溜为足少阴肾经脉气所注,为五输穴之经穴属金,阴谷为肾经之五输穴中的合穴属水,两穴配伍,金水相生,增强其滋肾养精之效,配伍三阴交有补肝肾、调气血之功,使精气血充足,受孕成胎。

配穴肝郁脾虚证选中极、水道、足三里、三阴交、太冲、子宫,中极在排空膀胱后可深刺1.2~1.5寸;水道、子宫可以直刺1.2~1.5寸,捻转补法;太冲浅刺,足三里、三阴交直刺1~1.2寸,捻转补法;中极直对子宫体,中极、水道、子宫穴位于卵巢与输卵管解剖位置体表投影上,可直接作用于子宫及其附件,以促进卵泡成熟和排卵;足阳明胃经从其行走关系来看,卵巢与输卵管的体表投影位置是其必经之处,足三里为胃经之合穴,又是全身强壮穴,配合三阴交和太冲穴对下腹部,特别是内生殖器,有较强的治疗作用,因此能助孕生胎。

配穴肝虚血热证选血海、归来、行间、三阴交,不孕症肝虚血热证病人要注重养肝,因此选血海配归来,血海善治血分病症,配伍归来、三阴交穴以奏养肝柔肝、健脾理血之功;行间为肝经荥穴,根据五输穴"荥主身热"理论,行间可清肝胆之热邪。诸穴合用可养肝清热,使气血阴阳调和,孕育之机自然而至。

(二)灸法

1. **处方** 关元、气海、神阙、子宫、太冲、三阴交、太溪、交信、曲泉。

2. **操作方法** 关元、气海、神阙、子宫穴用艾灸盒灸或隔姜灸或隔药饼灸;三阴交、太溪、交信、曲泉穴用温针灸,太冲用温和灸,隔日灸1次。

(三)耳针疗法

1. **处方** 内分泌、内生殖器、肝、肾、皮质下、神门。

2. **操作方法** 每次单耳选取 2 ~ 3 个耳穴,用 0.18mm×25mm 的针灸针直刺耳部穴位,留针 30min,隔日治疗 1 次;或用王不留行籽选上述穴位 2 ~ 3 个进行耳穴贴压。

【注意事项】

不孕症的病因比较复杂,针灸治疗前首先要了解病因,明确诊断;其次,在不孕症的针灸治疗中要重视调情志,且重在调整月经周期。调经过程就是调整月经周期的阴阳消长过程,即调控气血盈亏变化对月经的影响,使肝气调达,肾气盛,天癸至,任脉通,太冲脉盛,精血充足,胞孕乃成。在针刺手法上一般多采用补法或平补平泻法。另外在不孕症针灸治疗中,要讲究男女双方同治,才能达到事半功倍的作用。

 附 不孕症与辅助生殖技术

一、不孕症

不孕(育)症是一种由多种病因导致的生育障碍状态,是生育期夫妇的生殖健康不良事件。女性无避孕性生活至少 1 年而未孕称为不孕症(infertility),

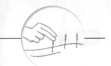

男性则称为不育症。不孕症分为原发性和继发性两大类,既往从未有过妊娠史,未避孕而从未妊娠者为原发不孕;既往有过妊娠史,而后未避孕连续2年未孕者为继发不孕。

【病因】

(一)女方因素

1. **盆腔因素** 是我国女性不孕症,特别是继发性不孕症最主要的原因,约占全部不孕因素的15%。具体病因包括:①输卵管病变、盆腔粘连、盆腔炎症及其后遗症;②子宫体病变:主要指子宫黏膜下肌瘤、体积较大影响宫腔形态的肌壁间肌瘤、子宫腺肌病、宫腔粘连和子宫内膜息肉等;③子宫颈因素:包括宫颈松弛和宫颈病变等;④子宫内膜异位症;⑤先天发育畸形。

2. **排卵障碍** 占女性不孕的25%～35%,常见病因包括:①下丘脑病变,②垂体病变:如高催乳素血症,③卵巢病变:如多囊卵巢综合征、早发性卵巢功能不全和先天性性腺发育不全等,④其他内分泌疾病:如先天性肾上腺皮质增生症和甲状腺功能异常等。

(二)男方因素

1. **精液异常** 先天或后天原因所致精液异常,表现为弱精子症、无精子症、精子发育停滞、畸形精子症和单纯性精浆异常等。

2. **男性性功能障碍** 指器质性或心理性原因引起的勃起功能障碍、不射精或逆行射精,或性唤起障碍所致的性交频率不足等。

3. **其他** 如免疫因素,但目前临床尚无明确的诊断标准。

(三)不明原因性不孕

是一种生育力低下的状态,男女双方因素均不能排除,占不孕症人群的10%～20%,可能病因包括免疫因素、隐性输卵管因素、潜在的卵母细胞异常、受精障碍、胚胎发育阻滞、胚胎着床失败和遗传缺陷等。

【诊断】

当符合不孕(育)症定义、有影响生育的疾病史或临床表现,建议男女双方同时就诊明确病因。

(一)男方检查

1. **病史采集**　包括不育年限、有无性交或射精障碍,不育相关检查和治疗经过;既往疾病和治疗史,如腮腺炎、糖尿病;手术史,如输精管结扎术;个人史,如高温环境暴露、吸烟、酗酒和吸毒;家族史等。

2. **体格检查**　包括全身检查和生殖系统检查。

3. **精液分析**　是不孕症夫妇首选的检查项目。

4. **其他辅助检查**　包括激素检测、生殖系统超声和遗传筛查等。

(二)女方检查

1. **病史采集**　需详细询问不孕相关的病史:①现病史;②月经史;③婚育史;④既往史;⑤其他病史信息。

2. **体格检查**　妇科检查等。

3. **不孕相关辅助检查**　①超声检查;②激素测定;③输卵管通畅检查;④其他检查:基础体温测定、宫腔镜、腹腔镜检查。

【治疗】

女性生育力与年龄密切相关,治疗时需充分考虑患者的卵巢生理年龄,选择合理、安全、高效的个体化方案。对于病因诊断明确者可针对病因选择相应治疗方案。

(一)纠正盆腔器质性病变

1. **输卵管病变**　①一般疗法:对男方精液指标正常、女方卵巢功能良好,不孕年限＜3年的年轻夫妇,可先试行期待治疗,也可用中药配合调整。②输卵管成形术:适用于输卵管周围粘连、远端梗阻和轻度积水,但对于严重的或伴有明显阴道排液的输卵管积水,目前主张行输卵管切除或结扎,阻断炎性积水对子宫内膜的不良影响,为下一步辅助生殖技术助孕提供有利条件。

2. **子宫病变**　对于子宫黏膜下肌瘤、较大的肌壁间肌瘤、子宫内膜息肉、宫腔粘连和纵隔子宫等,若显著影响宫腔形态,则建议手术治疗;子宫明显增大的子宫腺肌病患者,可先行 GnRH-agonist 治疗 2 ~ 3 个周期,待子宫体积缩至理想范围再行辅助生殖技术助孕治疗。

3. **卵巢肿瘤**　对非赘生性卵巢囊肿或良性卵巢肿瘤,有手术指征者,可考虑手术予以剥除或切除;性质不明的卵巢肿块,应先明确诊断,必要时行手术探查,根据病理结果决定手术方式。

4. **子宫内膜异位症**　可通过腹腔镜进行诊断和治疗,但对于复发性子宫内膜异位症或卵巢功能明显减退的患者应慎重手术。中重度患者术后可辅以 GnRH-agonist 或孕激素治疗 3 ~ 6 个周期后尝试 3 ~ 6 个月自然受孕,如仍未妊娠,则需积极行辅助生殖技术助孕。

5. **生殖器结核**　活动期应先行规范的抗结核治疗,药物作用期及药物敏感期需避孕。对于盆腔结核导致的子宫和输卵管后遗症,可在评估子宫内膜情况后决定是否行辅助生殖技术助孕。

(二)诱导排卵

如药物氯米芬、来曲唑、人类绝经期促性腺激素(human menopausal gonadotropin,HMG)、人绒毛膜促性腺激素(human chorionic gonadotropin,HCG)等促排卵药物。

(三)不明原因性不孕的治疗

对于年轻、卵巢功能良好的女性可期待治疗,但一般试孕不超过 3 年;年龄超过 30 岁、卵巢储备开始减退的患者则建议试行 3 ~ 6 个周期宫腔内丈夫精液人工授精作为诊断性治疗,若仍未受孕则可考虑体外受精-胚胎移植。

(四)辅助生殖技术

包括人工授精、体外受精-胚胎移植及其衍生技术等(详见附二、辅助生殖技术)

二、辅助生殖技术

辅助生殖技术指在体外对配子和胚胎采用显微操作等技术,帮助不孕夫妇受孕的一组方法,包括人工授精、体外受精 - 胚胎移植及其衍生技术等。

(一)人工授精

人工授精是将精子通过非性交方式注入女性生殖道内,使其受孕的一种技术。包括使用丈夫精液人工授精和供精者精液人工授精。

(二)体外受精 - 胚胎移植

体外受精 - 胚胎移植(in vitro fertilization-embryo transfer,IVF-ET)是指从女性卵巢内取出卵子,在体外与精子发生受精并培养 3 ~ 5 日,再将发育到卵裂球期或囊胚期阶段的胚胎移植到宫腔内,使其着床发育成胎儿的全过程,俗称为"试管婴儿"。

1. **适应证** 输卵管性不孕症、原因不明的不孕症、子宫内膜异位症、男性因素不育症、排卵异常及宫颈因素等不孕症,通过其他常规治疗无法妊娠的,均为 IVF-ET 的适应证。

2. **IVF-ET 的主要步骤** 药物刺激卵巢,监测卵泡至发育成熟,经阴道超声介导下取卵,将卵母细胞和精子在模拟输卵管环境的培养液中受精,受精卵在体外培养 3 ~ 5 日,形成卵裂球期或囊胚期胚胎,再移植入子宫腔内,同时进行黄体支持。胚胎移植 2 周后测血或尿 HCG 水平确定是否妊娠,移植 4 ~ 5 周后超声检查确定是否宫内临床妊娠。

3. **控制性超促排卵** 是指用药物在可控的范围内诱发多卵泡同时发育和成熟,以获得更多高质量卵子,从而获得更多可供移植的胚胎,提高妊娠率。

4. **并发症**

(1)卵巢过度刺激综合征:指诱导排卵药物刺激卵巢后,导致多个卵泡发育、雌激素水平过高及颗粒细胞黄素化。轻度仅表现为轻度腹胀、卵巢增大;重度表现为腹胀、大量腹腔积液、胸腔积液,可导致血液浓缩、重要脏器血栓形成和功能损害及电解质紊乱等严重并发症,严重者可引起死亡。

(2)多胎妊娠:多个胚胎移植会导致体外助孕后多胎妊娠发生率增加。

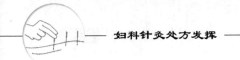

多胎妊娠会增加母婴并发症、流产和早产的发生率、围产儿患病率和死亡率。

5. IVF-ET 患者的针灸辅助治疗 IVF-ET 存在着一定的副作用,如卵巢过度刺激综合征、多胎妊娠等。针灸的双向调节作用,促使针灸在 IVF-ET 中应用越来越广。针灸在体外受精 - 胚胎移植中的作用,主要体现在三个方面:①促进卵泡发育,提高卵子质量,②改善胚胎移植前的子宫内环境,有助于胚胎移植后胚胎的着床发育,③调理胚胎移植失败后的子宫盆腔环境,缓解患者的紧张焦虑状态,有助于 IVF-ET 术后子宫盆腔微环境的恢复,为下一次移植做准备。

(1)IVF-ET 的针灸治疗:参考不孕症的针灸辨证分型选穴,并按照行经期、经后期、经前期分期论治(详见不孕症篇)。

(2)IVF-ET 失败患者的情志调理:对于 IVF-ET 失败患者,多伴有焦虑、抑郁等情绪,因此笔者在临床上治疗这一类病人时,常常在不孕症篇辨证分型选穴的基础上,配伍交通心肾方(笔者经验方),临床上收效显著。

1)处方:交通心肾方(大杼、间使、支沟、曲泉、交信)。

2)操作:大杼穴向脊髓方向斜刺 0.5 ~ 0.8 寸,用捻转补法;支沟、间使向上斜刺或直刺 0.5 ~ 0.8 寸,用平补平泻法,曲泉直刺 0.2 ~ 1.5 寸,用提插补法,交信直刺 0.5 寸,用捻转补法。隔日治疗 1 次,每次留针 30min。

3)方义:大杼位于第 1 胸椎的两侧,对脑和脊神经有较大的调节作用,与交信配伍能交通心肾;曲泉为肝经的合穴,曲泉配交信更能壮水制火,以交通心肾;间使与支沟配伍是手厥阴与手少阳同治以泄热清营凉血;此方可用于久婚不孕或多次 IVF-ET 失败的患者,此类病人经过多次取卵、移植、流产、手术等,肾虚元气大亏,肾水不足,相火偏亢,以致多梦、失眠、焦虑、易激惹,均属水不济火、心火上扰所致。通过此方益肾水、补肾经、清心火、利三焦,能促进患者阴阳平衡,有利于提高再次进行体外受精 - 胚胎移植的成功率,也能促进患者在一定条件下自主受孕。

第七节·绝经前后诸证

妇女一般在 49 岁左右,月经终止,称为"绝经"。有些妇女在绝经期前后,往往出现经行紊乱、头晕耳鸣、心悸失眠、烦躁易怒、潮热汗出及情志异常等症状,称为绝经前后诸证。

中医学认为本病的主要病机为肾气渐衰,天癸渐竭,冲任二脉虚衰。"七七"之年,肾阴不足,或素体阴虚,或多产房劳者,数脱于血;又因肝肾同居于下焦,乙癸同源,妇人忧思失眠,营阴暗耗,肾阴益亏,脏腑失养易出现绝经前后诸证;绝经之年,肾气已衰,素体阳虚者,若又过用寒凉药物、食物及过度贪凉,均可致肾阳更加虚弱。若肾虚命门火衰不能温煦脾阳,导致脾肾阳虚者,则出现水湿内停,湿聚成痰;或阳气虚弱,无力行血,而为血瘀,则出现肾虚血瘀的一系列症状;或因肾藏元阴而寓元阳,阴损及阳,或阳损及阴,真阴真阳俱损,不能濡养、温煦脏腑或激发、推动机体的正常生理活动而致五脏六腑诸症丛生。

本病相当于西医妇科学中的绝经综合征。

【辨证分型】

1. 肾阴虚证

主症:绝经前后,月经紊乱,月经提前量少或量多,或崩或漏,经色鲜红,头目晕眩,耳鸣,头部面颊阵发性烘热,汗出,五心烦热,腰膝酸疼,足跟疼痛,或皮肤干燥,阴痒,口干便结,尿少色黄,舌红少苔,脉细数。

2. 肾阳虚证

主症:绝经前后,经行量多,经色淡黯,或崩中漏下,精神萎靡,面色晦黯,腰酸背痛,小便清长,夜尿频多,或面浮肢肿,舌淡红,或胖大边有齿痕,苔薄白,脉沉细弱。

3. 肾阴阳俱虚证

主症:绝经前后,月经紊乱,量少或多,腰背冷痛,四肢不温,头晕耳鸣,

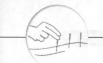

腹泻便溏,小便频数,健忘多梦,乍寒乍热,烘热汗出,五心烦热,舌淡红,苔薄白,脉沉细。

【治疗】

治疗原则:以滋补肝肾,调理阴阳气血,培补生化之源为原则。

(一)针刺治疗

1. **处方**

(1)主穴:百会、关元、肾俞、太溪、三阴交、足三里、内关。

(2)配穴:肾阴虚证加照海、然谷;肾阳虚证加命门;肾阴阳俱虚证加复溜、命门。

2. **操作方法** 主穴用平补平泻法,配穴用补法。隔日治疗1次,每次留针30min。

3. **方义** 百会位于颠顶,属督脉,可升清降浊、平肝潜阳、清利头目;关元属于任脉,可补益元气、调理冲任;肾俞为肾之背俞穴,太溪为肾经原穴,二穴合用可补肾气、养肾阴、充精血、益脑髓、强壮腰膝;三阴交属脾经,通于冲脉和足三阴经,能健脾、疏肝、益肾,理气开郁、调补冲任,足三里能培补后天气血、健脾和胃,促进气血生化。足少阴肾经由足贯背属肾,又注入胸中络心,有交通心肾的作用,因此取然谷、照海、太溪、复溜均可双补肾之阴阳。复溜一穴非常重要,因能恢复人体内气血津液的正常运转而得名。凡出汗过多或无汗,小便失禁或癃闭,口干舌燥无津液,或口角流涎不能自控等,均能取复溜穴。足少阴肾经之照海穴与手厥阴心包经之内关穴,有交通心肾、养阴宁神的作用。然谷能清肾经之虚热,命门能壮督脉之元阳。然谷配命门能起到大补肾阳、大益肾精的作用,使阴阳双补,人体阴平阳秘,达到绝经前后的阴阳再度平衡。

(二)灸法

1. **处方** 百会、气海、关元、肾俞、心俞、肝俞、脾俞、太溪、三阴交。

2. **操作方法** 百会、气海、关元用隔姜灸或隔药饼灸,肾俞、心俞、肝俞、脾俞、太溪、三阴交用温针灸。隔日灸1次。

(三)耳针疗法

1. **处方** 内生殖器、内分泌、交感、神门、肝、脾、肾、皮质下。

2. **操作方法** 每次单耳选取 2～3 个耳穴,用 0.18mm×25mm 的针灸针直刺耳部穴位,留针 30min,隔日治疗 1 次;或用王不留行籽选上述穴位 2～3 个进行耳穴贴压。

【预防与调护】

注意调畅情志,防止心理早衰,适当参加各种体育锻炼,增强体质,调节阴阳气血。注意劳逸结合,生活规律、睡眠充足,避免过度疲劳和紧张;饮食应适当限制高脂、高糖类物质的摄入,注意补充新鲜水果蔬菜。女性进入 40 岁后,每年全面体检一次并进行系统的肿瘤筛查。

附 绝经综合征

绝经综合征(menopausal syndrome,MPS)指妇女绝经前后出现性激素波动或减少所致的一系列躯体及精神心理症状。绝经分为自然绝经和人工绝经。自然绝经指卵巢内卵泡生理性耗竭所致的绝经;人工绝经指两侧卵巢经手术切除或放射线照射卵巢等所致的绝经。人工绝经者更易发生绝经综合征。

【内分泌变化】

绝经前后最明显变化是卵巢功能衰退,随后表现为下丘脑-垂体功能退化。

1. **雌激素** 卵巢功能衰退的最早征象是卵泡对 FSH 敏感性降低,FSH 水平升高。绝经过渡早期雌激素水平波动很大,由于 FSH 升高对卵泡过度刺激引起雌二醇分泌过多,甚至可高于正常卵泡期水平,因此整个绝经过渡期雌激素水平并非逐渐下降,只是在卵泡完全停止生长发育后,雌激素水平才迅速下降。绝经后卵巢极少分泌雌激素,但妇女循环中仍有低水平雌激素,主要来自肾上腺皮质和卵巢的雄烯二酮经周围组织中芳香

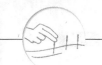

化酶转化的雌酮。绝经后妇女循环中雄酮高于雌二醇(estradiol,E₂)。

2. **孕酮**　绝经过渡期卵巢尚有排卵功能,仍有孕酮分泌。但因卵泡发育质量下降,黄体功能不良,导致孕酮分泌减少。绝经后再无孕酮分泌。

3. **雄激素**　绝经后雄激素来源于卵巢间质细胞及肾上腺,总体雄激素水平下降。其中雄烯二酮主要来源于肾上腺,量约为绝经前的一半。卵巢主要产生睾酮,由于升高的 LH 对卵巢间质细胞的刺激增加,使睾酮水平较绝经前增高。

4. **促性腺激素**　绝经过渡期 FSH 水平升高,呈波动型,LH 仍在正常范围,FSH/LH 仍 < 1。绝经后雌激素水平降低,诱导下丘脑释放促性腺激素释放激素增加,刺激垂体释放 FSH 和 LH 增加,其中 FSH 升高较 LH 更显著,FSH/LH > 1,卵泡闭锁导致雌激素和抑制素水平降低以及 FSH 水平升高,是绝经的主要信号。

5. **促性腺激素释放激素**(gonadotropin- releasing hormone,GnRH)　绝经后 GnRH 分泌增加,并与 LH 相平衡。

6. **抑制素**　绝经后妇女血抑制素水平下降,较雌二醇下降早且明显,可能成为反映卵巢功能衰退更敏感的指标。

7. **抗米勒管激素**(anti-Müllerian hormone,AMH)　绝经后抗米勒管激素水平下降,较 FSH 升高、雌二醇下降早,能较早反映卵巢功能衰退。

【临床表现】

1. **近期症状**

(1)月经紊乱:月经紊乱是绝经过渡期的常见症状,由于稀发排卵或无排卵,表现为月经周期不规则、经期持续时间长及经量增多或减少。此期症状的出现取决于卵巢功能状态的波动性变化。

(2)血管舒缩症状:主要表现为潮热,为血管舒缩功能不稳定所致,是雌激素降低的特征性症状,其特点是反复出现短暂的面部和颈部及胸部皮肤阵阵发红,伴有烘热,继之出汗,一般持续 1 ~ 3min。症状轻者每日发作数次,严重者十余次或更多,夜间或应激状态易促发。该症状可持续1～2年,有时长达5年或更长。

(3) 自主神经失调症状:常出现如心悸、眩晕、头痛、失眠、耳鸣等自主神经失调症状。

(4) 精神神经症状:围绝经期妇女常表现为注意力不易集中,并且情绪波动大,如激动易怒、焦虑不安或情绪低落、抑郁、不能自我控制等情绪症状。记忆力减退也较常见。

2. 远期症状

(1) 泌尿生殖器绝经后综合征: > 50% 的绝经期女性会出现该综合征,主要表现为泌尿生殖道萎缩症状,出现阴道干燥、性交困难及反复阴道感染,排尿困难、尿痛、尿急等反复发生的尿路感染。

(2) 骨质疏松:绝经后妇女雌激素缺乏使骨质吸收增加,导致骨量快速丢失,而出现骨质疏松。50 岁以上妇女半数以上会发生绝经后骨质疏松,一般发生在绝经后 5～10 年,最常发生在椎体。

(3) 阿尔茨海默病:绝经后期妇女比老年男性患病风险高,可能与绝经后内源性雌激素水平降低有关。

(4) 心血管病变:绝经后妇女糖脂代谢异常增加,动脉硬化、冠状动脉性心脏病的发病风险较绝经前明显增加,可能与雌激素水平低下有关。

【诊断】

根据病史及临床表现不难诊断。但需注意除相关症状的器质性病变及精神疾病外,卵巢功能评价等实验室检查也有助于诊断。

1. 血清 FSH 值及 E_2 值测定　检查血清 FSH 值及 E_2 值了解卵巢功能。绝经过渡期血清 FSH > 10U/L,提示卵巢储备功能下降,闭经。FSH > 40U/L 且 E_2 < 10～20pg/ml,提示卵巢功能衰竭。

2. 抗米勒管激素(AMH)测定　AMH 低至 1.1ng/ml 提示卵巢储备下降;若低于 0.2ng/ml 提示即将绝经;绝经后 AMH 一般测不出。

【治疗】

治疗目标:缓解近期症状;能早期发现并有利于预防骨质疏松症、动脉硬化等老年性疾病。

1. **一般治疗** 通过心理疏导,使绝经过渡期妇女了解绝经过渡期的生理过程,并以乐观的心态相适应。必要时选用适量镇静药以助睡眠,如睡前服用艾司唑仑、谷维素等有助于调节自主神经功能的药物。鼓励建立健康生活方式,包括坚持身体锻炼,健康饮食,增加日晒时间,摄入足量蛋白质及含钙丰富食物,预防骨质疏松。

2. **激素补充治疗** 有适应证且无禁忌证时选用。激素补充治疗是针对绝经相关健康问题而采取的一种医疗措施,可有效缓解绝经相关症状,从而提高生活质量。主要药物为雌激素,辅以孕激素。单用雌激素治疗仅适用于子宫已切除者,单用孕激素治疗适用于绝经过渡期功能失调性子宫出血。剂量和用药方案应个体化,以最小剂量且有效为佳。

3. **副作用及危险性**

(1)子宫出血。

(2)性激素副作用:白带多、头痛、水肿、色素沉着、抑郁、易怒、乳房痛、乳房肿胀、高脂血症、动脉粥样硬化、血栓栓塞性疾病、肝功能异常等。

(3)子宫内膜癌、卵巢癌、乳腺癌的发病风险可能增加。

4. **非激素类药物**

(1)选择性 5- 羟色胺再摄取抑制剂:盐酸帕罗西汀 20mg,每日 1 次早晨口服,可有效改善血管舒缩症状及精神神经症状。

(2)钙剂:每日口服氨基酸螯合钙胶囊 1 粒(含 1g),可减缓骨质丢失。

(3)维生素 D:适用于围绝经期妇女缺少户外活动者,每日口服 400 ~ 500U,与钙剂合用有利于钙的吸收。

【绝经前后诸证的针灸治疗】

绝经前后诸证包括围绝经期失眠、围绝经期心悸、围绝经期潮热、围绝经期抑郁、围绝经期结节病、围绝经期关节痛等症状。本章节将在绝经综合征篇的基础上,针对不同症状分篇论述,方便临床医生查阅。

一、围绝经期失眠

围绝经期失眠是指妇女进入围绝经期后,出现入睡困难、睡后易醒,睡眠时间较短,并伴有潮热、心悸、月经不规则等一系列绝经综合征症状的病症。围绝经期失眠是女性各阶段中失眠发生率最高的时期,其发生率在围绝经期所有症状中高达 61.3%。围绝经期失眠的临床表现不一,主要表现为睡眠时间和深度的不足,轻者表现为入睡困难,或睡而易醒,或时睡时醒,或醒后难以入睡,严重者彻夜难眠。长期失眠患者由于不能及时消除疲劳,体力和精力得不到恢复,工作效率和生活质量会受到严重影响。

西医学对围绝经期失眠的病因尚不明确,可能主要与雌激素水平降低、神经递质 5- 羟色胺减少、应激反应增强等因素相关。

中医学认为围绝经期失眠属于中医学"绝经前后诸证""不寐"(《黄帝内经》中称"不得眠""不得卧")等范畴。中医学认为,围绝经期间由于肾气由盛渐衰,肾水不足,精血日渐不足,阴阳失调,导致脏腑功能紊乱,临床出现一系列心肾不交、水不涵木的症状,因此围绝经期失眠的根本是肾水亏虚。

【辨证分型】

1. 肾阴亏虚证

主症:绝经前后入睡困难,早醒、醒后难以入睡,伴有五心烦热,腰膝酸软,头晕耳鸣,视物模糊,舌质红,少苔,脉细数或弦细。

2. 心肝火旺证

主症:绝经前后入睡困难,早醒、醒后难以入睡,甚者彻夜难眠,伴有急躁易怒,头晕头胀头痛,潮热面红,烘热汗出,胸闷胁胀,口舌干燥,尿黄便干,舌质尖红,舌苔薄白,脉弦细或细数。

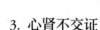

3. 心肾不交证

主症:绝经前后不易入睡,或寐而易醒,伴有头晕耳鸣,腰膝酸软,五心烦热,心悸盗汗,舌质红,少苔,脉细数。

【治疗】

治疗原则:以滋补肝肾,调理冲任为原则。

(一)针刺治疗

1. 处方

(1)主穴:百会、关元、太溪、三阴交、内关、神门、照海、气海。

(2)配穴:肾阴虚证加复溜;心肝火旺证加然谷;心肾不交证加交信。

2. 操作方法　主穴用平补平泻法,配穴复溜用补法,然谷用平补平泻法,交信用补法操作。每日治疗 1 次,每次留针 30min。

3. 方义　百会位于颠顶,属督脉,可升清降浊、平肝潜阳、清利头目;关元属于任脉,可补益元气、调理冲任;太溪为肾经原穴,可补肾气、养肾阴、充精血、益脑髓、强壮腰膝;三阴交属脾经,通于冲脉和足三阴经,能健脾、疏肝、益肾;加内关、神门、照海、气海,内关为手厥阴心包经之穴与足少阴肾经之照海穴同用,能交通心肾、养阴安神,配以神门能宁心安神,配气海大补元气,四穴同用可使水火相济,能治疗因肾阴不足,心火上亢,伴有肝郁气结而肾元不足的失眠。配穴复溜为足太阴肾经五输穴之经穴,有补肾益阴的作用;然谷为肾经之荥穴,有益肾清热的作用;交信为肾经穴又是阴跷脉郄穴,肾经经气由此交于阴跷脉,有补益肾气,调理阴跷的作用,使阴跷、阳跷阴阳平衡,夜寐乃安。

(二)耳针疗法

1. 处方　心、肝、脾、肾、神门、皮质下。

2. 操作方法　每次单耳选取 2 ～ 3 个耳穴,用 0.18mm×25mm 的针灸针直刺耳部穴位,留针 30min,每日治疗 1 次;或用王不留行籽选上述穴位 2 ～ 3 个进行耳穴贴压。

二、围绝经期心悸

围绝经期心悸是指妇女进入围绝经期后,自觉心中悸动,惊惕不安,甚则不能自主的一种病证。病情较轻者为惊悸,病情较重者为怔忡,在临近绝经或绝经后的数年内易发,常发生在 45 ~ 55 岁。

西医学认为围绝经期心悸主要由于卵巢分泌的雌激素水平出现明显下降,导致妇女自主神经功能失调,而出现一系列自主神经系统紊乱的症状,是女性生理功能下降、神经内分泌系统失调的结果。临床上除月经量或多或少、月经周期紊乱外,以心悸、胸闷、气短、失眠、颜面潮红、情绪急躁、盗汗为特征。

中医学认为女子在围绝经期前后,肾的先天之气日益亏损,气血阴阳亏虚,脏腑失养,如《灵枢·邪客》云"心者,五脏六腑之大主也",心经阴血不足,心脉失于充养,或劳倦内伤,脾肾亏虚,气血生化乏源,心血亏乏则心中悸动不安;年老肾阳亏虚则不能鼓舞心脾之阳气,脏腑气化功能失司,致痰湿等阴邪丛生,导致心脉气滞血瘀,气血津液运行不利,心失所养而致心悸;肾之阴阳皆损,阴损及阳或阳损及阴,致使肾水枯乏,肾精亏损,肾水不能上济心火,使心火独亢,心神失养而发为心悸。

【辨证分型】

1. 心血亏虚证

主症:心悸不宁,思虑劳倦后加重,面色少华,头晕目眩,气短胸闷,舌质淡红,苔薄白,脉细结代。

2. 痰瘀心脉证

主症:心悸时发时止,烦躁胸闷,甚至胸痛彻背,失眠多梦,口苦而腻,咳嗽咯痰,小便黄,大便不爽,唇舌紫黯,舌苔白腻或黄腻,脉滑数或涩或结代。

3. 心肾不交证

主症:心悸不宁,心中烦热,口干口苦,少寐多梦,耳鸣眩晕,面红或两颧潮红,舌尖深红,少苔,脉细数结代。

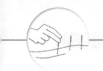

【治疗】

治疗原则:以养心宁心,镇惊安神为原则。

(一)针刺治疗

1. **处方**

(1)主穴:以手足少阴经和背俞穴为主,心俞(或神道)、灵道、通里、大钟,巨阙。

(2)配穴:心血亏虚证加膈俞、神堂、脾俞;痰瘀心脉证加丰隆、肺俞、血海;心肾不交证加太溪、劳宫、肾俞。

2. **操作方法** 主穴用平补平泻法,巨阙进针0.8寸,用平补平泻法得气后即出针,配穴按补虚泻实原则行补泻手法。隔日治疗1次,每次留针30min。

3. **方义** 心俞、巨阙为治心悸的俞募配穴法,即治本之法;手少阴心经之灵道、通里与心俞相合,内外相应作用于心脏;足少阴之脉上注心中,故大钟能补肾强心,手太阳之脉出入耳目咽喉,由缺盆络心,与手少阴互为表里,通里为手少阴心经之络穴,联络心经与小肠经,大钟为足少阴肾经之络穴,联络肾经与膀胱经,两穴合用以下应上,交通心肾,故此组方能有效地宁心安神、补肾强心;神道穴属督脉,位于两侧心俞间,内应心脏,故可与心俞交替使用,此穴能温补心阳、宁心安神。配穴膈俞为血会,配神堂补血养心,配脾俞加强运化水谷精微而化血,神堂穴位于第5胸椎棘突下,后正中线旁开3寸,为足太阳膀胱经穴位,有宽胸理气,活血逐瘀,宁心安神的作用,故可有效地作用于心悸、怔忡、胸闷胸痛,甚至胸痛不得眠等症;丰隆配肺俞健脾化痰、补肺利水,血海加强养血活血、行气化瘀;太溪配肾俞为肾经的原穴配肾之背俞穴,增强益肾填精功能,劳宫为心包经之荥穴,能清泻心火,使肾水上济,心火下达,起到交通心肾的作用。

(二)耳针疗法

1. **处方** 心、肝、脾、肾、神门、皮质下、交感。

2. **操作方法** 每次单耳选取2～3个耳穴,用0.18mm×25mm的针灸针直刺耳部穴位,留针 30min,每日治疗 1 次;或用王不留行籽选上述穴位 2 ～ 3 个进行耳穴贴压。

【注意事项】

此阶段心悸、心慌、胸闷、胸痛、气急等症状有时会被患者误认为"更年期"所致,而自服保健品或中成药,有时会导致症状加重,而延误了对心血管病的必要检查和治疗。故针灸医生对这类患者接诊时,要首先排除其心血管器质性疾病,先进行必要的实验室生化、血常规、尿常规、心电图和心脏 B 超等检查,只有明确"围绝经期心悸"的诊断,才能用针灸治疗。

三、围绝经期潮热

围绝经期潮热是指妇女进入围绝经期后,反复出现短暂的面部和颈部及胸部皮肤阵阵发红,伴有烘热,继之出汗,一般持续 1 ～ 3min。症状轻者每日发作数次,严重者 10 余次或更多,夜间或应激状态易激发。该症状可持续 1 ～ 2 年,有时长达 5 年或更长时间。

西医学认为围绝经期潮热主要是女性进入围绝经期后,由于雌激素水平降低,导致血管舒缩功能不稳定所致。

中医学认为妇女在绝经前后,肾气渐衰,天癸将竭,冲任二脉亏损,精血不足,阴虚不能抱阳,虚阳亢争,虚火内扰,故潮热;虚阳外越,营卫失和,腠理不节,迫津外泄,故盗汗不止。

【辨证分型】

肾阴亏虚证

主症:绝经前后潮热汗出,伴有月经紊乱,头目晕眩,耳鸣,五心烦热,腰膝酸疼,足跟疼痛,或皮肤干燥,阴痒,口干便结,尿少色黄,舌红少苔,脉细数。

【治疗】

治疗原则:以养阴清热,交通心肾为原则。

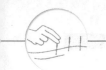

（一）针刺治疗

1. **处方** 百会、关元、太溪、三阴交、复溜、间使、绝骨。

2. **操作方法** 主穴用平补平泻法。隔日治疗 1 次，每次留针 30min。

3. **方义** 百会位于颠顶，属督脉，可升清降浊、平肝潜阳、清利头目；关元属于任脉，可补益元气、调理冲任；太溪为肾经原穴，可补肾气、养肾阴、充精血、益脑髓、强壮腰膝；三阴交属脾经，通于冲脉和足三阴经，能健脾、疏肝、益肾；加复溜、间使、绝骨三穴加强补益肾阴的作用，汗为心液，治汗一般取心经穴位为多，而对阴虚火旺的盗汗则用间使、复溜，两穴配伍为心肾双补，滋水之源以清心火。围绝经期潮热盗汗是由于肾阴不足、水不涵木导致少阳风木上干，而木生火、火扰心液，从而出现夜间盗汗的症状，配伍足少阳胆经穴之绝骨（悬钟），能以下干上，对因肾阴不足、水不涵木、木火相生、火迫心液而致的夜间盗汗有良效。

（二）耳针疗法

1. **处方** 心、肝、脾、肾、神门、皮质下、交感。

2. **操作方法** 每次单耳选取 2 ～ 3 个耳穴，用 0.18mm×25mm 的针灸针直刺耳部穴位，留针 30min，每日治疗 1 次；或用王不留行籽选上述穴位 2 ～ 3 个进行耳穴贴压。

四、围绝经期抑郁

围绝经期抑郁是指妇女在围绝经期，出现情绪波动剧烈，激动易怒、焦虑不安或情绪低落、抑郁、不能自我控制等精神症状，甚至有自杀倾向，严重影响患者的身心健康。

西医学认为围绝经期抑郁主要是女性进入围绝经期后，因卵巢功能衰退，垂体功能亢进，促性腺激素分泌过多，引起自主神经功能紊乱，继而出现烦躁不安、焦虑抑郁、自汗、盗汗、失眠多梦、心悸气短、肌肉酸痛等一系列症状。

中医学认为肾虚肝郁是围绝经期抑郁的核心病机。女性进入围绝经期后,肾阴不足,天癸将竭,水不涵木,则导致少阳风木上干,而木生火,导致肝之阴阳失衡,肝体阴而用阳的生理作用失调,以致肝主疏泄功能的异常,使肝气郁结,肝气不能条达,形成"木郁"状态,引发"木"病诸多症状。

【辨证分型】

肾虚肝郁证

主症:绝经前后抑郁,激动易怒,或情绪低落,闷闷不乐,悲伤欲哭,或伴有月经紊乱,头晕头胀头痛,潮热面红,烘热汗出,胸闷胁胀,口舌干燥,大便秘结或溏泄,小便频数,神疲乏力,嗜睡或失眠,舌质尖红或淡红,舌苔薄白,脉弦细无力或脉弦有力。

【治疗】

治疗原则:以补益肾阴,疏肝解郁为原则。

(一)针刺治疗

1. **处方**　百会、关元、太溪、三阴交、然谷、太冲、膻中、神门。

2. **操作方法**　主穴用平补平泻法,太冲用泻法操作,膻中穴先向上平刺 1 寸,行捻转补法,得气后针尖退至皮下,再分别向左、右、下方平刺 1 寸左右,得气后针身退至皮下,反复操作 2 ～ 3 次后针尖向上将针留于正中线上。每日治疗 1 次,每次留针 30min。

3. **方义**　百会位于颠顶,属督脉,可升清降浊、平肝潜阳、清利头目;关元属于任脉,可补益元气、调理冲任;太溪为肾经原穴,可补肾气、养肾阴、充精血、益脑髓、强壮腰膝;三阴交属脾经,通于冲脉和足三阴经,能健脾疏肝、益肾固元;加然谷、太冲、膻中、神门加强补肾清热、疏肝安神的作用;然谷为肾经之荥穴,有补肾清热之功效,可制约相火偏旺;太冲为足厥阴之输穴、原穴,有平肝泄热之功效;膻中为气会,且为任脉穴、心包募穴,善调胸中大气;神门为手少阴心经之原穴,可安神定志,诸穴合用起到补益肾阴、泻火宁神、疏肝解郁的作用。

(二)耳针疗法

1. **处方** 心、肝、脾、肾、神门、交感。

2. **操作方法** 每次单耳选取 2～3 个耳穴,用 0.18mm×25mm 的针灸针直刺耳部穴位,留针 30min,每日治疗 1 次;或用王不留行籽选上述穴位 2～3 个进行耳穴贴压。

五、围绝经期结节病

围绝经期结节病是指妇女进入围绝经期,出现甲状腺结节、肺结节、乳腺结节、乳腺纤维增生等疾病。

中医学认为围绝经期结节病,责之于肾虚。女子"七七"之年后,肾气渐衰,天癸渐竭,冲任二脉虚衰。肾虚会影响到其他各个脏腑。肾阴亏损导致水火不济,心火独亢,心火炽盛则炼熬津液成痰,易生各类结节;肾水亏虚,水不涵木,则少阳风木上干,木生火,火克金,肺金通调水道功能受损,水液代谢发生异常,废水浊液不能排泄,也易生结节;木强则克脾土,土虚不运则导致中焦水谷精微不化,凝聚成痰易成结节,故肾之阴阳亏损会导致一系列脏腑功能下降,使水谷精微不能濡养机体,反而生成痰、湿、寒、瘀、热等病理产物,导致各类结节的发生。因此,补肾健脾、疏肝理气、化瘀散结、消痰温通等治疗为围绝经期结节病的基本治疗原则。要注意的是,如果患者的各类结节病经西医诊断为恶性结节或有明确手术指征时,应先进行手术治疗,后续可根据患者个体情况,再用针灸进行病因治疗。

【辨证分型】

肾虚证

主症:绝经前后肺结节,或伴有乳腺结节、甲状腺结节等,兼有月经紊乱,先后不定,头目晕眩,耳鸣目花,五心烦热,腰膝酸软,足跟疼痛,舌红少苔,脉细数,或舌质淡红或紫,边齿痕而胖大,脉沉细或沉滑。

【治疗】

治疗原则:以补肾健脾为原则,兼以理肝气、化痰散结、消痰温通为原则。

(一)针刺治疗

1. **处方**　百会、关元、太溪、三阴交、复溜、丰隆、隐白、神门、太冲、膻中、阿是穴。

2. **操作方法**　除隐白穴外,均用平补平泻法。隔日治疗1次,每次留针30min。隐白穴用直接无瘢痕灸,取麦粒大小艾炷,施灸时先在所灸腧穴部位涂少量的凡士林,便于艾炷黏附,当灸炷燃剩2/5或1/4且患者感到微有灼痛时,即可易炷再灸,每次灸10~20壮,双侧交替进行,隔日1次,10次为1疗程,疗程结束后可休息1周,再接下1疗程,一般灸3个疗程。

3. **方义**　百会位于颠顶,属督脉,可升清降浊、平肝潜阳、清利头目;关元属于任脉,可补益元气、调理冲任;太溪为肾经原穴,可补肾气、养肾阴、充精血、益脑髓、强壮元阳;三阴交属脾经,通于冲脉和足三阴经,能健脾、疏肝、益肾;复溜为足太阴肾经五输穴之经穴,可加强补肾益阴的作用;丰隆化痰消核,和胃行气;隐白穴为足太阴脾经穴之井穴,有调经统血、健脾回阳之功效;神门为手少阴心经之原穴,起到交通心肾的作用;太冲为足厥阴经之输穴、原穴,有平肝泄热之功效;膻中为气会,且为任脉穴、心包募穴,善调胸中大气,行气逐瘀。诸穴配伍可调补心肝脾肺肾脏腑之气,使肾气充足,五脏脏腑气血调和,运行有度,配合阿是穴在结节周边行围刺法,控制结节生长,缩小并软化结节。

(二)耳针疗法

1. **处方**　心、肝、脾、肾、交感、内分泌、三焦。

2. **操作方法**　每次单耳选取2~3个耳穴,用0.18mm×25mm的针灸针直刺耳部穴位,留针30min,每日治疗1次;或用王不留行籽选上述穴位2~3个进行耳穴贴压。

六、围绝经期骨关节痛

围绝经期骨关节痛是指妇女进入围绝经期,产生的运动神经系统的疾病,主要表现为腰背或四肢各关节疼痛,骨质增生,四肢麻木,活动不利等症状。

西医学认为围绝经期骨关节痛主要是由于卵巢功能衰退,雌激素、孕激素水平下降,骨吸收及骨形成均加速所致。由于骨吸收过程较短,而骨形成过程较长,导致骨吸收大于骨形成,造成骨质丢失,骨内钙磷含量减少导致骨强度减弱,在日常外力作用下,不断发生只有在显微镜下才能发现的微骨折,刺激神经末梢产生疼痛感。因此,围绝经期骨关节痛的本质是骨质疏松症,与雌激素水平下降而出现的血钙急剧丢失有密切关系。

中医学认为围绝经骨关节痛的病机以肾虚为基础。女性进入围绝经期后,肾气渐衰,天癸将竭,而肾主骨生髓,导致骨髓化生无源则骨萎、髓虚;或女性进入围绝经期后,五脏功能衰弱,脾胃虚弱,气血生化无源,脾主运化失常,肌肉、四肢百骸无以得养,则导致本病的发生;或女性天癸将竭,肾精亏虚,肝主筋,肝肾同源,肝失疏泄,脉道闭阻,气血壅塞不通,则血不荣筋,筋病及骨,骨失血养,而致骨脆弱不堪,导致一系列腰背、脊柱、四肢、关节酸痛的症状。

【辨证分型】

1. 肝肾不足证

主症:围绝经期颈胸椎或腰背部酸痛,板滞感,或关节痛,胁肋隐痛,四肢麻木,月经量少,月经延期或闭经,或见目干耳鸣,口燥咽干,舌红,苔薄白或少苔,脉弦细或沉涩,尺脉弱。

2. 脾胃虚弱证

主症:围绝经期四肢肌肉酸胀不适或疼痛,腰酸腰痛,四肢或腰部怕冷,月经量少或有血块,经期少腹坠胀,或见大便溏薄,舌淡红或淡胖,或边有齿痕,苔薄白,脉细弱。

3. 气滞血瘀证

主症:围绝经期四肢关节疼痛,功能受限或活动不利,伴有胁肋胀痛或刺痛,月经延期或闭经,或乳房胀痛,情志抑郁,舌淡紫,或有瘀斑,苔薄白,脉弦或弦涩。

【治疗】

治疗原则:以补肾填精,益肾生髓为原则,并配合培补肝肾、培土生精、养血疏肝。

(一)针刺治疗

1. 处方

(1)主穴:百会、关元、太溪、三阴交、阳陵泉、足三里、太冲、阿是穴、绝骨。

(2)配穴:肝肾不足证加肝俞、肾俞;脾胃虚弱证加脾俞、地机;气滞血瘀证加血海、太冲。

2. 操作方法　主穴均用补法,配穴按虚实补泻法操作。隔日治疗1次,每次留针30min。

3. 方义　百会位于颠顶,属督脉,可升清降浊、补督壮阳、升提元阳;关元属于任脉,可补肾益元、调理冲任;太溪为肾经原穴,可补肾气、养肾阴、充精血、益脑髓、强壮腰膝;三阴交属脾经,通于冲脉和足三阴经,能健脾、疏肝、益肾;加阳陵泉、足三里、太冲以及局部阿是穴可以起到补肾培元、养血润筋、通络止痛的作用;阳陵泉为足少阳胆经穴,又是筋会,有疏肝利胆、强健腰膝的作用,足三里可健脾和胃、补益气血,太冲疏肝解郁,三穴合用可调理肝脾肾三脏气血,在补肾同时兼顾脾胃,助脾转化水谷精微化生精血,调肝的同时兼顾补脾,使肝脾肾三脏气血充足,筋骨肌肉得以濡养,诸痛消除;配合阿是穴,在局部疼痛关节周围行补法操作后,再用温针灸,能起到温经散寒、行瘀活血、消肿止痛的作用;或者在背正中督脉沿线,根据疼痛发生的位置,在颈椎、胸椎两侧皮肤或是腰骶部,找出阳性反应点,在反应点上,先行针刺补法,再温针灸,能大补元阳、温通督脉,以疏通任、督两脉气血,改善阴阳俱虚

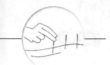

的状态;绝骨为八脉穴之一,称为"髓会",能填髓强骨、养血壮骨。配穴肝肾不足证加肝俞、肾俞以培补肝肾、强筋壮骨;脾胃虚弱证加脾俞、地机以益气健脾、养血填精;气滞血瘀证加血海、太冲以理气活血、通调经络、祛瘀止痛。

(二)灸法

1. **处方** 阿是穴、督脉阳性反应点。

2. **操作方法** 阿是穴、督脉阳性反应点用温针灸。阿是穴温针灸即在疼痛关节周围按经络分布走向或压痛点选取 5 ~ 8 个穴位,在行补法操作后,再温针灸;督脉温针灸是在督脉(背正中线)左右找阳性反应点,即灰色、灰咖啡色或白色小点,在反应点上进针,行补法操作 1 ~ 2min 后,再温针灸,每次选 5 ~ 8 个穴位,每次灸 3 壮。隔日治疗 1 次,共 10 次为 1 疗程。

(三)耳针疗法

1. **处方** 心、肝、脾、肾、颈椎、腰骶椎、腕、肘、肩。

2. **操作方法** 每次单耳选取 2 ~ 3 个耳穴,用 0.18mm × 25mm 的针灸针直刺耳部穴位,留针 30min,每日治疗 1 次;或用王不留行籽选上述穴位 2 ~ 3 个进行耳穴贴压。

第八节·阴吹

妇女阴道中时时出气或气出有声,状如矢气,自身无法控制,严重时簌簌有声,连续不断,谓之阴吹。

阴吹首载于《金匮要略》,曰:"胃气下泄,阴吹而正喧,此谷气之实也。"张仲景在《金匮要略》中指出阴吹正喧用猪"膏发煎导之"。《医宗金鉴·妇科心法要诀》曰:"若气血大虚,中气下陷者,宜十全大补汤加升麻、柴胡以升提之。"中医学认为本病主要是胃气下泄,不循常道,逼走前阴。其病机有三:一为腑气不通,胃腑燥实,谷道欠通,胃气下泄。二为气虚,脾胃虚弱,中气不足,运行无力,腑气失循常道。三为痰湿内阻,若脾胃虚弱之人,素有痰饮蓄积,痰浊郁滞,中焦气机不利,谷气不能上升清道,反而迫走下泄;或痰浊直接下注冲任,气随浊下。

本病相当于西医妇科学中的阴道壁松弛症。

【辨证分型】

1. **腑气不通证**

主症:阴吹作响,簌簌有声,腹部胀满不适,伴大便数日未解,或伴有小便排出困难,小便黄赤,或头晕烦躁,舌红,苔黄或腻,脉弦滑。

2. **脾虚不摄证**

主症:阴吹作响,声音低微,劳则加重,伴纳差,面色萎黄,小腹下坠,身倦懒言,面色不华,四肢乏力,小便频数,带下量多,质稀色淡,舌淡红,苔薄白,脉缓弱。

3. **痰湿下注证**

主症:阴吹作响,常伴白带流出,质稠色黄,或有便秘,伴胸闷脘痞,形体肥胖,痰多黏喉,腰膝重着,舌淡红,苔白腻,脉细滑。

【治疗】

治疗原则:以健脾升提,涤痰化湿,通利大便为原则。

(一)针刺治疗

1. **处方**

(1)主穴:支沟、照海、天枢、足三里。

(2)配穴:腑气不通证加合谷、曲池、少冲;脾虚不摄证加太白、章门、大横;痰湿下注证加丰隆、公孙、内关。

2. **操作方法** 主穴用毫针平补平泻法,腑气不通证主穴支沟用泻法,主穴足三里加配穴合谷、曲池用补法,脾虚不摄证配穴用补法,痰湿下注证配穴用平补平泻法。隔日治疗 1 次,每次留针 30min。

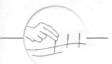

3. **方义** 阴吹主要由胃腑燥实、肠道不通、胃气下泄所致,故通大便为该病的主要治法。肾为水脏,三焦为决渎之官,取手少阳三焦经的支沟与足少阴肾经的照海,能通调津液以增水行舟,促进大肠蠕动,濡润大肠而通便,使胃气归循常道,不再下泄别走阴道;足三里、天枢为胃之下合穴和大肠募穴,二穴相配能通利肠道,改善胃肠功能,以激发胃肠功能,促进肠蠕动。配穴合谷、曲池能清肠热、调胃气;少冲为手少阴心经井穴,手少阴心经下膈络小肠,故少冲能清心与小肠之火,减弱火克金之弊,而生大肠津液,减少便秘;太白、章门、大横能补脾气而升提中气;丰隆、内关、公孙能化痰燥湿、健脾和胃。诸穴共用能健脾升提气机,通利润泽大肠,化痰祛湿行气,使谷道畅通,胃气下走肠道,不偏入阴户而杜绝阴吹病的发生。

(二)灸法

1. **处方** 天枢、足三里、支沟、照海、气穴。

2. **操作方法** 诸穴用温针灸,气穴可用隔姜灸,隔日灸1次。

(三)耳针疗法

1. **处方** 胃、脾、神门、内生殖器、大肠、心。

2. **操作方法** 每次单耳选取2～3个耳穴,用0.18mm×25mm的针灸针直刺耳部穴位,留针30min,隔日治疗1次;或用王不留行籽选上述穴位2～3个进行耳穴贴压。

【预防与调护】

平时注意保持大便通畅,减少便秘、腹泻的发生;注意控制体重,肥胖超重或过于消瘦均易发生本病;增强体育锻炼,合理膳食,避免过于劳伤心神,心火上扰或心肝火旺均可致火克金,大肠传导失职,肠燥便秘或便溏腹胀,而致阴吹病的发生。

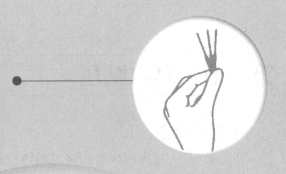

第六章

针灸治疗妇科病的
适宜技术

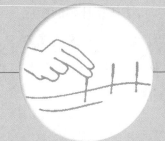

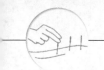

第一节·耳穴贴压

【耳穴贴压的概念】

耳穴贴压法，是用医用胶布将王不留行籽准确地粘贴于耳廓穴位处，并给予适度的揉、按、捏、压，使其产生酸、麻、胀、痛等刺激感应，以达到治疗目的的一种外治疗法。

【耳与经络脏腑的关系】

耳与经络之间有着密切的联系，早在两千多年前的医学帛书《阴阳十一脉灸经》就记载了"耳脉"。《黄帝内经》对耳与经脉、经别、经筋的关系作了较详细的阐述。手太阳、手足少阳、手阳明等经脉、经别都入耳中，足阳明、足太阳的经脉则分别上耳前、至耳上角。六阴经虽不直接入耳，但都通过经别与阳经相合，与耳相联系。因此，十二经脉都直接或间接上达于耳。奇经八脉中阴跷、阳跷脉并入耳后，阳维脉循头入耳。所以《灵枢·口问》云："耳者，宗脉之所聚也。"

耳与脏腑的关系密切，据《黄帝内经》《难经》等书记载，耳与五脏均有生理功能上的联系。如《灵枢·脉度》云："肾气通于耳，肾和则耳能闻五音矣。"《难经·四十难》云："肺主声，故令耳闻声。"后世医家在论述耳与脏腑的关系时更为详细，如《证治准绳》云："肾为耳窍之主，心为耳窍之客。"《厘正按摩要术》曰："耳珠属肾，耳轮属脾，耳上轮属心，耳皮肉属肺，耳背玉楼属肝。"进一步将耳廓分为心、肝、脾、肺、肾五部，说明耳与脏腑在生理功能上是息息相关的。人体的内脏或躯体发病时，往往在耳廓的相应部位出现压痛敏感、皮肤特异性改变和变形、变色等反应。参考这些现象我们可以诊断疾病，并通过刺激这些部位来防治疾病。可见，耳不仅与脏腑的生理活动有关，而且与其病理变化也是不可分割的。

【耳廓表面解剖】

耳廓分为凹面的耳前和凸面的耳背,其体表解剖见表 6-1 及图 6-1a。

表 6-1 耳廓体表解剖名称和定位

名称	定位
耳轮	耳廓外侧边缘的卷曲部分
耳轮结节	耳轮外上方的膨大部分
耳轮尾	耳轮向下移行于耳垂的部分
耳轮脚	耳轮深入耳甲的部分
对耳轮	与耳轮相对呈 "Y" 字形的隆起部,由对耳轮体、对耳轮上脚和对耳轮下脚 3 部分组成
对耳轮体	对耳轮下部呈上下走向的主体部分
对耳轮下脚	对耳轮向前分支的部分
对耳轮上脚	对耳轮向上分支的部分
三角窝	对耳轮上、下脚与相应耳轮之间的三角形凹窝
耳舟	耳轮与对耳轮之间的凹沟
耳屏	耳廓前方呈瓣状的隆起
屏上切迹	耳屏与耳轮之间的凹陷处
对耳屏	耳垂上方、与耳屏相对的瓣状隆起
屏间切迹	耳屏和对耳屏之间的凹陷处
轮屏切迹	对耳轮与对耳屏之间的凹陷处
耳垂	耳廓下部无软骨的部分
耳甲	部分耳轮和对耳轮、对耳屏、耳屏及外耳门之间的凹窝。由耳甲艇、耳甲腔两部分组成
耳甲腔	耳轮脚以下的耳甲部
耳甲艇	耳轮脚以上的耳甲部
外耳门	耳甲腔前方的孔窍

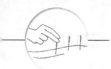

【耳穴的分布】

耳穴是指分布在耳廓上的一些特定区域。耳穴在耳廓的分布有一定的规律,根据形如胚胎的耳穴分布图可以看出:与头面相应的穴位在耳垂,与上肢相应的穴位在耳舟,与躯干和下肢相应的穴位在对耳轮体部和对耳轮上、下脚,与内脏相应的穴位集中在耳甲。

【耳穴的部位和主治】

为了方便取穴,国家标准《耳穴名称与定位》(GB/T 13734-2008)按耳的解剖将每个部位划分成若干个区,共计有 93 个穴位。耳廓分区及耳穴定位见图 6-1a 和图 6-1b。

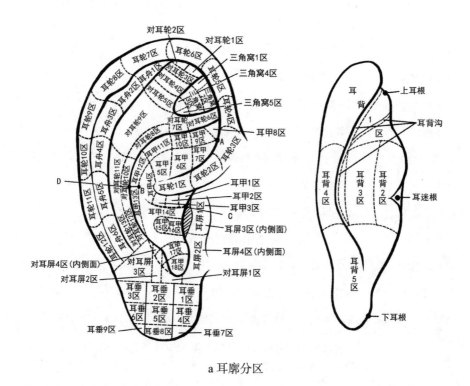

a 耳廓分区

图 6-1 耳廓分区与耳穴定位示意图

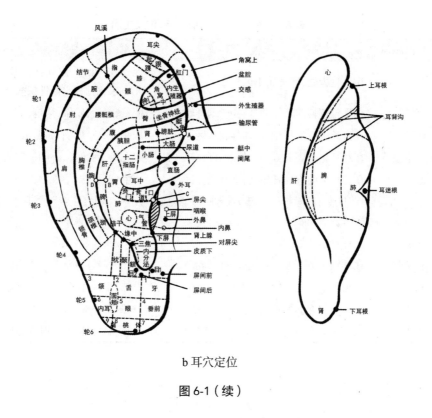

b 耳穴定位

图 6-1（续）

1. 耳轮穴位部位及主治　将耳轮分为 12 区，耳轮脚为耳轮 1 区；耳轮脚切迹到对耳轮下脚上缘之间的耳轮分为 3 等分，自下而上依次为耳轮 2 区、3 区、4 区；对耳轮下脚上缘到对耳轮上脚前缘之间为耳轮 5 区；对耳轮上脚前缘到耳尖之间为耳轮 6 区；耳尖到耳轮结节上缘为耳轮 7 区；耳轮结节上缘到耳轮结节下缘为耳轮 8 区；耳轮结节下缘到轮垂切迹之间的耳轮分为 4 等分，自上而下依次为耳轮 9 区、10 区、11 区、12 区。耳轮的穴位名称、部位及主治见表 6-2，耳轮的穴位图见图 6-2。

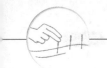

表 6-2　耳轮的穴位名称、部位及主治

穴位名称	部位	主治
耳中	在耳轮脚处,即耳轮 1 区	呃逆、荨麻疹、皮肤瘙痒症、小儿遗尿、咯血、出血性疾病
直肠	在耳轮脚棘前上方的耳轮处,即耳轮 2 区	便秘、腹泻、脱肛、痔疮
尿道	在直肠上方的耳轮处,即耳轮 3 区	尿频、尿急、尿痛、尿潴留
外生殖器	在对耳轮下脚前方的耳轮处,即耳轮 4 区	睾丸炎、附睾炎、外阴瘙痒症
肛门	在三角窝前方的耳轮处,即耳轮 5 区	痔疮、肛裂
耳尖	在耳廓向前对折的上部尖端处,即耳轮 6 区、7 区交界处	发热、高血压、急性结膜炎、睑腺炎、牙痛、失眠
结节	在耳轮结节处,即耳轮 8 区	头晕、头痛、高血压
轮 1	在耳轮结节下方的耳轮处,即耳轮 9 区	发热、扁桃体炎、上呼吸道感染
轮 2	在轮 1 下方的耳轮处,即耳轮 10 区	发热、扁桃体炎、上呼吸道感染
轮 3	在轮 2 下方的耳轮处,即耳轮 11 区	发热、扁桃体炎、上呼吸道感染
轮 4	在轮 3 下方的耳轮处,即耳轮 12 区	发热、扁桃体炎、上呼吸道感染

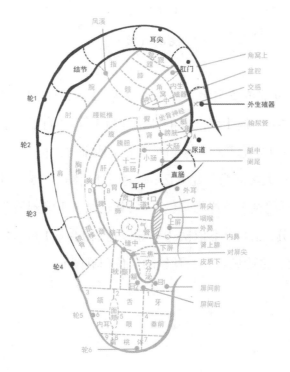

图 6-2　耳轮的穴位图

2. 耳舟穴位 将耳舟分为 6 等分,自上而下依次为耳舟 1 区、2 区、3 区、4 区、5 区、6 区。耳舟的穴位名称、部位及主治见表6-3,耳舟的穴位图见图6-3。

表6-3 耳舟的穴位名称、部位及主治

穴位名称	部位	主治
指	在耳舟上方处,即耳舟 1 区	甲沟炎、手指麻木和疼痛
腕	在指区的下方处,即耳舟 2 区	腕部疼痛
风溪	在耳轮结节前方,指区与腕区之间,即耳舟 1 区、2 区交界处	荨麻疹、皮疹瘙痒症、过敏性鼻炎、哮喘
肘	在腕区的下方处,即耳舟 3 区	肱骨外上髁炎、肘部疼痛
肩	在肘区的下方处,即耳舟 4 区、5 区	肩关节周围炎、肩部疼痛
锁骨	在肩区的下方处,即耳舟 6 区	肩关节周围炎

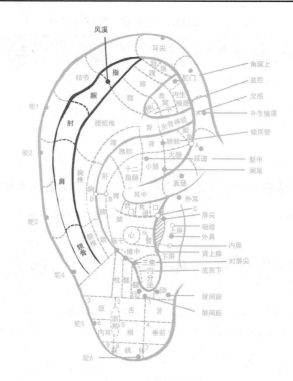

图6-3 耳舟的穴位图

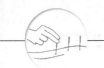

3. **对耳轮穴位**　将对耳轮分为 13 区,对耳轮上脚分为上、中、下 3 等分,下 1/3 为对耳轮 5 区,中 1/3 为对耳轮 4 区;再将上 1/3 分为上、下 2 等分,下 1/2 为对耳轮 3 区;再将上 1/2 分为前后 2 等分,后 1/2 为对耳轮 2 区,前 1/2 为对耳轮 1 区。

对耳轮下脚分为前、中、后 3 等分,中、前 2/3 为对耳轮 6 区,后 1/3 为对耳轮 7 区。

对耳轮体从对耳轮上、下脚分叉处至轮屏切迹分为 5 等分,再沿对耳轮耳甲缘将对耳轮体分为前 1/4 和后 3/4 两部分,前上 2/5 为对耳轮 8 区,后上 2/5 为对耳轮 9 区,前中 2/5 为对耳轮 10 区,后中 2/5 为对耳轮 11 区,前下 1/5 为对耳轮 12 区,后下 1/5 为对耳轮 13 区。对耳轮的穴位名称、部位及主治见表 6-4,对耳轮的穴位图见图 6-4。

表 6-4　对耳轮的穴位名称、部位及主治

穴位名称	部位	主治
跟	在对耳轮上脚前上部,即对耳轮 1 区	足跟痛
趾	在耳尖下方的对耳轮上脚后上部,即对耳轮 2 区	甲沟炎、趾部疼痛
踝	在趾、跟区下方处,即对耳轮 3 区	踝关节扭伤
膝	在对耳轮上脚中 1/3 处,即对耳轮 4 区	膝关节疼痛、坐骨神经痛
髋	在对耳轮上脚的下 1/3 处,即对耳轮 5 区	髋关节疼痛、坐骨神经痛、腰骶部疼痛
坐骨神经	在对耳轮下脚的前 2/3 处,即对耳轮 6 区	坐骨神经痛、下肢瘫痪
交感	在对耳轮下脚前端与耳轮内缘相交处,即对耳轮 6 区前端	胃肠痉挛、心绞痛、胆绞痛、输尿管结石、自主神经功能紊乱
臀	在对耳轮下脚的后 1/3 处,即对耳轮 7 区	坐骨神经痛、臀筋膜炎

续表

穴位名称	部位	主治
腹	在对耳轮体前部上 2/5 处,即对耳轮 8 区	腹痛、腹胀、腹泻、急性腰扭伤、痛经、产后宫缩痛
腰骶椎	在腹区后方,即对耳轮 9 区	腰骶部疼痛
胸	在对耳轮体前部中 2/5 处,即对耳轮 10 区	胸胁疼痛、肋间神经痛、胸闷、乳腺炎
胸椎	在胸区后方,即对耳轮 11 区	胸痛、经前乳房胀痛、乳腺炎、产后乳汁不行
颈	在对耳轮体前部下 1/5 处,即对耳轮 12 区	落枕、颈椎疼痛
颈椎	在颈区后方,即对耳轮 13 区	落枕、颈椎综合征

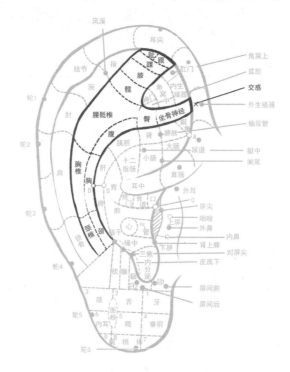

图 6-4　对耳轮的穴位图

　　4. 三角窝穴位　将三角窝由耳轮内缘至对耳轮上、下脚分叉处分为前、中、后 3 等分,中 1/3 为三角窝 3 区;再将前 1/3 分为上、中、下 3 等分,

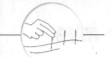

上1/3为三角窝1区,中、下2/3为三角窝2区;再将后1/3分为上、下2等分,上1/2为三角窝4区,下1/2为三角窝5区。三角窝的穴位名称、部位及主治见表6-5、三角窝的穴位图见图6-5。

表6-5 三角窝的穴位名称、部位及主治

穴位名称	部位	主治
角窝上	在三角窝前1/3的上部,即三角窝1区	高血压
内生殖器	在三角窝前1/3的下部,即三角窝2区	痛经、月经不调、白带过多、功能失调性子宫出血、阳痿、遗精、早泄
角窝中	在三角窝中1/3处,即三角窝3区	哮喘
神门	在三角窝后1/3的上部,即三角窝4区	失眠、多梦、戒断综合征、癫痫、高血压、神经衰弱
盆腔	在三角窝后1/3的下部,即三角窝5区	盆腔炎、附件炎

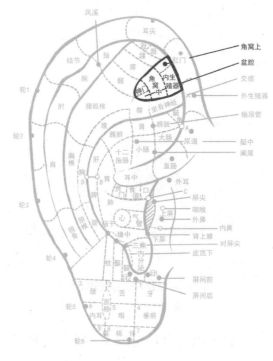

图6-5 三角窝的穴位图

5. **耳屏穴位**　将耳屏分成 4 区。耳屏外侧面分为上、下 2 等分,上部为耳屏 1 区,下部为耳屏 2 区;将耳屏内侧面分为上、下 2 等分,上部为耳屏 3 区,下部为耳屏 4 区。耳屏的穴位名称、部位及主治见表 6-6、耳屏的穴位图见图 6-6。

表 6-6　耳屏的穴位名称、部位及主治

穴位名称	部位	主治
上屏	在耳屏外侧面上 1/2 处,即耳屏 1 区	咽炎、鼻炎
下屏	在耳屏外侧面下 1/2 处,即耳屏 2 区	鼻炎、鼻塞
外耳	在屏上切迹前方近耳轮部,即耳屏 1 区上缘处	外耳道炎、中耳炎、耳鸣
屏尖	在耳屏游离缘上部尖端,即耳屏 1 区后缘处	发热、牙痛、斜视
外鼻	在耳屏外侧面中部,即耳屏 1、2 区之间	鼻前庭炎、鼻炎
肾上腺	在耳屏游离缘下部尖端,即耳屏 2 区后缘处	低血压、风湿性关节炎、腮腺炎、链霉素中毒、眩晕、哮喘、休克、疟疾
咽喉	在耳屏内侧面上 1/2 处,即耳屏 3 区	声音嘶哑、咽炎、扁桃体炎、失语、哮喘
内鼻	在耳屏内侧面下 1/2 处,即耳屏 4 区	鼻炎、上颌窦炎、额窦炎、鼻衄
屏间前	在屏间切迹前方耳屏最下部,即耳屏 2 区下缘处	咽炎、口腔炎、上颌炎、鼻咽炎

6. **对耳屏穴位**　将对耳屏分为 4 区。由对屏尖及对屏尖至轮屏切迹连线之中点,分别向耳垂上线作两条垂线,将对耳屏外侧面及其后部分成前、中、后 3 区,前为对耳屏 1 区、中为对耳屏 2 区,后为对耳屏 3 区。对耳屏内侧面为对耳屏 4 区。对耳屏的穴位名称、部位及主治见表 6-7,对耳屏的穴位图见图 6-7。

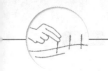

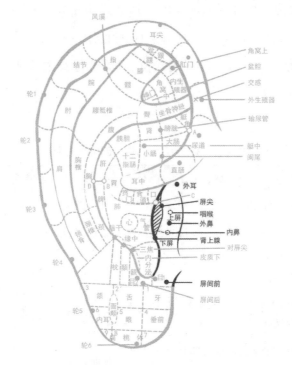

图 6-6　耳屏的穴位图

表 6-7　对耳屏的穴位名称、部位及主治

穴位名称	部位	主治
额	在对耳屏外侧面的前部,即对耳屏 1 区	前额痛、偏头痛、头晕、失眠、多梦
屏间后	在屏间切迹后方对耳屏前下部,即对耳屏 1 区下缘处	额窦炎
颞	在对耳屏外侧面的中部,即对耳屏 2 区	偏头痛、头晕
枕	在对耳屏外侧面的后部,即对耳屏 3 区	头晕、头痛、癫痫、哮喘、神经衰弱
皮质下	在对耳屏内侧面,即对耳屏 4 区	痛证、间日疟、神经衰弱、假性近视、失眠
对屏尖	在对耳屏游离缘的尖端,即对耳屏 1、2、4 区的交点处	哮喘、腮腺炎、睾丸炎、附睾炎、神经性皮炎、皮肤瘙痒

续表

穴位名称	部位	主治
缘中	在对耳屏部游离缘上,对屏尖与轮屏切迹之中点处,即对耳屏2、3、4区交点处	遗尿、内耳性眩晕、尿崩症、功能失调性子宫出血
脑干	在轮屏切迹处,即对耳屏3、4区之间	眩晕、后头痛、假性近视

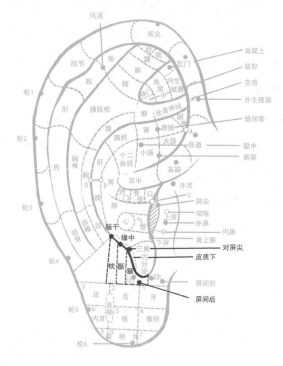

图6-7 对耳屏的穴位图

7. **耳甲穴位** 将耳甲用标志点、线分为18个区。在耳轮的内缘上,设耳轮脚切迹至对耳轮下脚间中、上1/3交界处为A点;在耳甲内,由耳轮脚消失处向后作一水平线与对耳轮耳甲缘相交,设交点为D点;设耳轮脚消失处至D点连线的中、后1/3交界处为B点;设外耳道口后缘上1/4与下3/4交界处为C点。从A点向B点作一条与对耳轮耳甲艇缘弧度大体相仿的曲线;从B点向C点作一条与耳轮脚下缘弧度大体相仿的曲线。

将BC线前段与耳轮脚下缘间分成3等分,前1/3为耳甲1区,中1/3

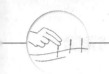

为耳甲 2 区,后 1/3 为耳甲 3 区。ABC 线前方,耳轮脚消失处为耳甲 4 区。将 AB 线前段与耳轮脚上缘及部分耳轮内缘间分成 3 等分,后 1/3 为 5 区,中 1/3 为 6 区,前 1/3 为 7 区。将对耳轮下脚下缘前、中 1/3 交界处与 A 点连线,该线前方的耳甲艇部为耳甲 8 区。将 AB 线前段与对耳轮下脚下缘间耳甲 8 区以后的部分,分为前、后 2 等分,前 1/2 为耳甲 9 区,后 1/2 为耳甲 10 区。在 AB 线后段上方的耳甲艇部,将耳甲 10 区后缘与 BD 线之间分成上、下 2 等分,上 1/2 为耳甲 11 区,下 1/2 为耳甲 12 区。由轮屏切迹至 B 点作连线,该线后方、BD 线下方的耳甲腔部为耳甲 13 区。以耳甲腔中央为圆心,圆心与 BC 线间距离的 1/2 为半径作圆,该圆形区域为耳甲 15 区。过 15 区最高点及最低点分别向外耳门后壁作两条切线,切线间为耳甲 16 区。15、16 区周围为耳甲 14 区。将外耳门的最低点与对耳屏耳甲缘中点相连,再将该线以下的耳甲腔部分为上、下 2 等分,上 1/2 为耳甲 17 区,下 1/2 为耳甲 18 区。耳甲的穴位名称、部位及主治见表 6-8,耳甲的穴位图见图 6-8。

表 6-8 耳甲的穴位名称、部位及主治

穴位名称	部位	主治
口	在耳轮脚下方前 1/3 处,即耳甲 1 区	面瘫、口腔炎、胆囊炎、胆石症、戒断综合征、牙周炎、舌炎
食道	在耳轮脚下方中 1/3 处,即耳甲 2 区	食管炎、食管痉挛
贲门	在耳轮脚下方后 1/3 处,即耳甲 3 区	贲门痉挛、神经性呕吐
胃	在耳轮脚消失处,即耳甲 4 区	胃痉挛、胃炎、胃溃疡、消化不良、恶心呕吐、前额痛、牙痛、失眠
十二指肠	在耳轮脚及部分耳轮与 AB 线之间的后 1/3 处,即耳甲 5 区	十二指肠溃疡、胆囊炎、胆石症、幽门痉挛、腹胀、腹泻、腹痛
小肠	在耳轮脚及部分耳轮与 AB 线之间的中 1/3 处,即耳甲 6 区	消化不良、腹痛、腹胀、心动过速

续表

穴位名称	部位	主治
大肠	在耳轮脚及部分耳轮与 AB 线之间的前 1/3 处,即耳甲 7 区	腹泻、便秘、咳嗽、牙痛、痤疮
阑尾	在小肠区与大肠区之间,即耳甲 6、7 区交界处	单纯性阑尾炎、腹泻
艇角	在对耳轮下脚下方前部,即耳甲 8 区	前列腺炎、尿道炎
膀胱	在对耳轮下脚下方中部,即耳甲 9 区	膀胱炎、遗尿、尿潴留、腰痛、坐骨神经痛、后头痛
肾	在对耳轮下脚下方后部,即耳甲 10 区	腰痛、耳鸣、神经衰弱、肾盂肾炎、遗尿、遗精、阳痿、早泄、哮喘、月经不调
输尿管	在肾区与膀胱区之间,即耳甲 9、10 区交界处	输尿管结石绞痛
胰胆	在耳甲艇的后上部,即耳甲 11 区	胆囊炎、胆石症、胆道蛔虫症、偏头痛、带状疱疹、中耳炎、耳鸣、急性胰腺炎
肝	在耳甲艇的后下部,即耳甲 12 区	胁痛、眩晕、经前期紧张症、月经不调、绝经综合征、高血压、近视、单纯性青光眼
艇中	在小肠区与肾区之间,即耳甲 6、10 区交界处	腹痛、腹胀、胆道蛔虫症
脾	在 BD 线下方,耳甲腔的后上部,即耳甲 13 区	腹胀、腹泻、便秘、食欲不振、功能失调性子宫出血、白带过多、内耳性眩晕
心	在耳甲腔正中凹陷处,即耳甲 15 区	心动过速、心律不齐、心绞痛、无脉症、神经衰弱、癔症、口舌生疮
气管	在心区与外耳门之间,即耳甲 16 区	哮喘、气管炎
肺	在心、气管区周围处,即耳甲 14 区	咳嗽、胸闷、声音嘶哑、皮肤瘙痒症、荨麻疹、便秘、戒断综合征
三焦	在外耳门后下,肺与内分泌区之间,即耳甲 17 区	便秘、腹胀、上肢外侧疼痛、水肿、耳鸣、耳聋、糖尿病
内分泌	在屏间切迹内,耳甲腔的底部,即耳甲 18 区	痛经、月经不调、绝经综合征、痤疮、间日疟、甲状腺功能减退或亢进症

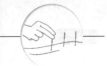
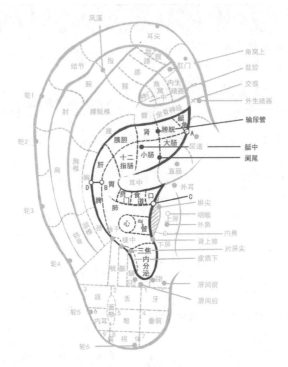

图6-8 耳甲的穴位图

8. **耳垂穴位** 将耳垂分为9区。在耳垂上线(经屏间切迹与轮垂切迹所作的直线)至耳垂下缘最低点之间作两条等距离平行线,于上平行线上引两条垂直等分线,将耳垂分为9个区,上部由前到后依次为耳垂1区、2区、3区;中部由前到后依次为耳垂4区、5区、6区;下部由前到后依次为耳垂7区、8区、9区。耳垂的穴位名称、部位及主治见表6-9,耳垂的穴位图见图6-9。

表6-9 耳垂的穴位名称、部位及主治

穴位名称	部位	主治
牙	在耳垂正面前上部,即耳垂1区	牙痛、牙周炎、低血压
舌	在耳垂正面中上部,即耳垂2区	舌炎、口腔炎
颌	在耳垂正面后上部,即耳垂3区	牙痛、颞颌关节功能紊乱症

穴位名称	部位	主治
垂前	在耳垂正面前中部，即耳垂4区	神经衰弱、牙痛
眼	在耳垂正面中央部，即耳垂5区	急性结膜炎、电光性眼炎、睑腺炎、假性近视
内耳	在耳垂正面后中部，即耳垂6区	内耳性眩晕症、耳鸣、听力减退、中耳炎
面颊	在耳垂正面与内耳区之间，即耳垂5、6区交界	周围性面瘫、三叉神经痛、痤疮、扁平疣、面肌痉挛、腮腺炎
扁桃体	在耳垂正面下部，即耳垂7、8、9区	扁桃体炎、咽炎

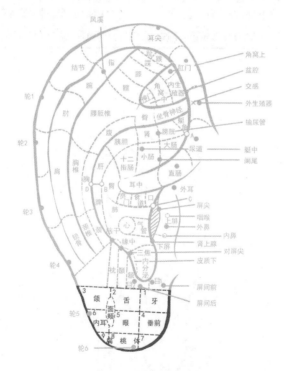

图6-9 耳垂的穴位图

9. 耳背穴位 将耳背分为5区。分别过对耳轮上、下脚分叉处耳背对应点和轮屏切迹耳背对应点作两条水平线，将耳背分为上、中、下3部，上部为耳背1区，下部为耳背5区，再将中部分为内、中、外3等分，内1/3

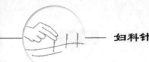

为耳背 2 区,中 1/3 为耳背 3 区,外 1/3 为耳背 4 区。耳背的穴位名称、部位及主治见表 6-10,耳背的穴位图见 6-10。

表 6-10　耳背的穴位名称、部位及主治

穴位名称	部位	主治
心	在耳背上部,即耳背 1 区	心悸、失眠、多梦
肺	在耳背中内部,即耳背 2 区	哮喘、皮肤瘙痒症
脾	在耳背中央部,即耳背 3 区	胃痛、消化不良、食欲不振
肝	在耳背中外部,即耳背 4 区	胆囊炎、胆石症、胁痛
肾	在耳背下部,即耳背 5 区	头痛、头晕、神经衰弱
耳背沟	在对耳轮沟和对耳轮上、下脚沟处	高血压、皮肤瘙痒症

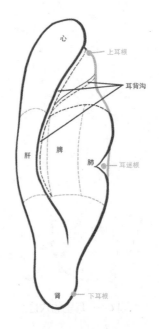

图 6-10　耳背的穴位图

10. 耳根穴位　耳根的穴位名称、部位及主治见表 6-11,耳根的穴位图见图 6-11。

表 6-11　耳根的穴位名称、部位及主治

穴位名称	部位	主治
上耳根	在耳廓与头部连接的最上处	鼻衄
耳迷根	在耳轮脚沟的耳根处	胆囊炎、胆石症、胆道蛔虫症、腹痛、腹泻、鼻塞、心动过速
下耳根	在耳廓与头部相连的最下处	低血压、下肢瘫痪、小儿麻痹后遗症

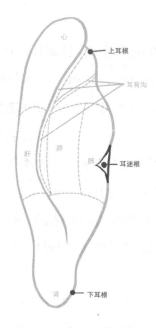

图 6-11　耳根的穴位图

【耳穴的选穴原则】

1. **按相应部位选穴**　当机体患病时,在耳廓的相应部位上有一定的敏感点,它便是本病的首选穴位,如胃痛取胃穴。

2. **按脏腑辨证选穴**　根据脏腑学说的理论,按各脏腑的生理功能和病理反应进行辨证取穴。如月经量少病取肝、脾、肾穴。

3. **按经络辨证选穴**　根据十二经脉循行和其病候选取穴位。如坐骨神经痛,取膀胱穴或胰胆穴,牙痛取大肠穴等。

4. **按西医学理论选穴** 耳穴中一些穴名是根据西医学理论命名的，如交感、肾上腺、内分泌等。这些穴位的功能基本上与西医学理论一致，故在选穴时应考虑其功能，如炎性疾病取肾上腺穴。

5. **按临床经验选穴** 临床实践发现有些耳穴具有治疗本部位以外疾病的作用，如外生殖器穴可以治疗腰腿痛。

【耳穴的操作方法】

1. **毫针法**

(1)选穴和消毒：根据病情选择拟针刺耳穴(包括用探棒或耳穴探测仪所测得的敏感点)。针刺前必须以 0.5% ~ 1% 碘伏严格消毒耳穴。

(2)进针和行针：患者一般采用坐位，如年老体弱、病重或精神紧张者宜采用卧位。针具选用 0.18mm×25mm 的针灸针。进针时，医者押手固定耳廓，刺手拇、食二指持针，用快速插入的速刺法或慢慢捻入的慢刺法进针。针刺深度以 0.1 ~ 0.3cm 为宜，可刺入皮下或软骨浅层。进针后，如局部感应强烈，患者症状往往即刻有减轻感；如局部无针感，应调整针刺的方向、深度和角度，或以捻转法行针，刺激强度和手法依患者病情、体质、证型、耐受度等综合考虑。

(3)留针和出针：得气后留针一段时间，慢性病、疼痛性疾病留针时间适当延长。留针期间，可间隔 10 ~ 15min 行针 1 次。出针时，医者一手固定耳廓，另一手将针拔出，再用无菌干棉球或棉签按压针孔，以免出血。

2. **埋针法** 是将皮内针埋入耳穴治疗疾病的方法，适用于慢性疾病和疼痛性疾病，起到持续刺激、巩固疗效和防止复发的作用。操作时，医生双手戴无菌消毒手套，左手固定常规消毒后的耳廓，右手用镊子夹住皮内针柄，轻轻刺入所选耳穴。一般埋患侧耳穴，必要时埋双耳，嘱患者每日自行按压3次，起针时应再次消毒埋针部位，每次留针1 ~ 3日，5次为1疗程。

3. **压丸法** 即在耳穴表面贴敷压丸的一种简易疗法。此法既能持续刺激穴位，又安全无痛，副作用少，目前广泛应用于临床。压丸所选材料就地取材,如王不留行籽、油菜籽、小米、白芥子以及磁珠等。临床现多用王不留行籽,因其表面光滑,大小和硬度适宜。应用前用沸水烫洗2min,晒干装瓶备用。应用时,将王不留行籽贴附在0.6cm×0.6cm大小胶布中央,用镊子夹住,贴敷在选用的耳穴上。嘱患者每日自行按压3~5次,每次每穴按压30~60秒,3~7日更换1次,双耳交替。刺激强度视患者情况而定,一般儿童、孕妇、年老体弱者、神经衰弱者用轻刺激,急性疼痛性病证者宜用强刺激。

【耳穴的注意事项】

1. 贴压耳穴应注意防水,以免脱落。

2. 夏天易出汗,贴压或埋针耳穴不宜过多,时间不宜过长,以防皮肤感染。

3. 如对胶布过敏者,可用脱敏胶布代之。

4. 耳廓皮肤有炎症或冻伤者不宜采用。

5. 对过度饥饿、疲劳、精神高度紧张、年老体弱者和孕妇按压宜轻,急性疼痛性病症宜重手法强刺激。

【妇科病常用耳穴】

妇科病常用耳穴名称、部位及主治见表6-12,妇科病常用耳穴图见图6-12。

表6-12 妇科病常用耳穴表

穴位名称	部位	主治
尿道	在直肠上方的耳轮处,即耳轮3区	尿频、尿急、尿痛、尿潴留
外生殖器	在对耳轮下脚前方的耳轮处,即耳轮4区	阴道炎、外阴炎、前庭大腺囊肿、外阴瘙痒症
结节	在耳轮结节处,即耳轮8区	头晕、头痛、高血压
交感	在对耳轮下脚前端与耳轮内缘相交处,即对耳轮6区前端	胃肠痉挛、心绞痛、胆绞痛、输尿管结石、失眠、嗜睡、昏迷

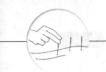

续表

穴位名称	部位	主治
腹	在对耳轮体前部上 2/5 处,即对耳轮 8 区	腹痛、腹胀、腹泻、急性腰扭伤、痛经、产后宫缩痛
腰骶椎	在腹区后方,即对耳轮 9 区	腰骶部疼痛
胸	在对耳轮体前部中 2/5 处,即对耳轮 10 区	胸胁疼痛、肋间神经痛、胸闷、乳腺炎
胸椎	在胸区后方,即对耳轮 11 区	经前乳房胀痛、胸痛、妊娠气短乏力、肋间神经痛、乳腺炎、产后乳汁不行
内生殖器	在三角窝前 1/3 的下部,即三角窝 2 区	痛经、月经不调、白带过多、功能失调性子宫出血
神门	在三角窝后 1/3 的上部,即三角窝 4 区	失眠、多梦、戒断综合征、癫痫、高血压、神经衰弱
盆腔	在三角窝后 1/3 的下部,即三角窝 5 区	盆腔炎、附件炎
胃	在耳轮脚消失处,即耳甲 4 区	胃痉挛、胃炎、胃溃疡、消化不良、恶心呕吐、前额痛、牙痛、失眠
十二指肠	在耳轮脚及部分耳轮与 AB 线之间的后 1/3 处,即耳甲 5 区	十二指肠溃疡、胆囊炎、胆石症、幽门痉挛、腹胀、腹泻、腹痛
小肠	在耳轮脚及部分耳轮与 AB 线之间的中 1/3 处,即耳甲 6 区	消化不良、腹痛、腹胀、心动过速
大肠	在耳轮脚及部分耳轮与 AB 线之间的前 1/3 处,即耳甲 7 区	腹泻、便秘、咳嗽、牙痛、痤疮
艇角	在对耳轮下脚下方前部,即耳甲 8 区	尿道炎、尿道结石、尿频数、尿失禁
膀胱	在对耳轮下脚下方中部,即耳甲 9 区	膀胱炎、遗尿、尿潴留、腰痛、坐骨神经痛、后头痛
肾	在对耳轮下脚下方后部,即耳甲 10 区	腰痛、耳鸣、神经衰弱、肾盂肾炎、遗尿、哮喘、月经不调
输尿管	在肾区与膀胱区之间,即耳甲 9、10 区交界处	输尿管结石绞痛
胰胆	在耳甲艇的后上部,即耳甲 11 区	胆囊炎、胆石症、胆道蛔虫症、偏头痛、带状疱疹、中耳炎、耳鸣、急性胰腺炎
肝	在耳甲艇的后下部,即耳甲 12 区	胁痛、眩晕、经前期紧张症、月经不调、绝经综合征、高血压、近视、单纯性青光眼

穴位名称	部位	主治
艇中	在小肠区与肾区之间,即耳甲6、10区交界处	腹痛、腹胀、胆道蛔虫症
脾	在BD线下方,耳甲腔的后上部,即耳甲13区	腹胀、腹泻、便秘、食欲不振、功能失调性子宫出血、白带过多、内耳性眩晕
心	在耳甲腔正中凹陷处,即耳甲15区	心动过速、心律不齐、心绞痛、无脉症、神经衰弱、癔症、口舌生疮
肺	在心、气管区周围处,即耳甲14区	咳嗽、胸闷、声音嘶哑、皮肤瘙痒症、荨麻疹、便秘、戒断综合征
三焦	在外耳门后下,肺与内分泌区之间,即耳甲17区	便秘、腹胀、上肢外侧疼痛、水肿、耳鸣、耳聋、糖尿病
内分泌	在屏间切迹内,耳甲腔的底部,即耳甲18区	痛经、月经不调、绝经综合征、痤疮、间日疟、甲状腺功能减退或亢进症
皮质下	在对耳屏内侧面,即对耳屏4区	痛证、失眠、神经衰弱、产后情志异常、月经前后诸证、滞产

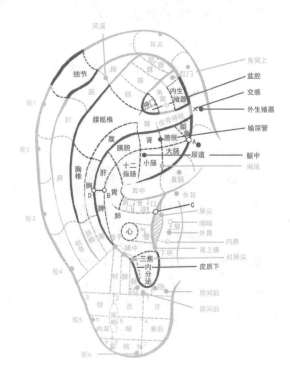

图6-12 妇科病常用耳穴图

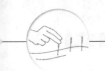

【妇科病常用耳穴处方】

妇科病中的常用耳穴处方见表 6-13、表 6-14、表 6-15、表 6-16、表 6-17。

表 6-13　月经病常用耳穴处方

病名	耳穴处方
月经先期	内分泌、肝、脾、肾、皮质下、内生殖器、神门
月经后期	内分泌、肝、脾、肾、皮质下、内生殖器
月经过多	内分泌、肝、脾、肾、内生殖器
月经过少	内分泌、肝、脾、肾、三焦、内生殖器
月经先后无定期	内分泌、肝、脾、肾、皮质下、内生殖器
经间期出血	内分泌、肝、脾、肾、内生殖器
经期延长	内分泌、肝、脾、肾、内生殖器
崩漏	内生殖器、皮质下、内分泌、肝、脾、肾
闭经	内分泌、肝、脾、肾、内生殖器
痛经	内生殖器、交感、皮质下、内分泌、肝、脾、肾、神门
经行发热	耳尖、内分泌、皮质下、内生殖器
经行头痛	内分泌、神门、皮质下、额、颞、枕、内生殖器
经行吐衄	内分泌、肝、脾、肾、内生殖器
经行情志异常	内分泌、神门、皮质下、心、肝、脾、肾
经行不寐	内分泌、内生殖器、神门、交感、心、脾
经行泄泻	内分泌、内生殖器、胃、大肠、脾、肾
经行浮肿	膀胱、肾上腺、内分泌、皮质下、肝、脾、肾
经行乳房胀痛	胸、内生殖器、内分泌、肝、胃、皮质下
经行口糜	心、舌、胃、脾、肾、内生殖器

表 6-14　带下病常用耳穴处方

病名	耳穴处方
带下过多	内分泌、内生殖器、肝、脾、肾、膀胱、三焦
带下过少	内分泌、内生殖器、肝、脾、肾、三焦

表 6-15　妊娠病常用耳穴处方

病名	耳穴处方
恶阻	肝、脾、胃、交感、神门
妊娠咳嗽	肝、脾、胃、肺、交感、神门
妊娠不寐	心、脾、神门、肾、肝、皮质下
妊娠头痛	额、颞、枕、神门、肾、皮质下
妊娠眩晕	肝、脾、胃、交感、神门、额、颞、枕
子肿	肾、肝、肺、脾、神门
妊娠发热	肝、脾、肾、神门
妊娠泄泻	肝、脾、胃、大肠、小肠、神门
妊娠阴痒	肝、脾、肾、外生殖器、神门
妊娠口僻	肝、脾、肾、神门、眼、面颊
胎萎不长	肝、脾、胃、肾、交感、神门
胎位不正	内生殖器、肝、脾、肾、交感、皮质下
妊娠腹痛	内生殖器、肝、脾、肾、交感、神门
妊娠腰痛	腰骶椎、肾、神门
妊娠大便难	大肠、直肠、交感、皮质下
妊娠小便淋痛	肾、脾、肝、膀胱、三焦
妊娠小便不通	肾、脾、膀胱、三焦、神门
妊娠蛇串疮	心、脾、三焦、肾、耳尖、神门
滞产	内生殖器、皮质下、内分泌、肾、膀胱

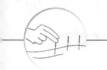

表 6-16　产后病常用耳穴处方

病名	耳穴处方
产后恶露不绝	内分泌、肝、脾、肾、皮质下、内生殖器
产后大便难	大肠、直肠、脾、交感、皮质下
产后癃闭	膀胱、肾、脾、肺、肝、尿道、三焦、交感、皮质下
产后乳汁不行	胸、内分泌、内生殖器、肝、脾、胃、肾
产后乳汁自出	胸、内分泌、内生殖器、肝、脾、胃、肾
产后汗证	交感、内分泌、肝、脾、肾
产后腹痛	内生殖器、腹、皮质下、肝、脾、肾、神门
产后情志异常	神门、心、交感、肝、脾
产后血晕	神门、交感、内生殖器
产后发热	内生殖器、肾上腺、耳尖
产后身痛	心、神门、皮质下、肝、脾、肾
产后痉病	神门、心、肝、皮质下

表 6-17　妇科杂病常用耳穴处方

病名	耳穴处方
阴痒	内分泌、外生殖器、肝、脾、肾、皮质下、神门
阴挺	内生殖器、外生殖器、肾、脾、皮质下、交感
癥瘕	内分泌、内生殖器、心、肝、皮质下
乳癖	内分泌、肝、胃、胸、肾、神门
乳痈	内分泌、缘中、胸、肝、胃
不孕症	内分泌、内生殖器、肝、肾、皮质下、神门
绝经前后诸证	内生殖器、内分泌、交感、神门、肝、脾、肾、皮质下
阴吹	胃、脾、神门、内生殖器、大肠、心

第二节·穴位按摩

【穴位按摩的概念】

穴位按摩是中医学的重要组成部分。它是以中医学理论为指导,以经络腧穴学说为基础,以按摩手法为主要手段的一种治病方法。

【穴位按摩的作用】

穴位按摩是以中医理论为指导的治疗性按摩,以经络穴位按摩为主,其手法渗透力强,能激发人的经络之气,以达到通经活络、调和阴阳、祛邪扶正的目的。

【穴位按摩常用手法】

掌握正确的按摩手法是按摩疗法得以发挥疗效的前提。按摩手法种类繁多,临床上常用手法有按法、摩法、推法、捏法、拿法等。

1. **按法** 是指用手指或手掌在皮肤或穴位上有节奏地按压,这是最常见的按摩手法,临床常与揉法相结合。动作简单,常分为指按法、掌按法、肘按法。按法的按摩手法、操作说明、适用部位见表 6-18。指按法适用于全身各个部位,掌按适用于腰背和腹部,肘按法运用于肌肉较为丰厚的部位。手法见图 6-13、图 6-14、图 6-15。

表 6-18　按法的按摩手法、操作说明、适用部位

按摩手法	操作说明	适用部位
指按法	用拇指端或指腹在穴位上按压	手、脚局部部位或全身
掌按法	用单掌或双掌按压相应穴位	面积较大部位如腰背部或腹部
肘按法	用肘关节对定点穴位施力按压	力道较大,适用于肌肉较丰厚的部位

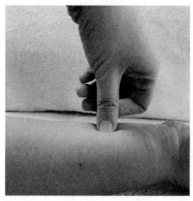

图 6-13　指按法

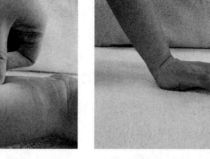

图 6-14　掌按法

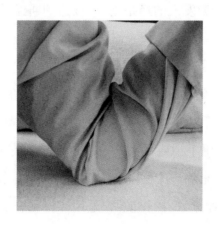

图 6-15　肘按法

2. **摩法**　是指以手掌、手指或肘在皮肤或穴位进行柔和的摩擦,此法是按摩手法中最轻柔的一种,摩法又可分为指摩法和掌摩法 2 种。摩法的按摩手法、操作说明、适用部位见表 6-19,手法见图 6-16、图 6-17。

表 6-19　摩法的按摩手法、操作说明、适用部位

按摩手法	操作说明	适用部位
指摩法	是用食、中、无名指面在穴位上轻柔按摩	头面部、胸胁部
掌摩法	是用掌面作用于一定部位,以腕关节为中心	胸胁部、腹部

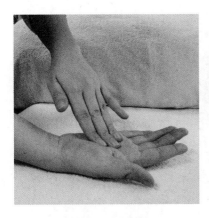

图 6-16 指摩法

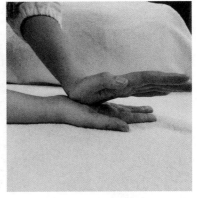

图 6-17 掌摩法

3. **推法** 是用指、掌或肘部作用于经络和穴位的方法,常用方法有指推法、掌推法和肘推法。推法的按摩手法、操作说明、适用部位见表 6-20,手法见图 6-18、图 6-19、图 6-20。

表 6-20 推法的按摩手法、操作说明、适用部位

按摩手法	操作说明	适用部位
指推法	用大拇指面及侧面在穴位上进行按摩	人体各个部位
掌推法	用手掌根部或手指作按摩动作	人体各个部位
肘推法	用手肘弯曲,利用肘用力推进	人体各个部位

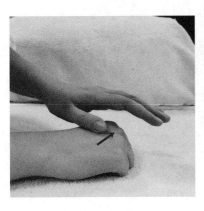

图 6-18 指推法

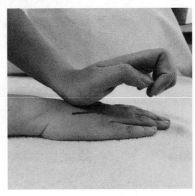

图 6-19 掌推法

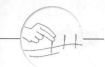

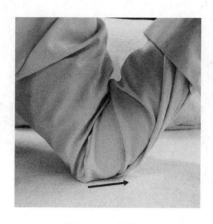

图 6-20　肘推法

4. 捏法　是指用拇指和其他手指在肢体对称性挤压;本法适用于头部、颈项部、四肢及脊背部。捏法的按摩手法、操作说明、适用部位见表6-21,手法见图6-21。

表 6-21　捏法的按摩手法、操作说明、适用部位

按摩手法	操作说明	适用部位
捏法	用拇指和其他手指在肢体对称性挤压	头部、颈项部、四肢及脊背部

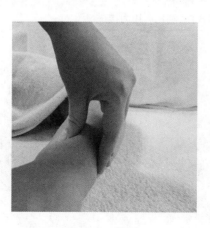

图 6-21　捏法

5. **拿法** 是指用大拇指和其他手指指端,拿住皮肤或肌肉,拿法适用于颈项、肩部和四肢等部位。拿法的按摩手法、操作说明、适用部位见表6-22,手法见图6-22。

表6-22 拿法的按摩手法、操作说明、适用部位

按摩手法	操作说明	适用部位
拿法	用大拇指和其他手指指端,拿住皮肤或肌肉	颈项、肩部和四肢等部位

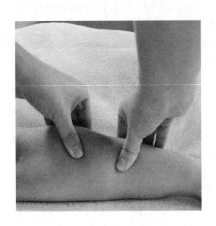

图6-22 拿法

【穴位按摩的注意事项】

1. **过饱或过饥** 吃得过饱,胃肠道血流供应增多,此时推拿会导致大量血液集中体表,使胃肠供血不足,引起消化不良等症状;在过饿、过累或睡眠不佳的情况下,会因为血糖过低、全身气血供应状态差,导致头晕等症状。

2. **皮损处** 有关节肿痛、骨折、脱臼等肌肉关节伤害,刀伤、烧烫伤、擦伤等皮肤外伤,皮炎、湿疹等皮肤病,都不适合穴位按摩。

3. **术后** 术后患者除体虚外,其手术伤口尚未完全愈合,应视患者具体情况进行适当的穴位按摩。

4. **女性经期或怀孕期间** 通常不推荐对腰部、骨盆部位进行穴位按摩操作,以免刺激子宫,影响正常月经生理过程或对孕妇、胎儿造成不良影响;如确实患者需要穴位按摩,应根据患者实际情况进行操作,手法宜轻柔和缓。

【妇科病穴位按摩常用处方】

妇科病穴位按摩中常用处方见表 6-23、表 6-24、表 6-25、表 6-26、表 6-27。

表 6-23 月经病穴位按摩常用处方

病名	处方
月经先期	关元、气海、子宫、血海、三阴交
月经后期	气海、关元、归来、血海、地机、三阴交
月经过多	气海、关元、三阴交、太冲、交信、隐白
月经过少	气海、关元、三阴交、中脘、下脘、气穴
月经先后无定期	气海、关元、三阴交、交信、太冲
经间期出血	气海、关元、三阴交、肝俞、脾俞、肾俞、隐白
经期延长	气海、关元、三阴交、子宫、隐白
崩漏	关元、三阴交、公孙、隐白、太冲
闭经	气海、关元、天枢、足三里、归来、命门、委阳、间使
痛经	地机、次髎、十七椎下、三阴交
经行发热	曲池、血海、三阴交、公孙、太冲、阴谷
经行头痛	百会、头维、太阳、阿是穴、三阴交、关元、太阳
经行吐衄	公孙、内关、孔最、血海、三阴交、关元
经行情志异常	百会、膻中、神门、太冲、三阴交、关元、合谷
经行不寐	神门、内关、照海、申脉、三阴交、关元
经行泄泻	天枢、足三里、三阴交、关元、神阙
经行浮肿	三焦俞、气海、足三里、水分、三阴交、关元
经行乳房胀痛	乳根、屋翳、足临泣、太冲、合谷、关元、三阴交
经行口糜	三阴交、关元、廉泉、通里、内庭、合谷

表 6-24　带下病穴位按摩常用处方

病名	处方
带下过多	带脉、中极、阴陵泉、三阴交、关元
带下过少	带脉、气海、关元、三阴交、足三里、太溪

表 6-25　妊娠病穴位按摩常用处方

病名	处方
恶阻	中脘、内关、公孙、足三里、神门
妊娠咳嗽	太渊、肺俞、内关
妊娠不寐	神门、内关、百会
妊娠头痛	百会、大椎、阿是穴
妊娠眩晕	百会、内关、太冲、足三里
子肿	阴陵泉、足三里、太溪、内关
妊娠发热	大椎、合谷、内关、足三里
妊娠泄泻	阴陵泉、上巨虚、三阴交、内关、足三里、内庭
妊娠口僻	攒竹、阳白、颧髎、地仓、太溪
胎萎不长	足三里、太溪、内关
胎位不正	足三里、至阴、太冲
妊娠腹痛	足三里、内关、曲泉、太溪、太冲
妊娠腰痛	肾俞、大肠俞、委中、太溪
妊娠大便难	足三里、上巨虚、支沟、下巨虚
妊娠小便淋痛	三阴交、阴陵泉、膀胱俞
妊娠小便不通	太冲、大敦、阴陵泉、委中、膀胱俞

表 6-26　产后病穴位按摩常用处方

病名	处方
产后恶露不绝	关元、中极、子宫、血海、三阴交
产后大便难	天枢、支沟、神阙、上巨虚、关元
产后癃闭	阴陵泉、足三里、水道、关元

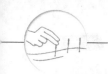

续表

病名	处方
产后乳汁不行	膻中、乳根、少泽、中脘、下脘、足三里
产后乳汁自出	膻中、乳根、少泽、气海、关元、百会
产后汗证	膻中、复溜、合谷、阴郄
产后腹痛	气海、关元、归来、三阴交、足三里
产后情志异常	百会、内关、神门、太冲、肝俞、脾俞、心俞、督俞、至阳
产后血晕	百会、水沟、涌泉、太冲、合谷
产后发热	合谷、大椎、血海、阴郄、曲池
产后身痛	气海、关元、足三里、三阴交、阿是穴
产后痉病	攒竹、颊车、大椎、合谷、曲池、阳陵泉、华佗夹脊、风池

表6-27　妇科杂病穴位按摩常用处方

病名	处方
阴挺	百会、气海、维道、子宫、三阴交
癥瘕	关元、归来、子宫、血海、三阴交
乳癖	膻中、乳根、屋翳、足三里、太冲、三阴交
乳痈	肩井、膻中、乳根、内庭
不孕症	关元、气海、神阙、子宫、太冲、三阴交、百会、带脉
绝经前后诸证	百会、关元、肾俞、太溪、三阴交
阴吹	天枢、足三里、支沟、照海

第三节·药罐疗法

【药罐疗法的概念】

药罐疗法是用在中药汁内浸煮过的竹罐,吸拔于相应的穴位上,达到治疗疾病的一种方法。药罐疗法最早在《五十二病方》中就有记载,其中记载的"角法"即为药罐的雏形："以小角角之,如熟二斗米顷,而张角。"

【历史沿革】

王焘在《外台秘要》中记载"取三指大青竹筒,长寸半,一头留节,无节头削令薄似剑,煮此筒子数沸,及热出筒,笼墨点处按之"。这是已知最早记载的竹罐制作和以水煮罐的吸拔方法。明代《外科正宗》及《外科启玄》中指出："药煮热竹筒一个,按在疮口上,血脓水满了,竹筒子自然落下,如脓多未尽,再煮一二遍竹筒更换吸,脓尽为度。"提出了以中药煮竹罐用于临床的方法。

【药罐疗法的分类】

1. **药物水煮法** 将按照处方配伍好的中药材水煮 1h,注水量以能没过竹罐为度;再将竹罐放在煮沸的药液中持续煮 30min,然后用镊子将竹罐的罐口朝下取出,吸干罐口水滴,迅速将竹罐扣在需要治疗的部位,吸附于患者皮肤上。

2. **药物闪火法** 镊子夹住点燃的酒精棉球,在罐内绕 1～3 圈后,将火退出,迅速将罐扣在应治疗的部位,吸附在患者皮肤上。

3. **药物涂抹法** 把药均匀平敷在穴位及周围皮肤上,面积略小于罐口,然后在其皮肤上进行闪火法拔罐。

4. **刺络药罐法** 用药物水煮法拔罐之后,在拔罐部位常规消毒,用消毒三棱针在皮肤上浅刺,以局部少量渗血为度,取药水煮热的竹罐在针刺部位再次拔罐,10min 后取下竹罐,用消毒棉球擦净针刺部位的血迹,清洁局部皮肤。

5. **药罐走罐法** 用自制药膏均匀地涂抹在需要治疗的部位,取合适型号的火罐,用闪火拔罐法拔在起始点或特定穴位上,双手紧握罐体沿各经脉自上而下或自左向右缓缓推拉,重点部位行旋转、颠罐、按罐或抖罐等。

【药罐疗法的作用机制】

1. **机械刺激的作用** 可提高皮肤的渗透作用,为皮肤局部用药奠定基础,也可能参加相应的特异性或非特异性免疫,帮助机体抵抗病害。

2. **温热刺激作用**　促进局部血液循环,加强新陈代谢,加速体内毒素的排出,改善局部组织的营养状态。

3. **药物刺激作用**　药物通过皮肤黏膜的吸收,直接进入体内,避免了肝脏首过效应,增加了病灶局部有效药物的浓度,直接针对病因、病位发挥治疗作用。

【药罐疗法的适应证】

药罐疗法主要适用于寒证、痛证、慢性虚性疾病等。

1. **寒证**　如慢性支气管炎、咳嗽、哮喘、类风湿性关节炎、贫血、痛经、闭经、宫寒不孕等。

2. **痛证**　如颈肩腰腿痛、骨性关节炎、急性腰扭伤、腰椎间盘突出症、腰肌劳损、膝关节炎、肩周炎、颈椎间盘突出症、落枕、背颈肌筋膜炎、肌纤维组织炎、胃痛、腹痛、胁痛、神经痛、带状疱疹后遗神经痛、癌性疼痛、痛经、经行头痛、产后身痛等。

3. **慢性虚性疾病**　如慢性支气管炎、哮喘、慢性胃炎、直肠脱垂、失眠、慢性疲劳综合征、甲状腺功能减退症、月经不调、绝经综合征等。

【药罐疗法的选穴原则】

药罐疗法通常作用于四肢、躯干肌肉丰厚的地方,也作用于一些肌肉组织相对较薄的部位,甚至是关节部位。根据病情选取相应的穴位,并配合阿是穴;也可以循经取穴,或者根据辨证选穴。

【药罐疗法的用药原则】

虚寒性疾病以疏风散寒药或温经散寒药为主;痛证类疾病以祛风除湿、温经散寒、活血通络、逐瘀止痛的药物为主;慢性虚证一般以温通经脉、补血荣筋、助阳化气、培补脾肾等药物为主,并随症配伍引经药,或再根据具体病情加减变化。

【药罐疗法的操作】

1. **选罐**　选用竹罐,并根据需要拔罐的部位选取合适大小的竹罐。

2. **煮罐** 将配伍好的药物置于纱布袋中,放入锅内浸泡 30min,煎煮 1h 左右,然后再把所需大小的竹罐投入药汁内同煮 30min,即可使用。

3. **病人准备** 患者选取合适的体位,暴露施术部位皮肤。

4. **拔罐** 用长镊子将药罐捞出,罐口向下放到毛巾上,吸干罐口水滴,并用毛巾捂住罐口待温度适宜后迅速按在相应治疗部位上,利用热力吸附在患者需治疗处。

5. **留罐** 留罐时间 5 ~ 10min。

6. **起罐** 一手按压罐边皮肤,使气漏入,竹罐即能脱下。

【药罐疗法的注意事项】

1. 拔罐时要选择适当体位和肌肉丰满的部位,骨骼凹凸不平、毛发较多的部位均不适宜。

2. 拔罐时要根据所拔部位的面积大小而选择大小适宜的罐。操作时动作迅速,才能使罐拔紧,吸附有力。

3. 用药罐时应注意掌握药罐的温度以免灼伤或烫伤皮肤。

4. 皮肤有过敏、溃疡、水肿和大血管分布的部位,不宜拔罐。

5. 昏迷危重、高热抽搐病人不宜拔罐。

6. 对于孕 12 周以前和孕 28 周以后的孕妇,慎用下腹部和腰骶部的药罐治疗,且每次拔罐时间不应超过 5min。

【不良反应的处理】

1. **皮肤起疱** 操作不当或留罐时间太长可能导致皮肤起水疱。对于小水疱无需处理,仅敷以消毒纱布,防止擦破即可。水疱较大时,先用消毒针具刺破水疱,将水疱中的水放出,涂烫伤油膏,保护创面,用消毒纱布覆盖创面,以防感染。

2. **皮肤过敏** 应立即终止药罐疗法治疗,病情较轻的,可停药罐疗法治疗,一段时间后皮疹会自行消失;若出现全身瘙痒、咳嗽、胸闷等全身过敏症状时,应及时转至皮肤科或相关科室治疗。

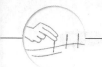

【药罐疗法妇科病常用穴位处方和中药处方】

药罐疗法在妇科病中的常用穴位处方及中药处方见表 6-28、表 6-29、表 6-30、表 6-31,表 6-32。

表 6-28　月经病的药罐疗法选穴及中药处方

病名	穴位处方	煮药罐中药处方（建议使用）	加减
月经先期	气海、关元	补中益气汤	气虚证＋肾俞、足三里;虚热证＋足三里、天枢、三阴交;注意:实热证不宜用此药罐
月经后期	气海、关元	八珍汤	肾虚证＋肾俞;血虚证＋足三里;虚寒证＋腰阳关
月经过多	气海、关元	八珍汤	气虚证＋足三里;血瘀证＋血海
月经过少	气海、关元	十全大补汤	血瘀证＋血海;痰湿证＋丰隆;肾虚证＋太溪;血虚证＋足三里
月经先后无定期	气海、关元	逍遥散	肝郁证＋期门;肾虚证＋肾俞
经间期出血	气海、关元	六味地黄汤	肝肾不足证＋肝俞、肾俞、曲泉;湿热证＋阴陵泉、中极;血瘀证＋血海、膈俞
经期延长	气海、关元	六味地黄汤	气虚证＋气穴;血瘀证＋血海
崩漏	关元、三阴交	清海丸	虚热证＋曲池;血瘀证＋血海
闭经	气海、关元	十全大补汤	气血虚弱证＋三阴交;肾气亏损证＋肝俞、肾俞
痛经	次髎、十七椎	桃红四物汤	气滞血瘀证＋肝俞、血海;寒凝血瘀证＋命门、腰阳关
经行发热	曲池、血海	补中益气汤	肝郁化火证＋肝俞;肝肾阴虚证＋肝俞、肾俞;气血不足证＋足三里、气海
经行头痛	大椎、关元、太阳	二陈汤合逍遥散	肝火证＋肝俞;血瘀证＋血海;痰湿证＋丰隆;血虚证＋足三里
经行情志异常	膻中、关元	归脾汤	肝气郁结证＋肝俞;心脾两虚证＋加心俞、脾俞
经行不寐	关元、气海、中脘、命门	归脾汤或天王补心丹	阴虚火旺证＋肾俞;心脾两虚证＋加心俞、脾俞

续表

病名	穴位处方	煮药罐中药处方（建议使用）	加减
经行泄泻	天枢、神阙、足三里	香砂六君子汤	脾气虚证＋脾俞；肾阳虚证＋肾俞
经行浮肿	三焦俞、气海	参苓白术汤	脾肾阳虚证＋脾俞、肾俞；气滞血瘀证＋血海
经行乳房胀痛	乳根、屋翳	逍遥散	肝郁气滞证＋膻中；胃虚痰滞证＋足三里

表 6-29　带下病的药罐疗法选穴及中药处方

病名	穴位处方	煮药罐中药处方（建议使用）	加减
带下过多	带脉、关元	完带汤	脾虚湿困证＋脾俞；肾阳虚证＋肾俞、命门
带下过少	带脉、关元、肾俞、脾俞、命门	六味地黄汤	肝肾亏损证＋肝俞、阴谷；血枯瘀阻证＋归来、血海

表 6-30　妊娠病的药罐疗法选穴及中药处方

病名	穴位处方	煮药罐中药处方（建议使用）	加减
恶阻	胃俞、脾俞	参苓白术散	脾胃虚弱证＋足三里
妊娠咳嗽	肺俞、尺泽	止嗽散	脾虚痰饮证＋脾俞、足三里；外感咳嗽证＋风门、大椎
妊娠发热	大椎、曲池	虚热：补中益气汤	脾胃虚弱证＋足三里、脾俞
妊娠发热	大椎、风门	外感：荆防败毒散	高热＋曲池
妊娠口僻	颊车、太阳	桂枝汤或九味羌活汤	外感风寒证＋大椎、风门
妊娠腰痛	大肠俞、阿是穴	肾虚证 - 六味地黄汤；风寒证 - 桂枝汤	肾虚证＋肾俞；风寒证＋腰阳关

表6-31 产后病的药罐疗法选穴及中药处方

病名	穴位处方	煮药罐中药处方(建议使用)	加减
产后恶露不绝	关元、中极	加味生化汤	气虚证+足三里、气海;血瘀证+膈俞;血热证+膈俞、次髎、血海
产后大便难	天枢、大横	五仁丸	气虚失运证+足三里;血虚津亏证+大肠俞、脾俞
产后癃闭	关元、中极	五苓散或加味车桂汤	气虚证+气海;肾虚证+肾俞;气滞证+膈俞、期门;血瘀证+血海、命门
产后乳汁不行	膻中、乳根	补中益气汤	气血不足证+足三里;肝郁气滞证+肝俞;痰湿阻滞证+丰隆
产后腹痛	气海、关元	附桂八味汤	血虚证+肝俞、脾俞;血瘀证+血海、膈俞
产后发热	合谷、气海	桂枝汤加减	感染邪毒证+曲池;外感证+大椎;血瘀证+膈俞
产后身痛	阿是穴	艾附暖宫丸或八珍汤	风寒湿证+大椎、风门;血瘀证+血海、膻中;血虚证+脾俞、肝俞、膏肓俞;肾虚证+肾俞、命门

表6-32 妇科杂病的药罐疗法选穴及中药处方

病名	穴位处方	煮药罐中药处方(建议使用)	加减
乳痈	膻中、乳根	逍遥散+蒲公英、漏芦、王不留行	肝气郁结证+肝俞、阿是穴;发热+大椎、天宗、梁丘

第四节·灸法

【灸法的概念】

灸法又称艾灸法,是借助灸火的热力给人体以温热性刺激,并通过经络腧穴的作用,以达到防治疾病的一种方法。

【灸法的作用】

灸法可起到温经散寒、扶阳固脱、消瘀散结、防病保健、引热外行的作用。

【灸法的种类与操作方法】

1. **艾炷灸** 是将艾炷放在腧穴上施灸的方法。可分为直接灸和间接灸。

(1)直接灸:是将大小适宜的艾炷,直接放在皮肤上施灸。若施灸时需将皮肤烧伤化脓,形成灸疮,愈后留有瘢痕者,称为瘢痕灸。若不使皮肤烧伤化脓,不留瘢痕者,称为无瘢痕灸。

1)瘢痕灸:又名化脓灸,施灸时先将所灸腧穴部位,涂以少量的大蒜汁,以增加局部黏附性和刺激作用,然后将大小适宜的艾炷置于腧穴上,用火点燃艾炷施灸。每壮艾炷必须燃尽,除去灰烬后,方可继续易炷再灸,待灸完3壮为止。施灸时由于灸火烧灼皮肤,因此可产生剧痛,此时可用手在施灸腧穴周围轻轻拍打,或用湿棉球擦灸穴周围皮肤降温,借以缓解疼痛。正常情况下,灸后1周左右,施灸部位化脓形成灸疮,灸后5~6周,灸疮自行痊愈,结痂脱落后留下瘢痕,瘢痕灸会损伤皮肤,施灸前必须征求患者同意方可使用,必要时签署知情同意书。临床上常用于治疗哮喘、肺结核、瘰疬、慢性胃肠病等慢性疾病。见图6-23。

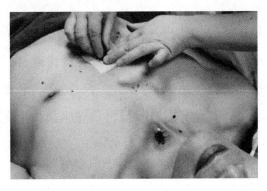

图6-23 瘢痕灸

2)无瘢痕灸:又称非化脓灸,施灸时先在所灸腧穴部位涂少量的凡士林,便于艾炷黏附,然后将大小适宜的艾炷置于腧穴上,点燃施灸,当灸炷燃剩2/5或1/4而患者感到微有灼痛时,即可易炷再灸。若用麦粒大小的艾绒施灸时,当患者感到有灼痛时,医者可用镊子柄将麦粒大小艾绒熄灭,然后更换新的麦粒大小艾绒再灸,一般应灸至局部皮肤红晕而不起疱为度。因其皮肤无灼伤,故灸后不化脓,不留瘢痕。此法适用于慢性虚寒性疾患,如哮喘、风寒湿痹等。见图6-24。

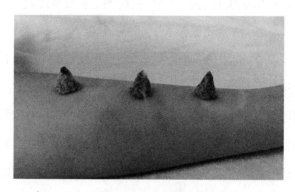

图6-24　无瘢痕灸

(2)间接灸:又称间隔灸、隔物灸,是用一定的介质物品将艾炷与施灸腧穴部位的皮肤隔开,进行施灸的方法。所隔的介质常用生姜、大蒜、盐、附子片、药饼等。

1)隔姜灸:是用鲜姜切成直径2～3cm、厚0.2～0.3cm的薄片,中间以针刺数孔,然后将姜片置于应灸的腧穴部位或患处,再将艾炷放在姜片上点燃施灸,若病人有灼痛感,可将姜片提起,使之离开皮肤片刻,旋即放下,再行灸治,反复进行。当艾炷燃尽,再易炷施灸。灸完3壮,以使皮肤红润而不起疱为度。常用于因寒而致的呕吐、腹痛、腹泻及风寒痹痛等。见图6-25。

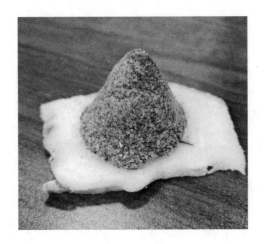

图 6-25 隔姜灸

2）隔蒜灸：用鲜大蒜头，切成厚 0.2 ～ 0.3cm 的薄片，中间以针刺数孔，然后置于应灸腧穴或患处，然后将艾炷放在蒜片上，点燃施灸，若患者有灼痛感，处置方法同隔姜灸。待艾炷燃尽，须更换新蒜片，易炷再灸，直至灸完 3 壮。此法多用于治疗瘰疬，肺结核及初起的肿疡等。

3）隔盐灸：用纯净的食盐填敷于脐部，或于盐上再置一薄刺孔姜片，上置大艾炷施灸，若患者有灼痛感，可加姜片避免烫伤。多用于治疗急性寒性腹痛或吐泻并作、中风脱证等。

4）隔附子饼灸：将附子研成粉末，用酒调和做成直径约 3cm、厚约 0.8cm 的附子饼，中间以针刺数孔，放在应灸腧穴或患处，上面再放艾炷施灸，附子饼干焦后，再更换新饼，直到灸完 3 壮为止。多用治疗命门火衰而致的阳痿、早泄、宫寒不孕或疮疡久溃不敛等。

5）隔药饼灸：将多种中药研成粉末，用食盐水调和做成直径约 3cm、厚约 0.8cm 的药饼，中间以针刺数孔，放在应灸腧穴或患处，上面再放艾炷施灸，若患者有灼痛感，处置方法同隔姜灸，直到灸完 3 壮为止。可用于治疗月经病、痛经、不孕症等多种妇科病。见图 6-26。药饼成分参照有关章节，也可根据患者不同情况自拟药物处方打粉备用。

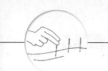

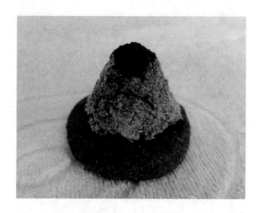

图 6-26　隔药饼灸

6）隔药饼铺灸：是将隔药饼灸与铺灸结合，施灸范围较大，通常为整个躯干的长度，覆盖整个脊柱，从大椎穴至尾骶部分。宽度以后正中线为中轴线，左右各旁开 9 ～ 10cm，用自制模具压制成宽 18 ～ 20cm、厚 3cm、长为大椎穴至腰俞穴距离的药饼；也可根据患者病情，取命门穴至十七椎下穴之间的部位或者气海穴至曲骨穴之间的部位。将药饼用单层纱布包好，以防药饼干裂脱落，将药饼置于所选部位，再将大艾盒置于药饼上面，点燃艾盒内的艾绒进行燃烧。当患者感觉灼热难以忍受时，可在药饼下面垫纱布以减轻灼热感，以防烫伤，每个治疗部位灸 3 壮，主要针对虚寒证患者。见图 6-27、图 6-28、图 6-29。药饼成分参照月经病篇子宫内膜异位症中的"灸法"内容。

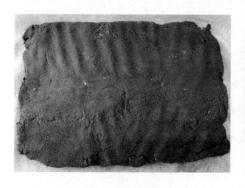

图 6-27　隔药饼铺灸药饼一

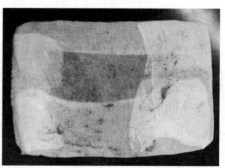

图 6-28　隔药饼铺灸药饼二

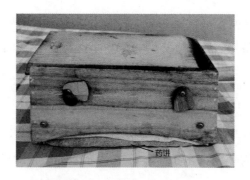

图 6-29　隔药饼铺灸艾箱灸

　　或者在大椎至腰俞之间的督脉经上,铺以药饼。药饼宽 18 ~ 20cm、厚 3cm、长为大椎穴至腰俞穴之间的距离,然后在药饼上铺上宽 12cm、厚约 2cm 的艾绒。点燃艾炷头、身、尾 3 点,让其自然烧灼。待艾炷燃尽后,再铺上艾绒复灸,每次灸 2 ~ 3 壮。适用于治疗月经病、强直性脊柱炎、慢性肝炎、顽固性哮喘以及各种虚寒性疾病。见图 6-30。

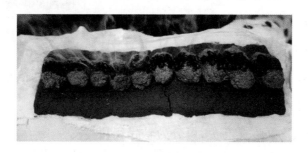

图 6-30　隔药饼铺灸

　　7)隔姜铺灸:又叫长蛇灸、盘龙灸、督脉灸,是我国浙江地区的针灸工作者从传统和民间的方法中挖掘和总结出来的一种灸疗方法。取穴多用大椎至腰俞之间的督脉段,可灸全段或分段。四季均可进行,以夏季"三伏天灸"为多见。

　　①药材准备:桂麝粉,按麝香粉(可选用人工麝香)50%,丁香粉、肉桂粉

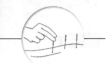

各25%的比例,配制干燥药粉,混匀装瓶,密封备用;新鲜生姜1 500g、大蒜瓣200g,切细末备用;优质纯艾绒1.5公斤;消毒医用纱布多层,每层面积100cm×20cm。

②具体操作:脊柱周围皮肤常规消毒后,在脊柱正中线均匀撒上桂麝粉2g,先在大椎穴至腰俞穴之间铺上医用纱布2～3层,在纱布上铺以宽10cm、厚约3cm的姜蒜末1条。姜蒜末条上铺宽5cm、厚约2cm的艾绒(约500g),艾绒堆积成等腰梯形的长蛇形艾炷。然后点燃艾炷头、身、尾3点,让其自然烧灼,当患者感觉灼热难以忍受时,可在药饼下面垫薄姜片以减轻灼热感,以防烫伤。待艾炷燃尽后,除去艾灰,再铺上等量的艾绒复灸,共灸3壮。灸毕,移去姜蒜泥末,用干毛巾轻轻揩干灸区皮肤上的姜蒜汁。灸后皮肤出现局部潮红,或起小水疱均属于正常灸后反应。用于治疗类风湿性关节炎、强直性脊柱炎、产后身痛、产后关节痛、慢性肝炎及顽固性哮喘以及各种虚寒性疾病等,见图6-31。

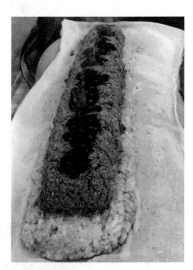

图6-31 隔姜铺灸

2. **艾条灸** 又称艾卷灸,可分为悬起灸和实按灸。

(1)悬起灸包括温和灸、雀啄灸和回旋灸,适用于多种可灸病证,其中温和灸多用于灸治慢性病,雀啄灸、回旋灸多用于灸治急性病。

1)温和灸:施灸时将艾条的一端点燃,对准应灸的腧穴部位或患处,距皮肤2～3cm,进行熏烤。熏烤使患者局部有温热感而无灼痛为宜,每次选2～3穴,一般每穴灸10～15min,至皮肤红晕为度。对于昏厥、局部知觉迟钝的患者,医者可将中、食二指分开,置于施灸部位的两侧,这样可以通过医者手指的感觉来测知患者局部的受热程度,以便随时调节施灸的距离和防止烫伤。见图 6-32。

2）雀啄灸：施灸时，将艾条点燃的一端与施灸部位的皮肤并不固定在一定距离，而是像鸟雀啄食一样，一上一下活动地施灸。每次选 2 ～ 3 穴，一般每穴灸 10 ～ 15min，至皮肤红晕为度。见图 6-33。

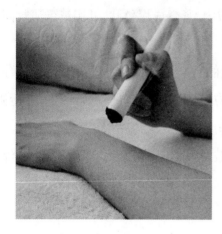

6-32　温和灸

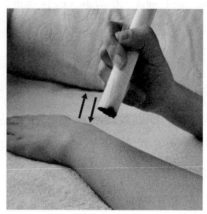

图 6-33　雀啄灸

3）回旋灸：施灸时，艾条点燃的一端与施灸部位的皮肤虽然保持一定的距离，但不固定，而是在施灸部位上向左右方向往返移动或反复旋转地施灸。每次选 2 ～ 3 穴，一般每穴灸 10 ～ 15min，至皮肤红晕为度。见图 6-34。

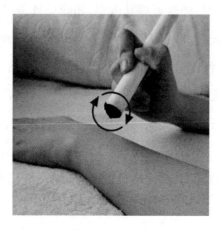

图 6-34　回旋灸

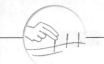

(2)实按灸包括太乙神针灸和雷火神针灸

1)太乙神针

①药材准备:用纯净细软的艾绒150g平铺在40cm的桑皮纸上。将人参、穿山甲、山羊血、千年健、钻地风、肉桂、小茴香、苍术、甘草、防风、麝香少许,共为细末,取药末24g掺入艾绒内,紧卷成爆竹状,外用鸡蛋清封固,阴干后备用。

②操作方法:施灸时将太乙神针的一端点燃,用布7层包裹其烧着的一端,执笔状执住艾条,立即紧按于应灸的腧穴或患处,进行灸熨,针冷则再燃再熨,如此反复灸熨7～10次为度。

③适应证:此法治疗风寒湿痹、肢体顽麻、痿弱无力、半身不遂、痛经、虚寒性不孕症等均有效。

2)雷火神针

①药材准备:用纯净细软的艾绒125g平铺在40cm的桑皮纸上。将沉香、乳香、羌活、干姜、穿山甲各9g,麝香少许,共为细末,取药末24g掺入艾绒内,紧卷成爆竹状,外用鸡蛋清封固,阴干后备用。

②操作方法:施灸方法与"太乙神针"相同。施灸时将雷火神针的一端点燃,用布7层包裹其烧着的一端,执笔状执住艾条,立即紧按于应灸的腧穴或患处,进行灸熨,针冷则再燃再熨,如此反复灸熨7～10次为度。

③适应证:《针灸大成·雷火针法》载:"治闪挫诸骨间痛,及寒湿气痛而畏刺者。"临床上除治上证外,大体与"太乙神针"主治相同,可治疗风寒湿痹、肢体顽麻、痿弱无力、半身不遂、产后恶露不尽、产后身痛等。

3. 温针灸　是针刺与艾灸结合应用的一种方法,适用于既需要留针又需要艾灸的病人。操作时,医者将针刺入腧穴得气后,给予适当补泻手法而留针,将纯净细软的艾绒捏在针尾上,或用一段长约2cm的艾条,插在针柄上,点燃施灸。待艾绒或艾条烧尽后,除去灰烬,灸3壮后出针。见图6-35。

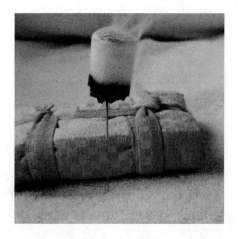

图 6-35　温针灸

4. **温灸器**　包括灸筒灸法和灸盒灸法,一般临床需要灸者均可应用,对小儿、妇女及畏灸者尤为适宜。

(1)灸筒灸法:是用金属特制的一种圆筒灸具,故又称温灸筒灸。其筒底有尖有平,筒内套有小筒,小筒四周有孔。施灸时,将艾绒或加掺药物,装入温灸器的小筒,点燃后,将温灸器顶盖扣好,即可置于腧穴或应灸部位,进行熨灸,直到所灸部位的皮肤红润为度。有调和气血、温中散寒的作用。见图 6-36。

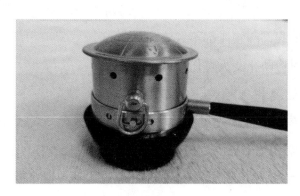

图 6-36　灸筒灸法

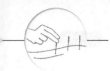

(2)灸盒灸法:将灸盒安放于施灸部位的中央,用10cm长的艾条,点燃艾条段,盖上盒盖,直至灸完,艾条的长度也可根据疾病需要进行选择。灸至受术者有温热舒适无灼痛的感觉、皮肤稍有红晕为度。见图6-37、图6-38。

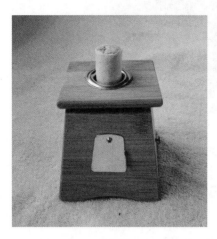

图 6-37　单孔艾灸盒灸

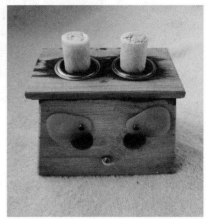

图 6-38　双孔艾灸盒灸

【灸法的注意事项】

1. 对于实热证、阴虚发热者,一般不适宜施灸。

2. 对颜面、五官和有大血管分布的部位以及关节活动部位,不宜采用瘢痕灸。

3. 孕妇的腹部和腰骶部不宜施灸。

4. 施灸时应防止艾火烧伤皮肤或衣物。

【灸后的处理】

施灸后,局部皮肤出现微红灼热,属于正常现象,无需处理。若局部出现小水疱,只要注意不擦破,可自然吸收。如水疱较大,可用消毒的针具刺破水疱,放出水液,再涂以烫伤油膏等,并以消毒纱布覆盖创面,以防感染。

【妇科病常用灸法处方】

灸法在妇科病中的处方见表6-33、表6-34、表6-35、表6-36、表6-37。

表 6-33　月经病常用灸法处方

病名	常用灸法处方
月经后期	气海、关元、神阙
月经过多	气海、关元、神阙、三阴交、足三里、交信、百会
月经过少	气海、关元、神阙、子宫、足三里、三阴交
月经先后无定期	气海、关元、神阙、足三里、三阴交、交信
经间期出血	气海、关元、神阙、足三里、三阴交、交信、脾俞、肝俞、肾俞、然谷、涌泉
经期延长	气海、关元、神阙、三阴交、子宫、隐白(隐白穴灸法操作详见月经延长篇)
崩漏	气海、关元、天枢、水分、足三里、三阴交、地机、内关、神门、隐白
闭经	气海、关元、神阙、足三里、三阴交、交信
痛经	气海、关元、神阙、足三里、三阴交、次髎、十七椎
经行头痛	百会、三阴交、关元、血海、足三里、太溪
经行情志异常	百会、膻中、太冲、三阴交、关元、心俞、肝俞
经行不寐	神门、内关、照海、申脉、三阴交、关元
经行泄泻	天枢、足三里、三阴交、关元、神阙、百会
经行浮肿	三焦俞、气海、足三里、水分、三阴交、关元
经行乳房胀痛	足临泣、太冲、合谷、关元、三阴交、足三里、阳陵泉

表 6-34　带下病常用灸法处方

病名	常用灸法处方
带下过多	带脉、中极、阴陵泉、三阴交、足三里、关元、神阙
带下过少(伴卵巢功能低下)	脾俞、肾俞、肝俞、胃俞、气海、关元、命门、神阙

表 6-35　妊娠病常用灸法处方

病名	常用灸法处方
胎位不正	足三里、至阴、太冲
滞产	至阴、独阴

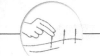

表 6-36　产后病常用灸法处方

病名	常用灸法处方
产后恶露不绝	关元、气海、中极、子宫、神阙、血海、三阴交、足三里
产后大便难	天枢、支沟、上巨虚、关元、神阙
产后癃闭	中极、阴陵泉、足三里、水道、关元、神阙、三阴交、太溪
产后乳汁不行	膻中、乳根、少泽、中脘、下脘、气海、关元
产后乳汁自出	膻中、乳根、少泽、气海、关元、脾俞、太冲
产后汗证	膻中、复溜、合谷、阴郄、气海、足三里、太溪、交信、神阙
产后腹痛	气海、关元、归来、三阴交、足三里、太冲、合谷
产后情志异常	百会、足三里、关元、气海、三阴交、太冲、合谷
产后血晕	百会、神阙、关元、气海、水沟
产后身痛	气海、关元、足三里、三阴交、阿是穴、太冲、合谷、华佗夹脊
产后痉病	百会、命门、合谷、肝俞、阳陵泉、太冲

表 6-37　妇科杂病常用灸法处方

病名	常用灸法处方
阴痒	中极、曲骨、少冲、蠡沟、三阴交、太冲、太溪
阴挺	百会、气海、维道、子宫、三阴交、神阙、足三里、太溪、带脉
癥瘕	关元、气海、中极、归来、子宫、神阙、血海、三阴交、八髎
乳癖	膻中、乳根、屋翳、期门、足三里、太冲、三阴交、阿是穴
乳痈	肩井、膻中、乳根、期门、内关、少泽、内庭、阿是穴
不孕症	关元、气海、神阙、子宫、太冲、三阴交、太溪、交信、曲泉
绝经前后诸证	百会、气海、关元、肾俞、心俞、肝俞、脾俞、太溪、三阴交
阴吹	天枢、足三里、支沟、照海、气穴

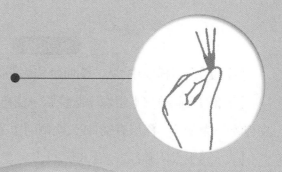

第七章

常用穴位简介

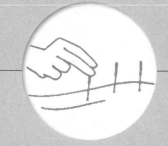

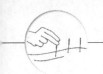

1. 尺泽

【定位】在肘横纹中,肱二头肌腱桡侧凹陷处。

【解剖】皮肤→皮下组织→肱桡肌→桡神经→肱肌。浅层布有前臂外侧皮神经、头静脉等。深层有桡神经,桡侧副动、静脉的前支,桡侧返动、静脉等。

【归经】手太阴肺经穴,合穴。

【穴性】清宣肺气,泻火降逆。

【主治】①咳嗽,气喘,咯血,咽喉肿痛等肺系实热性病证。②肘臂挛痛。③急性吐泻,中暑,小儿惊风等急症。④产后乳汁不下,潮热,妊娠发热,咳嗽。

【操作】直刺 0.8 ～ 1.2 寸,或点刺出血。

【古代文献摘录】

《肘后歌》:"鹤膝肿劳难移步,尺泽能舒筋骨疼。"

《玉龙歌》:"筋急不开手难伸,尺泽从来要认真。"

《灵光赋》:"吐血定喘补尺泽。"

2. 孔最

【定位】在前臂掌面桡侧,当尺泽与太渊连线上,腕横纹上 7 寸处。

【解剖】皮肤→皮下组织→肱桡肌→桡侧腕屈肌→指浅层肌与旋前圆肌之间→拇长屈肌。浅层布有前臂外侧皮神经,头静脉等。深层有桡动、静脉,桡神经浅支等结构。

【归经】手太阴肺经穴,郄穴。

【穴性】肃降肺气,清泻肺热,凉血止血。

【主治】①咳血,鼻衄,咳嗽,气喘,咽喉肿痛,热病无汗。②痔血,月经不调。③肘臂挛痛。

【操作】直刺 0.5 ～ 1 寸。

【古代文献摘录】

《针灸甲乙经》:"(臂)厥头痛。"

《针灸大成》:"热病汗不出,咳逆肘臂厥痛屈伸难,手不及头,指不握,吐血,失音,咽肿头痛。"

《备急千金要方》:"孔最,主臂厥热痛汗不出,皆灸刺之,此穴可以出汗。"

3. 列缺

【定位】在前臂桡侧缘,桡骨茎突上方,腕横纹上1.5寸。当肱桡肌与拇长展肌腱之间。

【简便取穴】以患者左右两手虎口交叉,一手示指压在另一手的桡骨茎突上,示指尖到达之处是穴。

【解剖】皮肤→皮下组织→拇长展肌腱→肱桡肌腱→旋前方肌。浅层布有头静脉,前臂外侧皮神经和桡神经浅支。深层有桡动、静脉的分支。

【归经】手太阴肺经穴,络穴,八脉交会穴(通任脉)。

【穴性】宣肺解表,通经活络。

【主治】①外感头痛,项强,咳嗽,气喘,咽喉肿痛。②口㖞,齿痛。③产后乳汁不下,妊娠发热,妊娠咳嗽,妊娠头痛。

【操作】向上斜刺0.3～0.5寸,或点刺出血。

【古代文献摘录】

《针灸甲乙经》:"主汗出,四肢暴肿。"

《备急千金要方》:"男子阴中疼痛,溺血精出,灸列缺五十壮。"

《四总穴歌》:"头项寻列缺。"

4. 太渊

【定位】桡骨茎突与舟状骨之间,拇长展肌腱尺侧凹陷中。

【简便取穴】掌心向上,腕横纹外侧摸到桡动脉,其外侧即是。

【解剖】皮肤→皮下组织→桡侧腕屈肌腱与拇长展肌腱之间。浅层布有前臂外侧皮神经、桡神经浅支和桡动脉掌浅支。深层有桡动、静脉等。

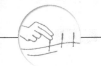

【归经】手太阴肺经穴,输穴,原穴,八会穴(脉会)。

【穴性】宣肺平喘,清泄胃热。

【主治】①外感,咳嗽,气喘,咽喉肿痛,胸痛。②无脉症。③腕臂痛。④产后乳汁不下,妊娠发热,妊娠咳嗽,妊娠头痛。

【操作】避开桡动脉,直刺 0.3 ~ 0.5 寸,或点刺出血。

【古代文献摘录】

《针灸甲乙经》:"唾血振寒嗌干,太渊主之。"

《玉龙赋》:"咳嗽风痰,太渊、列缺宜刺。"

《医宗金鉴》:"主治牙齿疼痛,手腕无力疼痛及咳嗽风痰,偏正头疼等症。"

5. 合谷

【定位】在手背,第 1、2 掌骨间,当第 2 掌骨桡侧的中点处。

【简便取穴】以一手拇指指关节横纹,放在另一手的拇、示指之间的指蹼缘上,屈指当拇指尖尽处是穴。

【解剖】皮肤→皮下组织→第 1 骨间背侧肌→拇收肌。浅层布有桡神经浅支、有手背静脉网桡侧部和第 1 掌背动、静脉的分支或属支。深层分布有尺神经深支的分支等。

【归经】手阳明大肠经穴,原穴。

【穴性】镇静止痛,通经活络,清热解表。

【主治】①头痛,齿痛,目赤肿痛,咽喉肿痛,鼻衄,耳聋,痄腮,牙关紧闭,口㖞。②热病,无汗,多汗。③滞产,闭经,月经不调,腹痛,便秘。④上肢疼痛,不遂。

【操作】直刺 0.5 ~ 1 寸。孕妇慎用。

【古代文献摘录】

《千金翼方》:"产后脉绝不还,针合谷入三分,急补之。"

《铜人腧穴针灸图经》:"妇人妊娠不可刺之,损胎气。"

《杂病穴法歌》:"妇人通经泻合谷。"

《太平圣惠方》:"目不明,生白翳,皮肤痂疥,遍身风疹。"

《针灸大成》:"合谷,妇人妊娠可泻不可补,补即坠胎。"

6. 曲池

【定位】在肘横纹外侧端,屈肘,当尺泽与肱骨外上髁连线中点。

【简便取穴】屈肘成直角,先找到肘横纹终点,再找到肱骨外上髁,两者连线中点处。

【解剖】皮肤→皮下组织→桡侧腕长伸肌和桡侧腕短伸肌→肱桡肌。浅层布有头静脉的属支和前臂后皮神经。深层有桡神经,桡侧返动、静脉和桡侧副动、静脉间的吻合支。

【归经】手阳明大肠经穴,合穴。

【穴性】清热解表,散风止痒,消肿止痛,调和气血,疏经通络。

【主治】①热病,咽喉肿痛,齿痛,目赤痛,头痛,眩晕,癫狂。②上肢不遂,手臂肿痛。③瘾疹。④腹痛,吐泻,月经不调。

【操作】直刺 1 ~ 1.5 寸。

【古代文献摘录】

《针灸甲乙经》:"伤寒余热不尽。""胸中满,耳前痛,齿痛,目赤痛,颈肿,寒热,渴饮辄汗出,不饮则皮干热。""目不明,腕急,身热,惊狂,躄痿痹重,瘾疹。""癫疾吐舌。"

《备急千金要方》:"瘾疹,灸曲池二穴,随年壮。"

《医宗金鉴》:"主治中风,手挛筋急,痹风疟疾,先寒后热等证。"

《治病十一证歌》:"肘膝疼时刺曲池,进针一寸是相宜,左病针右右针左,依此三分泻气奇。"

7. 屋翳

【定位】在胸部,当2肋间隙,距前正中线4寸,仰卧取穴。

【解剖】皮肤→皮下组织→胸大肌→胸小肌。浅层布有第2肋间神经外侧皮支。深层有胸肩峰动、静脉的分支或属支,胸内、外侧神经的分支。

【归经】足阳明胃经穴。

【穴性】理气行滞,活络通乳。

【主治】①咳嗽,哮喘。②胸胁胀满,乳痛,乳痈,乳癖。③妊娠恶阻。

【操作】斜刺或平刺0.5～0.8寸。

【古代文献摘录】

《备急千金要方》:"主身肿,皮痛不可近衣。"

《针灸大成》:"主咳逆上气,唾血多浊沫脓血,痰饮,身体肿,皮肤痛不可近衣,淫泺,瘈疭不仁。"

《循经考穴编》:"主气逆噎塞,乳中疼痛。"

8. 膺窗

【定位】在胸部,当第3肋间隙,距前正中线4寸,仰卧取穴。

【解剖】皮肤→浅筋膜→胸大肌→肋间肌。浅层布有肋间神经的外侧皮支,胸腹壁静脉的属支。深层有胸内、外侧神经,胸肩峰动、静脉的分支或属支,第3肋间神经和第3肋间后动、静脉。

【归经】足阳明胃经穴。

【穴性】宽胸理气,消痈止痛。

【主治】①咳嗽,哮喘。②胸胁胀痛,乳痛,乳痈,乳腺增生。

【操作】斜刺或平刺0.5～0.8寸。

【古代文献摘录】

《针灸甲乙经》:"寒热,短气,卧不安,膺窗主之。"

《针灸大成》:"主胸满,短气,卧不安,唇肿,乳痈寒热,肠鸣注泄。"

《备急千金要方》："主胸胁痛肿。""主肠鸣泄注。"

9. 乳根

【定位】在胸部，当乳头直下，乳房根部，第5肋间隙，距前正中线4寸，仰卧取穴。

【解剖】皮肤→皮下组织→胸大肌。浅层有第5肋间神经外侧皮支，胸腹壁静脉的属支。深层有胸外侧动、静脉的分支或属支，胸内、外侧神经的分支，第5肋间神经，第5肋间后动、静脉。

【归经】足阳明胃经穴。

【穴性】宣肺利气，通乳化瘀。

【主治】①咳嗽，哮喘，胸闷，胸痛。②乳痈，乳汁少。③乳腺结节。

【操作】斜刺或平刺0.5～0.8寸。

【古代文献摘录】

《针灸甲乙经》："胸乳下满痛，膺肿，乳根主之。乳痈，凄索寒热，痛不可按，乳根主之。"

《针灸大成》："主胸下满闷，胸痛膈气，不下食，噎病，臂痛肿，乳痈，乳痛，凄惨寒痛，不可按仰，咳逆，霍乱转筋，四厥。"

《医宗金鉴》："主治胸前肿，乳痈，小儿龟胸等证。"

《席弘赋》："但向乳根二肋间，又治妇人生产难。"

10. 天枢

【定位】在腹中部，脐中旁开2寸。

【简便取穴】仰卧，肚脐旁开3横指。

【解剖】皮肤→皮下组织→腹直肌鞘前壁→腹直肌。浅层布有第9、10、11胸神经前支的外侧皮支和前皮支及脐周静脉网。深层有腹壁上、下动、静脉的吻合支，第9、10、11胸神经前支的肌支。

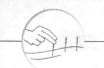

【归经】足阳明胃经穴,大肠募穴。

【穴性】调中和胃,理气健脾。

【主治】①腹胀肠鸣,绕脐腹痛,便秘,泄泻,痢疾。②癥瘕,月经不调,痛经。

【操作】直刺1～1.5寸。孕妇慎用。

【古代文献摘录】

《针灸甲乙经》:"腹胀肠鸣,气上冲胸,不能久立,腹中(切)痛(而鸣)濯濯。冬月重感于寒则泄,当脐而痛,肠胃间游气切痛,食不化,不嗜食,身肿,侠脐急,天枢主之。女子胞中痛,月水不依时休止,天枢主之。"

《针灸大成》:"妇人女子癥瘕,血结成块,漏下赤白,月事不时。"

《铜人腧穴针灸图经》:"天枢治女子月事不时,血结成块,肠鸣腹痛,不嗜食,可灸百壮。"

11. 外陵

【定位】在下腹部,当脐中下1寸,距前正中线2寸。

【解剖】皮肤→皮下组织→腹直肌鞘前壁→腹直肌。浅层布有第10、11、12胸神经前支的外侧皮支和前皮支及腹壁浅静脉。深层有腹壁下动、静脉的分支或属支。第10、11、12胸神经前支的肌支。

【归经】足阳明胃经穴。

【穴性】和胃化湿,理气止痛。

【主治】腹痛,痛经,疝气。

【操作】直刺1～1.5寸。孕妇禁用。

【古代文献摘录】

《针灸甲乙经》:"腹中尽痛,外陵主之。"

《铜人腧穴针灸图经》:"治腹中痛,心如悬,引脐腹痛。"

《针灸大成》:"主腹痛,心下如悬,下引脐痛。"

12. 水道

【定位】在下腹部,当脐中下 3 寸,距前正中线 2 寸。

【解剖】皮肤→皮下组织→腹直肌鞘前壁外侧缘→腹直肌外侧缘。浅层布有第 11、12 胸神经前支和第 1 腰神经前支的前皮支及外侧皮支,腹壁浅动、静脉。深层有第 11、12 胸神经前支的肌支。

【归经】足阳明胃经穴。

【穴性】利水消肿,调经止痛。

【主治】①水肿,小便不利,小腹胀满。②痛经,不孕,疝气。

【操作】直刺 1 ~ 1.5 寸。孕妇禁用。

【古代文献摘录】

《针灸甲乙经》:"三焦约,大小便不通,腹胀满,痛引阴中,月水至则腰脊痛,胞中瘕,子门有寒,引髌髀,水道主之。"

《备急千金要方》:"三焦膀胱肾中热气,灸水道随年壮。少腹胀满,痛引阴中,月水至则腰脊痛,胞中瘕,子门寒,大小便不通,刺水道入二寸半,灸五壮。"

13. 归来

【定位】在下腹部,当脐中下 4 寸,距前正中线 2 寸。

【解剖】皮肤→皮下组织→腹直肌鞘前壁外侧缘→腹直肌外侧缘。浅层布有第 11、12 胸神经前支和第 1 腰神经前支的外侧皮支及前皮支,腹壁浅动、静脉的分支或属支。深层有腹壁下动、静脉的分支或属支和第 11、12 胸神经前支的肌支。

【归经】足阳明胃经穴。

【穴性】利水消肿,调经止痛。

【主治】①腹痛,疝气。②闭经,月经不调,阴挺,带下,痛经。

【操作】直刺 1 ~ 1.5 寸。孕妇禁用。

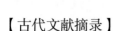

【古代文献摘录】

《针灸甲乙经》:"奔豚,卵上入,痛引茎,归来主之。"

《针灸大成》:"主小腹奔豚,卵上入腹,引茎中痛,七疝,妇人血脏积冷。"

《胜玉歌》:"小肠气痛归来治。"

《备急千金要方》:"妇人阴冷肿痛,灸归来三十壮。"

14. 气冲

【定位】在腹股沟稍上方,当脐中下 5 寸,距前正中线 2 寸。

【解剖】皮肤→皮下组织→腹外斜肌腱膜→腹内斜肌→腹横肌。浅层布有腹壁浅动、静脉,第 12 胸神经前支和第 1 腰神经前支的外侧皮支及前皮支。深层:下外侧在腹股沟管内有精索(或子宫圆韧带)、髂腹股沟神经和生殖股神经生殖支。

【归经】足阳明胃经穴,足阳明经、冲脉交会穴。

【穴性】调经理气止痛。

【主治】①腹痛。②阳痿,阴肿,疝气。③月经不调,不孕。

【操作】直刺 0.5 ~ 1 寸。不宜灸。孕妇禁用。

【古代文献摘录】

《针灸甲乙经》:"妇人无子,及少腹痛,刺气冲主之。"

《备急千金要方》:"主腹中满热,淋闭不得尿。"

15. 梁丘

【定位】屈膝,在大腿前面,当髂前上棘与髌底外侧端的连线上,髌底上 2 寸。

【解剖】皮肤→皮下组织→股直肌腱与股外侧肌之间→股中间肌腱的外侧。浅层布有股神经的前皮支和股外侧皮神经。深层有旋股外侧动、静脉的降支和股神经的肌支。

【归经】足阳明胃经穴,郄穴。

【穴性】理气和胃,通经活络。

【主治】①急性胃痛,乳痈。②膝关节肿痛,下肢不遂。

【操作】直刺 1 ～ 1.5 寸。

【古代文献摘录】

《针灸甲乙经》:"大惊乳痛,梁丘主之。"

《针灸大成》:"主膝脚腰痛,冷痹不仁,跪难屈伸,足寒,大惊,乳肿痛。"

16. 足三里

【定位】在小腿前外侧,当犊鼻穴下 3 寸,距胫骨前缘一横指(中指)。

【解剖】皮肤→皮下组织→胫骨前肌→小腿骨间膜→胫骨后肌。浅层布有腓肠外侧皮神经。深层有胫前动、静脉的分支或属支。

【归经】足阳明胃经穴,合穴,胃下合穴。

【穴性】健脾和胃,扶正培元,通经活络,升降气机。

【主治】①胃痛,呕吐,噎膈,腹胀,腹痛,肠鸣,消化不良,泄泻,便秘,痢疾,乳痈。②虚劳羸瘦,咳嗽气喘,心悸气短,头晕。③失眠,癫狂。④膝痛,下肢痿痹,脚气,水肿。⑤月经不调,崩漏,闭经,痛经等。

【操作】直刺 1 ～ 2 寸。

【古代文献摘录】

《灵枢·五邪》:"邪在脾胃,则病肌肉痛,阳气有余,阴气不足,则热中善饥;阳气不足,阴气有余,则寒中肠鸣腹痛;阴阳俱有余,若俱不足,则有寒有热,皆调于三里。"

《太平圣惠方》:"凡人三十岁以上,若不灸三里,令气上眼暗,所以三里下气也。"

《四总穴歌》:"肚腹三里留。"

《通玄指要赋》:"三里却五劳之羸瘦。""冷痹肾败,取足阳明之上。"

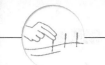

《针灸甲乙经》:"乳痈有热,三里主之。"

《针灸大成》:"主产妇血晕。"

17. 上巨虚

【定位】在小腿前外侧,当犊鼻下6寸,距胫骨前缘一横指(中指)。

【解剖】皮肤→皮下组织→胫骨前肌→小腿骨间膜→胫骨后肌。浅层布有腓肠外侧皮神经。深层有胫前动、静脉和腓深神经。如深刺可能刺中胫后动、静脉和胫神经。

【归经】足阳明胃经穴,大肠下合穴。

【穴性】调理肠胃,理气通腑,舒经活络。

【主治】①肠中切痛,肠痈,泄泻,便秘。②下肢痿痹,脚气。③月经不调。

【操作】直刺1~1.5寸。

【古代文献摘录】

《针灸甲乙经》:"大肠有热,肠鸣腹满,夹脐痛,食不化,喘,不能久立,巨虚上廉主之。"

《备急千金要方》:"骨髓冷疼痛,灸上廉七十壮。"

18. 下巨虚

【定位】在小腿前外侧,当犊鼻下9寸,距胫骨前缘一横指(中指)。

【解剖】皮肤→皮下组织→胫骨前肌→小腿骨间膜→胫骨后肌。浅层布有腓肠外侧皮神经。深层有胫前动、静脉和腓深神经。

【归经】足阳明胃经穴,小肠下合穴。

【穴性】调肠胃,通经络,安神志。

【主治】①小腹痛,腰脊痛引睾丸,泄泻,痢疾。②下肢痿痹。③乳痈,月经不调。

【操作】直刺1~1.5寸。

【古代文献摘录】

《灵枢·邪气脏腑病形》:"小肠病者,小腹痛,腰脊控睾而痛,时窘之后,当耳前热,若寒甚,若独肩上热甚,及手小指次指之间热,若脉陷者,此其候也,手太阳病也,取之巨虚下廉。"

《针灸甲乙经》:"乳痈惊痹,胫重,足跗不收,跟痛,巨虚下廉主之。"

《针灸大成》:"女子乳痈,足跗不收,跟痛。"

19. 丰隆

【定位】在小腿前外侧,当外踝尖上 8 寸,条口外,距胫骨前缘二横指(中指)。

【解剖】皮肤→皮下组织→趾长伸肌→踇长伸肌→小腿骨间膜→胫骨后肌。浅层布有腓肠外侧皮神经。深层有胫前动、静脉的分支或属支和腓深神经的分支。

【归经】足阳明胃经穴,络穴。

【穴性】健脾化痰,和胃降逆,开窍醒神。

【主治】①咳嗽,痰多,哮喘。②头痛,眩晕,癫狂痫。③下肢痿痹。④带下病,月经病。

【操作】直刺 1 ~ 1.5 寸。

【古代文献摘录】

《针灸甲乙经》:"厥头痛,面浮肿,烦心,狂见鬼,善笑不休,发于外有所大喜,喉痹不能言,丰隆主之。"

《备急千金要方》:"丰隆、丘墟主胸痛如刺。"

《玉龙歌》:"痰多宜向丰隆泻。"

20. 内庭

【定位】在足背,当第 2、3 三趾间,趾蹼缘后方赤白肉际处。

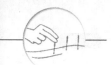

【解剖】皮肤→皮下组织→在第2与第3趾的趾长、短伸肌腱之间→第2、3跖骨头之间。浅层布有足背内侧皮神经的趾背神经和足背静脉网。深层有趾背动、静脉。

【归经】足阳明胃经穴,荥穴。

【穴性】清胃泻火,理气止痛。

【主治】①齿痛,咽喉肿痛,口㖞,鼻衄,热病。②腹痛,腹胀,便秘,痢疾。③足背肿痛。④经期发热,产后发热。

【操作】直刺或向上斜刺0.5～1寸。

【古代文献摘录】

《针灸甲乙经》:"四厥,手足闷者,使人久持之,逆冷胫痛,腹胀皮痛,善伸数欠,恶人与木音,振寒,嗌中引外痛,热病汗不出,下齿痛,恶寒目急,喘满寒栗,龂口噤僻,不嗜食,内庭主之。"

《玉龙歌》:"小腹胀满气攻心,内庭二穴要先针。"

21. 隐白

【定位】在足大趾末节内侧,距甲角0.1寸。

【解剖】皮肤→皮下组织→甲根。布有足背内侧皮神经的分支,趾背神经和趾背动、静脉。

【归经】足太阴脾经穴,井穴。

【穴性】调经统血,健脾回阳。

【主治】①月经过多,崩漏,尿血,便血。②腹胀。③癫狂,梦魇,多梦,惊风。

【操作】浅刺0.1～0.2寸,或用三棱针点刺挤压出血。

【古代文献摘录】

《针灸甲乙经》:"气喘,热病,衄不止,烦心善悲,腹胀,逆息热气,足胫中寒,不得卧,气满胸中热,暴泄,仰息,足下寒,膈中闷,呕吐,不欲食饮,隐白主之。"

《针灸大成》:"主腹胀,喘满不得安卧,呕吐食不下,胸中热,暴泄,衄血,尸厥不识人,足寒不能温,妇人月事过时不止。"

《杂病穴法歌》:"尸厥百会一穴美,更针隐白效昭昭。"

22. 公孙

【定位】在足内侧缘,当第 1 跖骨基底的前下方。

【解剖】皮肤→皮下组织→展肌→短屈肌→长屈肌腱。浅层布有隐神经的足内缘支,足背静脉弓的属支。深层有足底内侧动、静脉的分支或属支,足底内侧神经的分支。

【归经】足太阴脾经穴,络穴,八脉交会穴(通冲脉)。

【穴性】健脾胃,调冲任。

【主治】①胃痛,呕吐,腹胀,腹痛,泄泻,痢疾。②心痛,胸闷。③痛经,妊娠恶阻。

【操作】直刺 0.5 ~ 1 寸。

【古代文献摘录】

《针灸甲乙经》:"凡好太息,不嗜食,多寒热,汗出,病至则善呕,呕已乃衰,即取公孙及井俞。"

《医宗金鉴》:"公孙穴,主治痰壅胸膈,肠风下血,积块及妇人气蛊等证。"

《标幽赋》:"脾冷(一作'痛')胃痛,泻公孙而立愈。"

《八脉八穴治症歌》:"九种心疼延闷,结胸翻胃难停,酒食积聚胃肠鸣,水食气疾膈病。脐痛腹疼胁胀,肠风疟疾心疼,胎衣不下血迷心,泄泻公孙立应。"

23. 三阴交

【定位】在小腿内侧,当足内踝尖上 3 寸,胫骨内侧缘后方。

【解剖】皮肤→皮下组织→趾长屈肌→胫骨后肌→长屈肌。浅层布有隐神经的小腿内侧皮支,大隐静脉的属支。深层有胫神经和胫后动、静脉。

【归经】足太阴脾经穴,足太阴经、足少阴经、足厥阴经交会穴。

【穴性】健脾理血,益肾平肝。

【主治】①月经不调,崩漏,带下,阴挺,闭经,难产,产后血晕,恶露不尽,不孕,遗精,阳痿,阴茎痛,疝气,小便不利,遗尿,水肿。②肠鸣腹胀,泄泻,便秘。③失眠,眩晕。④下肢痿痹,脚气。

【操作】直刺 1 ~ 1.5 寸。孕妇慎用。

【古代文献摘录】

《针灸甲乙经》:"足下热,胫痛不能久立,湿痹不能行,三阴交主之。"

《针灸资生经》:"足踝以上病,宜灸三阴交,绝骨,昆仑。"

《杂病穴法歌》:"呕噎阴交不可饶,死胎阴交不可缓。"

《胜玉歌》:"阴交针入下胎衣。"

《针灸大成》:"主妇人临经行房,羸瘦,癥瘕,漏血不止,月水不止,妊娠胎动横生,产后恶漏不行,出血过多,血崩晕,不省人事。如经脉闭塞不通,泻之立通,经脉虚耗不行者,补之,经脉益盛则通。"

《千金翼方》:"产难,月水不禁,横生胎动;牙车失欠蹉跌;脚疼。"

24. 地机

【定位】在小腿内侧,当内踝尖与阴陵泉的连线上,阴陵泉下 3 寸。

【解剖】皮肤→皮下组织→腓肠肌→比目鱼肌。浅层布有隐神经的小腿内侧皮支和大隐静脉。深层有胫神经和胫后动、静脉。

【归经】足太阴脾经穴,郄穴。

【穴性】健脾渗湿,调经止带。

【主治】①腹胀,腹痛,泄泻,水肿,小便不利。②月经不调,痛经,遗精。③腰痛,下肢痿痹。

【操作】直刺 1 ~ 1.5 寸。

【古代文献摘录】

《针灸甲乙经》:"溏瘕,腹中痛,脏痹,地机主之。"

《针灸大成》:"主腰痛不可俯仰,溏泄,腹胁胀,水肿腹坚,不嗜食,小便不利,精不足,女子癥瘕,按之如汤沃股内至膝。"

《铜人腧穴针灸图经》:"治女子血瘕,按之如汤沃股内至膝,丈夫溏泄,腹胁气胀,水肿,腹坚,不嗜食,小便不利。"

《百症赋》:"妇人经事改常,自有地机、血海。"

25. 阴陵泉

【定位】在小腿内侧,当胫骨内侧髁后下方凹陷处。

【解剖】皮肤→皮下组织→半腱肌腱→腓肠肌内侧头。浅层布有隐神经的小腿内侧皮支,大隐静脉和膝降动脉分支。深层有膝下内侧动、静脉。

【归经】足太阴脾经穴,合穴。

【穴性】清利湿热,健脾理气,益肾调经,通经活络。

【主治】①腹胀,水肿,黄疸,泄泻,小便不利或失禁。②阴茎痛,遗精,妇人阴痛,带下。③膝痛。

【操作】直刺 1 ~ 2 寸。

【古代文献摘录】

《针灸甲乙经》:"妇人阴中痛,少腹坚急痛,阴陵泉主之。"

《百症赋》:"阴陵、水分,去水肿之脐盈。"

《杂病穴法歌》:"心胸痞满阴陵泉。""小便不通阴陵泉。"

《千金翼方》:"水肿不得卧,灸阴陵泉百壮。"

26. 血海

【定位】屈膝,在大腿内侧,髌底内侧端上 2 寸,当股四头肌内侧头的隆

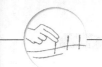

起处。

【简便取穴】患者屈膝,医者以左手掌心按于患者右膝髌骨上缘,第2至5指向上伸直,拇指约45°斜置,拇指尖下是穴。对侧取法仿此。

【解剖】皮肤→皮下组织→股内侧肌。浅层布有股神经前皮支,大隐静脉的属支。深层有股动、静脉的肌支和股神经的肌支。

【归经】足太阴脾经穴。

【穴性】调经统血,健脾化湿。

【主治】①月经不调,闭经,崩漏。②湿疹,瘾疹,丹毒。

【操作】直刺1~1.5寸。

【古代文献摘录】

《针灸甲乙经》:"妇人漏下,若血闭不通,逆气胀,血海主之。"

《医学入门》:"此穴极治妇人血崩,血闭不通。"

《胜玉歌》:"热疮臁内年年发,血海寻来可治之。"

《针灸大成》:"暴崩不止,血海主之。"

《类经图翼》:"主治女子崩中漏下,月事不调,带下,逆气腹胀,先补后泻,又主肾藏风,两腿疮痒湿不可挡。"

27. 冲门

【定位】在腹股沟外侧,距耻骨联合上缘中点3.5寸,当髂外动脉搏动处的外侧。

【解剖】皮肤→皮下组织→腹外斜肌腱膜→腹内斜肌→腹横肌→髂腰肌。浅层有旋髂浅动、静脉的分支或属支,第11、12胸神经前支和第1腰神经前支的外侧皮支。深层有股神经,第11、12胸神经前支和第1腰神经前支的肌支,旋髂深动、静脉。

【归经】足太阴脾经穴,足太阴经、足厥阴经、阴维脉交会穴。

【穴性】调中益气,温经活血。

【主治】①腹痛。②崩漏,带下,疝气。

【操作】避开动脉,直刺 0.5 ～ 1 寸。孕妇禁用。

【古代文献摘录】

《针灸甲乙经》:"寒气腹满,癃,淫泺,身热,腹中积聚疼痛,冲门主之。"

《备急千金要方》:"乳难,子上冲心,阴疝,刺冲门入七分,灸五壮。"

《针灸大成》:"主腹寒气满,腹中积聚,疼,癃,淫泺,阴疝,妇人难乳,妊娠子冲心,不得息。"

28. 通里

【定位】在前臂掌侧,当尺侧腕屈肌腱的桡侧缘,腕横纹上 1 寸。

【解剖】皮肤→皮下组织→尺侧腕屈肌腱与指浅屈肌之间→指深屈肌→旋前方肌。浅层有前臂内侧皮神经、贵要静脉属支等分布。深层有尺动、静脉和尺神经。

【归经】手少阴心经穴,络穴。

【穴性】清心安神,交通心肾。

【主治】①心悸、怔忡等心病。②吐血,衄血,骨蒸盗汗,产后汗证。③暴喑,舌强不语。④子宫内膜异位症,月经不调。

【操作】避开尺动、静脉,直刺 0.3 ～ 0.5 寸。

【古代文献摘录】

《铜人腧穴针灸图经》:"治悲恐,目眩,头痛。"

《医宗金鉴》:"主治温病,面热无汗,懊忱,心悸惊恐。"

29. 阴郄

【定位】在前臂掌侧,当尺侧腕屈肌腱的桡侧缘,腕横纹上 0.5 寸。

【解剖】皮肤→皮下组织→尺侧腕屈肌腱桡侧缘→尺神经。浅层有前臂内侧皮神经,贵要静脉属支等分布。深层有尺动、静脉。

【归经】手少阴心经穴,郄穴。

【穴性】滋阴清心安神。

【主治】①心痛,惊悸。②吐血,衄血,骨蒸盗汗,产后汗证。③暴喑。

【操作】避开尺动、静脉,直刺 0.3 ~ 0.5 寸。

【古代文献摘录】

《针灸甲乙经》:"惊,心痛,手(少)阴郄主之。"

《铜人腧穴针灸图经》:"治失喑不能言,洒淅振寒,厥逆心痛,霍乱胸中满,衄血,惊恐。"

《针灸大成》:"主鼻衄吐血,洒淅畏寒,厥逆气惊,心痛霍乱,胸中满。"

《标幽赋》:"泻阴郄止盗汗,治小儿骨蒸。"

30. 神门

【定位】在腕部,腕掌侧横纹尺侧端,尺侧腕屈肌腱的桡侧凹陷处。

【解剖】皮肤→皮下组织→尺侧腕屈肌腱桡侧缘。浅层有前臂内侧皮神经,贵要静脉属支和尺神经掌支。深层有尺动、静脉和尺神经。

【归经】手少阴心经穴,输穴,原穴。

【穴性】补益心气,安定心神。

【主治】①失眠,健忘,呆痴,癫狂痫。②心痛,心烦,惊悸。③绝经综合征。

【操作】避开尺动、静脉,直刺 0.3 ~ 0.5 寸。

【古代文献摘录】

《针灸甲乙经》:"遗溺,关门及神门、委中主之。"

《千金翼方》:"神门、合谷,主喉痹心烦。"

31. 少府

【定位】在手掌面,第4、5掌骨之间,握拳时,当小指尖处。

【简便取穴】半握拳,小指指尖所指处即是少府穴。

【解剖】皮肤→皮下组织→掌腱膜→环指的浅、深屈肌腱与小指的浅、深屈肌腱之间→第4蚓状肌→第4骨间背侧肌。浅层有尺神经掌支分布。深层布有指掌侧总动、静脉,指掌侧固有神经(尺神经分支)。

【归经】手少阴心经穴,荥穴。

【穴性】清心泻热,理气活络。

【主治】①心悸,胸痛。②小便不利,遗尿,阴痒痛。③小指挛痛,掌中热。

【操作】直刺0.3～0.5寸。

【古代文献摘录】

《针灸大成》:"主烦满少气,悲恐畏人,掌中热,臂酸,肘腋挛急,胸中痛,手卷不伸,痎疟久不愈,振寒,阴挺出,阴痒阴痛,遗尿偏坠,小便不利,太息。"

《类经图翼》:"主治痎疟久不愈,振寒,阴痒阴痛,遗尿肠坠,小便不利。"

32. 少泽

【定位】在手小指末节尺侧,距指甲角0.1寸(指寸)。

【解剖】皮肤→皮下组织→指甲根。分布有尺神经指掌侧固有神经的指背支和小指尺掌侧动、静脉指背支形成的动、静脉网。

【归经】手太阳小肠经,井穴。

【穴性】清热利咽,通乳开窍。

【主治】①头痛,目翳,咽喉肿痛,耳聋,耳鸣。②乳痛,乳汁过少。③昏迷,热病。

【操作】浅刺0.1～0.2寸;或三棱针点刺出血。

【古代文献摘录】

《针灸甲乙经》:"振寒,小指不用,寒热汗不出,头痛,喉痹,舌(急)卷,

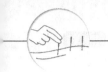

小指之间热,口中热,烦心,心痛,臂内廉及胁痛,聋,咳,瘕疝,口干,头(一作'项')痛不可顾,少泽主之。"

《针灸大成》:"妇人无乳,少泽、合谷、膻中。"

《百症赋》:"攀睛攻少泽、肝俞之所。"

《医宗金鉴》:"鼻衄不止,妇人乳肿。"

《玉龙歌》:"妇人吹乳痛难消,吐血风痰稠似胶,少泽穴内明补泻,应时神效气能调。"

33. 后溪

【定位】在手掌尺侧,微握拳,当小指本节(第 5 掌指关节)后的远侧掌横纹头赤白肉际。

【简便取穴】握拳时,当掌横纹端,赤白肉际处是穴。

【解剖】皮肤→皮下组织→小指展肌→小指短屈肌。浅层分布有神经手背支,尺神经掌支和皮下浅静脉等。深层有小指尺掌侧固有动、静脉和指掌侧固有神经。

【归经】手太阳小肠经穴,输穴,八脉交会穴(通督脉)。

【穴性】清心安神,通经活络。

【主治】①头项强痛,腰背痛。②目赤,耳聋,咽喉肿痛,癫狂痫。③盗汗,疟疾。④手指及肘臂挛急。⑤产后腰痛,妊娠外感发热。

【操作】直刺 0.5 ~ 0.8 寸。

【古代文献摘录】

《针灸甲乙经》:"寒热颈颔肿,后溪主之。""狂互引癫疾数发,后溪主之。"

《针灸大成》:"主胸满,颈项强,不得回顾。"

《医宗金鉴》:"盗汗,后溪穴先砭。"

《肘后歌》:"胁肋腿痛后溪妙。"

34. 天宗

【定位】在肩胛部,当冈下窝中央凹陷处,与第4胸椎相平。

【解剖】皮肤→皮下组织→斜方肌→冈下肌。浅层有第4胸神经后支的皮支和伴行的动静脉。深层布有肩胛上神经的分支和旋肩胛动、静脉的分支或属支。

【归经】手太阳小肠经穴。

【穴性】行气宽胸,舒筋活络。

【主治】①肩胛疼痛。②乳痈,乳汁过少。③气喘。

【操作】直刺或向四周斜刺0.5~1寸。

【古代文献摘录】

《针灸甲乙经》:"肩重,肘臂痛不可举,天宗主之。"

《铜人腧穴针灸图经》:"肩胛痛,臂肘外后廉痛,颊颔肿。"

35. 肺俞

【定位】在背部,当第3胸椎棘突下,督脉旁开1.5寸。

【解剖】皮肤→皮下组织→斜方肌→菱形肌→上后锯肌→竖脊肌。浅层布有第3、4胸神经后支内侧皮支和伴行的肋间后动、静脉背侧支的内侧皮支。深层有第3、4胸神经后支的肌支和相应的肋间后动、静脉背侧支的分支或属支。

【归经】足太阳膀胱经穴,肺之背俞穴。

【穴性】调补肺气,补虚清热。

【主治】①咳嗽,气喘,咳血,鼻塞。②骨蒸潮热,盗汗。③皮肤瘙痒,瘾疹。

【操作】斜刺0.5~0.8寸。

【古代文献摘录】

《铜人腧穴针灸图经》:"传尸骨蒸劳,肺痿咳嗽。"

《素问·刺热》:"热病气穴,三椎下间,主胸中热。"

36. 心俞

【定位】在背部,当第5胸椎棘突下,督脉旁开1.5寸。

【解剖】皮肤→皮下组织→斜方肌→菱形肌下缘→竖脊肌。浅层布有第5、6胸神经后支内侧皮支和伴行的动、静脉。深层有第5、6胸神经后支的肌支和相应的肋间后动、静脉背侧支的分支或属支。

【归经】足太阳膀胱经,心之背俞穴。

【穴性】宁心安神,宽胸理气。

【主治】①心痛,心悸,心烦,失眠,健忘,梦遗,癫狂痫。②咳嗽,吐血,盗汗。

【操作】斜刺0.5～0.8寸。

【古代文献摘录】

《针灸甲乙经》:"寒热心痛,循循然,与背相引而痛。"

《素问·刺热》:"热病气穴……五椎下间,主肝热。"

37. 膈俞

【定位】在背部,当第7胸椎棘突下,督脉旁开1.5寸。

【解剖】皮肤→皮下组织→斜方肌→背阔肌→竖脊肌。浅层布有第7、8胸神经后支内侧皮支和伴行的动、静脉。深层有第7、8胸神经后支的肌支和相应肋间后动、静脉背侧支的分支或属支。

【归经】足太阳膀胱经穴,八会穴(血会)。

【穴性】活血化瘀,宽胸利膈。

【主治】①胃脘痛,呕吐,呃逆,饮食不下,便血,月经不调。②咳嗽,气喘,吐血,潮热,盗汗,血瘀诸证。③瘾疹。

【操作】斜刺0.5～0.8寸。

【古代文献摘录】

《针灸甲乙经》:"背痛恶寒,脊强俯仰难,食不下,呕吐多涎,膈俞主之。"

《针灸大成》:"主心痛,周痹,吐食翻胃,骨蒸,四肢怠惰。"

《类经图翼》:"此血会也,诸血病者皆宜灸之,如吐血衄血不已,虚损昏晕,血热妄行,心肺二经呕血,脏毒便血不止。"

《素问·刺热》:"热病气穴……七椎下间,主肾热。"

38. 肝俞

【定位】在背部,第9胸椎棘突下,督脉旁开1.5寸。

【解剖】皮肤→皮下组织→斜方肌→背阔肌→下后锯肌→竖脊肌。浅层布有第9、10胸神经后支的皮支和伴行的动、静脉。深层有第9、10胸神经后支的肌支和相应的肋间后动、静脉的分支或属支。

【归经】足太阳膀胱经穴,肝之背俞穴。

【穴性】疏肝利胆,理气补血。

【主治】①黄疸,胁痛,脊背痛。②目赤,目视不明,夜盲。③月经不调,吐血,衄血。④眩晕,癫狂痫。

【操作】斜刺0.5 ~ 0.8寸。

【古代文献摘录】

《针灸甲乙经》:"肝胀者,肝俞主之,亦取太冲。"

《备急千金要方》:"肝俞、脾俞、志室,主两胁急痛。"

《铜人腧穴针灸图经》:"治目生白翳。"

39. 胆俞

【定位】在背部,第10胸椎棘突下,督脉旁开1.5寸。

【解剖】皮肤→皮下组织→斜方肌→背阔肌→下后锯肌→竖脊肌。浅层布有第10、11胸神经后支的皮支和伴行的动、静脉。深层有第10、11胸神经后支的肌支和相应的肋间后动、静脉的分支或属支。

【归经】足太阳膀胱经穴,胆之背俞穴。

【穴性】疏肝利胆,理气补血。

【主治】①黄疸,口苦,呕吐,食不化,胁痛。②肺痨,潮热。

【操作】斜刺 0.5 ~ 0.8 寸。

【古代文献摘录】

《针灸甲乙经》:"胸满呕无所出,口苦舌干,饮食不下,胆俞主之。"

《铜人腧穴针灸图经》:"治食不下,目黄。"

40. 脾俞

【定位】在背部,当第 11 胸椎棘突下,督脉旁开 1.5 寸。

【解剖】皮肤→皮下组织→背阔肌→下后锯肌→竖脊肌。浅层布有第 11、12 胸神经后支的皮支和伴行的动、静脉。深层有 11、12 胸神经后支的肌支和相应的肋间、肋下动、静脉的分支或属支。

【归经】足太阳膀胱经穴,脾之背俞穴。

【穴性】健脾和胃,利湿升清。

【主治】①腹胀,呕吐,泄泻,痢疾,便血,纳呆,食不化。②水肿,黄疸。③背痛。④脾不统血导致的崩漏、月经病等。

【操作】直刺 0.5 ~ 1 寸。

【古代文献摘录】

《百症赋》:"听宫、脾俞,祛残心下之悲凄。"

《针灸大成》:"主腹胀,引胸背痛,多食身瘦……黄疸,善欠,不嗜食。"

《医宗金鉴》:"小儿慢脾风证。"

《备急千金要方》:"虚劳,尿血,白浊,灸脾俞百壮。泄痢食不消,不作肌肤,灸脾俞,随年壮。"

41. 胃俞

【定位】在背部,当第 12 胸椎棘突下,督脉旁开 1.5 寸。

【解剖】皮肤→皮下组织→胸腰筋膜浅层和背阔肌腱膜→竖脊肌。浅层布有第 12 胸神经和第 1 腰神经后支的皮支和伴行的动、静脉。深层有第 12 胸神经和第 1 腰神经后支的肌支和相应动、静脉的分支或属支。

【归经】足太阳膀胱经穴,胃之背俞穴。

【穴性】理中降逆,健脾和胃。

【主治】①胃脘痛,呕吐,腹胀,肠鸣。②水肿,黄疸。③胸胁痛。

【操作】直刺 0.5 ~ 1 寸。

【古代文献摘录】

《针灸甲乙经》:"胃中寒胀,食多身体羸瘦,腹中满而鸣。"

《针灸大成》:"主霍乱,胃寒,腹胀而鸣,翻胃呕吐,不嗜食,多食羸瘦,目不明,腹痛,胸胁支满。"

42. 三焦俞

【定位】在腰部,当第 1 腰椎棘突下,督脉旁开 1.5 寸。

【解剖】皮肤→皮下组织→背阔肌腱膜和胸腰筋膜浅层→竖脊肌。浅层布有第 1、2 腰神经后支的皮支及伴行的动、静脉。深层有第 1、2 腰神经后支的肌支及相应腰动、静脉背侧支分支或属支。

【归经】足太阳膀胱经穴,三焦之背俞穴。

【穴性】调理三焦,利水强腰。

【主治】①水肿,小便不利。②腹胀,肠鸣,泄泻,痢疾。③腰背强痛。④经行浮肿。

【操作】直刺 0.5 ~ 1 寸。

【古代文献摘录】

《针灸甲乙经》:"头痛、食不下、肠鸣腹胀、欲呕时泄,三焦俞主之。"

《备急千金要方》:"脏腑积聚,胀满……不能饮食,灸三焦俞,随年壮。"

《循经考穴编》:"三焦俞,穴在第十三椎下,两旁相长脊各一寸五

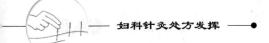

分……三焦热壅,气不升降,口苦唇裂,消渴。"

43. 肾俞

【定位】在腰部,当第2腰椎棘突下,督脉旁开1.5寸。

【解剖】皮肤→皮下组织→背阔肌腱膜和胸腰筋膜浅层→竖脊肌。浅层布有第2、3腰神经后支的皮支及伴行动、静脉。深层有第2、3腰神经后支的肌支和相应腰动、静脉背侧支分支或属支。

【归经】足太阳膀胱经穴,肾之背俞穴。

【穴性】调肾气,强腰脊,聪耳目。

【主治】①遗精,阳痿,遗尿,小便不利,水肿。②耳鸣,耳聋。③气喘。④腰痛。⑤肾气亏虚导致的月经病、妊娠病等妇科诸病。

【操作】直刺0.5～1寸。孕妇慎用。

【古代文献摘录】

《备急千金要方》:"肾俞、内关,主面赤热。"

《针灸大成》:"主虚劳羸瘦,耳聋肾虚,水脏久冷,心腹膜满胀急,两胁满引少腹急痛。"

《医宗金鉴》:"下元诸虚,精冷无子。"

44. 气海俞

【定位】在腰部,当第3腰椎棘突下,督脉旁开1.5寸。

【解剖】皮肤→皮下组织→背阔肌腱膜和胸腰筋膜浅层→竖脊肌。浅层布有第3、4腰神经后支的皮支及伴行动、静脉。深层有第3、4腰神经后支的肌支和相应腰动、静脉分支或属支。

【归经】足太阳膀胱经穴。

【穴性】调理气血,强健腰膝。

【主治】①腰痛,痛经。②腹胀,肠鸣,痔疾。③气虚导致的月经量多、崩漏等妇科病。

【操作】直刺 0.5 ～ 1 寸。孕妇慎用。

【古代文献摘录】

《太平圣惠方》:"气海俞……理腰痛、痔痛、泻血。通灸之。"

《针灸大成》:"针三分,灸五壮。主腰痛痔漏。"

45. 大肠俞

【定位】在腰部,当第 4 腰椎棘突下,督脉旁开 1.5 寸。

【解剖】皮肤→皮下组织→背阔肌腱膜和胸腰筋膜浅层→竖脊肌。浅层布有第 4、5 腰神经后支的皮支及伴行动、静脉。深层有第 4、5 腰神经后支的肌支和有关动、静脉分支或属支。

【归经】足太阳膀胱经穴,大肠之背俞穴。

【穴性】调理气血,强健腰膝。

【主治】①腰痛,痛经。②腹胀,肠鸣,痔疾。③气虚导致的月经量多、崩漏等妇科病。

【操作】直刺 0.5 ～ 1 寸。孕妇慎用。

【古代文献摘录】

《备急千金要方》:"治风,腹中雷鸣,肠,注澼泄利。"

《铜人腧穴针灸图经》:"治腰痛,肠鸣,腹胀。"

46. 关元俞

【定位】在腰部,当第 5 腰椎棘突下,督脉旁开 1.5 寸。

【解剖】皮肤→皮下组织→胸腰筋膜浅层→竖脊肌。浅层布有第 5 腰神经和第 1 骶神经后支的皮支及伴行的动、静脉。深层有第 5 腰神经后支的肌支。

【归经】足太阳膀胱经穴。

【穴性】培补元气,调理下焦。

【主治】①腹胀,泄泻。②小便频数或不利,遗尿。③腰痛。④癥瘕病。

【操作】直刺 0.5 ~ 1.2 寸。孕妇慎用。

【古代文献摘录】

《针灸大成》:"妇人癥聚诸积。"

《太平圣惠方》:"理风劳,腰痛,泄痢,虚胀,小便难,妇人癥聚诸疾。"

47. 小肠俞

【定位】在骶部,当骶正中嵴旁 1.5 寸,平第 1 骶后孔。

【解剖】皮肤→皮下组织→臀大肌内侧缘→竖脊肌腱。浅层布有臀中皮神经。深层布有臀下神经的属支和相应脊神经后支的肌支。

【归经】足太阳膀胱经穴,小肠之背俞穴。

【穴性】通调小肠,清利湿热。

【主治】①遗精,遗尿,尿血,疝气。②腹痛,泄泻,痢疾。③腰痛。④下焦湿热导致的带下病、阴痒等证。

【操作】直刺 0.8 ~ 1.2 寸。孕妇慎用。

【古代文献摘录】

《备急千金要方》:"寒热,赤白痢疾,及腰脊痛,小便不利,妇人带下。小便不利、小腹胀满、虚乏,灸小肠俞随年壮。"

《针灸大成》:"主妇人带下。"

48. 膀胱俞

【定位】在骶部,当骶正中嵴旁 1.5 寸,平第 2 骶后孔。

【解剖】皮肤→皮下组织→臀大肌→竖脊肌腱。浅层布有臀中皮神经。深层布有臀下神经的属支和相应脊神经后支的肌支。

【归经】足太阳膀胱经穴,膀胱之背俞穴。

【穴性】清热利湿,通淋止痛。

【主治】①小便不利,尿频,遗尿,遗精。②泄泻,便秘。③腰脊强痛。

【操作】直刺 0.8 ～ 1.2 寸。孕妇慎用。

【古代文献摘录】

《备急千金要方》:"治坚结积聚。"

《针灸大成》:"主小便赤黄,遗溺。"

49. 白环俞

【定位】在骶部,当骶正中嵴旁 1.5 寸,平第 4 骶后孔。

【解剖】皮肤→皮下组织→臀大肌→骶结节韧带→梨状肌。浅层布有臀中和臀下皮神经。深层有臀上、下动、静脉的分支或属支,骶神经丛和骶静脉丛。

【归经】足太阳膀胱经穴。

【穴性】益肾固精,调理经带。

【主治】①遗精,遗尿,疝气。②腰骶疼痛。③湿热下注而致的赤白带下、痛经、月经不调等病证。

【操作】直刺 0.8 ～ 1.2 寸。孕妇禁用。

【古代文献摘录】

《针灸大成》:"主手足不仁,腰脊痛,疝痛,大小便不利,腰髋疼,脚膝不遂,温疟,腰脊冷痛,不得久卧。"

《类经图翼》:"白环俞……一云主治梦遗白浊,肾虚腰痛,先泻后补,赤带泻之,白带补之,月经不调亦补之。"

50. 次髎

【定位】在骶部,当髂后上棘内下方,正对第 2 骶后孔处。

【解剖】皮肤→皮下组织→竖脊肌→第 2 骶后孔。浅层布有臀中皮神经。深层有第 2 骶神经和骶外侧动、静脉的后支。

【归经】足太阳膀胱经穴。

【穴性】补益下焦,强腰利湿。

【主治】①月经不调,痛经,带下,小便不利,遗尿,遗精,阳痿。②腰痛,下肢痿痹。

【操作】直刺 1 ~ 1.5 寸。孕妇禁用。

【古代文献摘录】

《针灸甲乙经》:"女子赤白沥,心下积胀。"

《铜人腧穴针灸图经》:"治疝气下坠,腰脊痛不得转摇,急引阴器,痛不可忍,腰以下至足不仁,背膝寒,小便赤淋,心下坚胀。"

《针灸大成》:"主妇人赤白带下。"

51. 申脉

【定位】在足外侧部,外踝直下方凹陷中。

【解剖】皮肤→皮下组织→腓骨长肌腱→腓骨短肌腱→距跟外侧韧带。布有小隐静脉、腓肠神经的分布和外踝前动、静脉。

【归经】足太阳膀胱经穴,八脉交会穴(通阳跷脉)。

【穴性】宁心安神,化痰定志。

【主治】①头痛,眩晕,失眠,嗜卧,癫狂病。②目赤痛,眼睑下垂。③腰腿痛,项强,足外翻。

【操作】直刺 0.3 ~ 0.5 寸。

【古代文献摘录】

《针灸大成》:"洁古曰,痫病昼发,灸阳跷。"

52. 至阴

【定位】在足小趾末节外侧,距趾甲角 0.1 寸。

【解剖】皮肤→皮下组织→甲根。布有足背外侧皮神经的趾背神经和趾背动、静脉网。

【归经】足太阳膀胱经穴,井穴。

【穴性】通头窍,调胎产。

【主治】①胎位不正,难产,胞衣不下。②头痛,目痛,鼻塞,鼻衄。

【操作】浅刺0.1～0.5寸或点刺出血,胎位不正用灸法。孕妇针刺慎用。

【古代文献摘录】

《针灸甲乙经》:"头重鼻衄及瘛疭、汗不出、烦心、足下热、不欲近衣、项痛、目翳、鼻及小便皆不利,至阴主之。疝,至阴主之。风寒从足小趾起、脉痹上下、胸胁痛无常处,至阴主之。"

《针灸集成》:"胞衣不下,足小趾尖三壮、中极、肩井穴主之。"

《医宗金鉴》:"妇人横产,子手先出。"

《肘后歌》:"头面之疾针至阴。"

53. 涌泉

【定位】位于足底部,蜷足时足前部凹陷处,约当足底第2、3趾趾缝纹头端与足跟连线的前1/3与后2/3交点上。

【解剖】皮肤→皮下组织→足底腱膜(跖腱膜)→第2趾足底总神经→第2蚓状肌。浅层布有足底内侧神经的分支。深层有第2趾足底总神经和第2趾足底动、静脉。

【归经】足少阴肾经穴,井穴。

【穴性】补肾固精,引气下行,滋阴清热。

【主治】①头顶痛,眩晕,昏厥,癫狂,小儿惊风,失眠。②便秘,小便不利。③咽喉肿痛,舌干,失音。④足心热。

【操作】直刺0.5～1寸。

【古代文献摘录】

《肘后歌》:"顶心头痛眼不开,涌泉下针定安泰。""伤寒痞气结胸中,两目昏黄汗不通,涌泉妙穴三分许,速使周身汗自通。"

《百症赋》:"厥寒、厥热涌泉清。"

54. 然谷

【定位】在足内侧缘,足舟骨粗隆下方,赤白肉际处。

【解剖】皮肤→皮下组织→踇展肌→趾长屈肌腱。浅层布有隐神经的小腿内侧皮支、足底内侧神经皮支和足背静脉网的属支。深层有足底内侧神经和足底内侧动、静脉。

【归经】足少阴肾经穴,荥穴。

【穴性】益气固肾,清热利湿。

【主治】①月经不调,阴挺,阴痒,遗精,小便不利。②消渴,泄泻,小儿脐风。③咽喉肿痛,咳血。

【操作】直刺 0.5 ~ 1 寸。

【古代文献摘录】

《针灸甲乙经》:"女子不字,阴暴出,经水漏,然谷主之。""痉互引身热,然谷主之。"

《备急千金要方》:"妇人绝子,灸然谷各五十壮。"

《百症赋》:"脐风须然谷而易醒。"

《通玄指要赋》:"然谷泻肾。"

55. 太溪

【定位】在足内侧,内踝后方,当内踝尖与跟腱之间的凹陷处。

【解剖】皮肤→皮下组织→胫骨后肌腱、趾长屈肌腱与跟腱、跖肌腱之间→踇长屈肌。浅层布有隐神经的小腿内侧皮支,大隐静脉的属支。深层有胫神经和胫后动、静脉。

【归经】足少阴肾经穴，原穴，输穴。

【穴性】滋阴益肾，壮阳强腰。

【主治】①月经不调，遗精，阳痿，小便频数，消渴，泄泻，腰痛。②头痛，目眩，耳聋，耳鸣，咽喉肿痛，齿痛，失眠。③咳喘，咳血。

【操作】直刺 0.5 ~ 1.5 寸。

【古代文献摘录】

《针灸甲乙经》："热病汗不出、默默嗜卧、溺黄、少腹热、嗌中痛、腹胀内肿、涎下、厥心痛、如锥针刺，太溪主之。疟、咳逆心闷不得卧、呕甚、热多寒少、欲闭户牖而处、寒厥足热，太溪主之。胸胁喘满、不得俯仰、溃痈、咳逆上气、咽喉喘有声，太溪主之。厥气上逆，太溪主之。"

《医宗金鉴》："消渴，房劳，妇人水蛊，胸胁胀满。"

56. 水泉

【定位】在足内侧，内踝后下方，当太溪穴直下 1 寸（指寸），跟骨结节的内侧凹陷处。

【解剖】皮肤→皮下组织→跟骨内侧面。浅层布有隐神经的小腿内侧皮支和大隐静脉的属支。深层有胫后动、静脉，足底内、外侧神经和跟内侧支（均是胫神经的分支）。

【归经】足少阴肾经穴，郄穴。

【穴性】益肾调血，疏利下焦。

【主治】①月经不调，痛经，阴挺。②小便不利。

【操作】直刺 0.3 ~ 0.5 寸。

【古代文献摘录】

《针灸甲乙经》："月水不来而多闭、心下痛、目䀮䀮不可远视，水泉主之。"

《备急千金要方》："水泉、照海，主淋漏，月水不来而多闷，心下痛。"

《铜人腧穴针灸图经》:"治月事不来,来即多,阴挺出,小便淋沥,腹中痛。"

《百症赋》:"月潮违限,天枢、水泉细详。"

57. 照海

【定位】在足内侧,内踝尖下方凹陷处。

【解剖】皮肤→皮下组织→胫骨后肌腱。浅层布有隐神经的小腿内侧皮支、大隐静脉的属支。深层有跗内侧动、静脉的分支或属支。

【归经】足太阴肾经穴,八脉交会穴(通阴跷脉)。

【穴性】滋阴清热,调经止痛。

【主治】①月经不调,痛经,带下,阴挺,阴痒,小便频数,癃闭。②咽喉干痛,目赤肿痛。

【操作】直刺 0.5 ~ 0.8 寸。

【古代文献摘录】

《针灸甲乙经》:"女子不下月水,照海主之。妇人阴挺出,四肢淫泺,心闷,照海主之。"

《备急千金要方》:"女子不下月水,痹惊善悲不乐,如堕坠,汗不出,刺照海。"

《针灸资生经》:"照海、水泉、曲骨,治妇人阴挺出。"

《八脉八穴治症歌》:"喉塞小便淋涩,膀胱气痛肠鸣,食黄酒积腹脐并,呕泻胃翻便紧,难产昏迷积块,肠风下血常频,膈中快气气核侵,照海有功必定。"

58. 复溜

【定位】在小腿内侧,太溪直上 2 寸,跟腱的前方。

【解剖】皮肤→皮下组织→趾肌腱和跟腱前方→踇长屈肌。浅层布有隐神经的小腿内侧皮支、大隐静脉的属支。深层有胫神经和胫后动、静脉。

【归经】足太阴肾经穴,经穴。

【穴性】补肾益阴,温阳利水,发汗止汗。

【主治】①水肿,腹胀,泄泻。②盗汗,热病无汗或汗出不止。③下肢痿痹。④月经不调,月经过少,月经后期,闭经。

【操作】直刺 0.5 ~ 1 寸。

【古代文献摘录】

《针灸大成》:"主肠澼,腰脊内引痛,不得俯仰起坐。"

《医宗金鉴》:"主治血淋,气滞腰痛。"

《玉龙歌》:"无汗伤寒泻复溜,汗多宜将合谷收,若然六脉皆微细,金针一补脉还浮。"

59. 交信

【定位】在小腿内侧,当太溪直上 2 寸,复溜前 0.5 寸,胫骨内侧缘的后方。

【解剖】皮肤→皮下组织→趾长屈肌→胫骨后肌后方→𣿉长屈肌。浅层布有隐神经的小腿内侧皮支,大隐静脉的属支。深层有胫神经和胫后动、静脉。

【归经】足少阴肾经穴,阴蹻脉郄穴。

【穴性】益肾调经,调理二便。

【主治】①月经不调,崩漏,阴挺。②泄泻,便秘。③五淋,阴痒。

【操作】直刺 1 ~ 1.5 寸。

【古代文献摘录】

《针灸甲乙经》:"气癃㿉疝,阴急,股枢腨内廉痛,交信主之。"

《针灸大成》:"交信……女子漏血不止,阴挺出,月水不来。"

《备急千金要方》:"交信,主泻痢赤白漏血;主气淋。"

《类经图翼》："女子漏血不止，阴挺，月事不调，小腹痛，盗汗。"

《百症赋》："女子少气漏血，不无交信、合阳。"

60. 阴谷

【定位】在腘窝内侧，屈膝时，当半腱肌腱与半膜肌腱之间。

【解剖】皮肤→皮下组织→半膜肌腱与半腱肌腱之间→腓肠肌内侧头。浅层布有股后皮神经和皮下静脉。深层有膝上内侧动、静脉的分支或属支。

【归经】足少阴肾经穴，合穴。

【穴性】益肾调经，理气止痛。

【主治】①阳痿，疝气，崩漏。②癫狂。③膝股痛。④月经不调。

【操作】直刺 1 ~ 1.5 寸。

【古代文献摘录】

《针灸甲乙经》："妇人漏血，腹胀满，不得息，小便黄，阴谷主之。"

《循经考穴编》："阴囊湿痒，带漏不止。"

《针灸聚英》："妇人漏下不止。"

《医宗金鉴》："舌纵涎下，腹胀烦满，溺难，小腹疝急引阴，阴股内廉痛为痿痹，及女人漏下不止。"

61. 大赫

【定位】在下腹部，当脐中下 4 寸，前正中线旁开 0.5 寸。

【解剖】皮肤→皮下组织→腹直肌鞘前壁→锥状肌上外侧缘→腹直肌。浅层布有腹壁浅动、静脉的分支或属支，第 11、12 胸神经和第 1 腰神经前支的前皮支及伴行的动、静脉。深层有腹壁下动、静脉的分支或属支，第 11、12 胸神经前支的肌支和相应的肋间动、静脉。

【归经】足少阴肾经穴，足少阴经、冲脉交会穴。

【穴性】大补肾气，调理冲任。

【主治】遗精,阳痿,阴挺,带下,月经不调。

【操作】直刺 0.8 ~ 1.2 寸。孕妇禁用。

【古代文献摘录】

《针灸甲乙经》:"男子精溢,阴上缩,大赫主之。""女子赤淫,大赫主之。"

《备急千金要方》:"男子虚劳失精,阴上缩,茎中痛。"

《针灸大成》:"主虚劳失精,男子阴器结缩。茎中痛,目赤痛从内眦始,妇人赤带。"

62. 气穴

【定位】在下腹部,当脐中下 3 寸,前正中线旁开 0.5 寸。

【解剖】皮肤→皮下组织→腹直肌鞘前壁→腹直肌。浅层布有腹壁浅动、静脉的分支或属支,第 11、12 胸神经前支和第 1 腰神经前支的前皮支及伴行的动、静脉。深层有腹壁下动、静脉的分支或属支,第 11、12 胸神经前支的肌支和相应的肋间动、静脉。

【归经】足少阴肾经穴,足少阴经、冲脉交会穴。

【穴性】调理冲任,益肾暖胞。

【主治】①月经不调,带下,闭经,崩漏,小便不通。②泄泻。

【操作】直刺 1 ~ 1.5 寸。孕妇禁用。

【古代文献摘录】

《针灸甲乙经》:"月水不通,奔豚,泄气,上下引腰脊痛。冲脉、足少阴之会。"

《循经考穴编》:"妇人子宫久冷,不能成孕,赤白淋漓,月事不调,败血逆气攻冲,两胁疼痛。"

《针灸大成》:"主奔豚,气上下引腰脊痛,泄利不止,目赤痛内眦始,妇人月事不调。"

63. 四满

【定位】仰卧,在下腹部,当脐中下 2 寸,前正中线旁开 0.5 寸。

【解剖】皮肤→皮下组织→腹直肌鞘前壁→腹直肌。浅层布有腹壁浅动、静脉的分支或属支,第 10、11、12 胸神经前支的前皮支及伴行的动、静脉。深层有腹壁下动、静脉的分支或属支,第 10、11、12 胸神经前支的肌支和相应的肋间动、静脉。

【归经】足少阴肾经穴,足少阴经、冲脉交会穴。

【穴性】理气调经,利水消肿。

【主治】①月经不调,带下,遗精,遗尿,疝气。②便秘,腹痛,水肿。

【操作】直刺 0.8 ~ 1.2 寸。孕妇禁用。

【古代文献摘录】

《备急千金要方》:"四满主子藏中有恶血,内逆满痛,疝。月水不利,奔豚上下并无子,灸四满三十壮。"

《针灸大成》:"主积聚疝瘕,肠澼,大肠有水,脐下切痛,振寒,目内眦赤痛,妇人月水不调,恶血痞痛,奔豚上下,无子。"

《循经考穴编》:"男子遗精白浊,妇人血崩月病,恶血痛及小便不禁,气攻两胁疼痛。"

64. 阴都

【定位】在上腹部,当脐中上 4 寸,前正中线旁开 0.5 寸。

【解剖】皮肤→皮下组织→腹直肌鞘前壁→腹直肌。浅层布有腹壁浅静脉,第 7、8、9 胸神经前支的前皮支及伴行的动、静脉。深层有腹壁上动、静脉的分支或属支,第 7、8、9 胸神经前支的肌支和相应的肋间动、静脉。

【归经】足少阴肾经穴,足少阴经、冲脉交会穴。

【穴性】调理胃肠,宽胸降逆,补益肝肾。

【主治】①腹痛,腹胀,便秘。②不孕不育。③颈椎病。

【操作】直刺 1 ~ 1.5 寸。孕妇慎用。

【古代文献摘录】

《针灸甲乙经》:"身寒热,阴都主之。心满气逆,阴都主之。"

《针灸大成》:"肺胀膨膨,气抢胁下热满痛,阴都、太渊、肺俞。"

《针灸集成》:"盗汗不止。"

65. 曲泽

【定位】位于肘横纹中,当肱二头肌腱的尺侧缘。

【解剖】皮肤→皮下组织→正中神经→肱肌。浅层有肘正中静脉,前臂内侧皮神经等结构。深层有肱动、静脉,尺侧返动、静脉的掌侧支与尺侧下副动、静脉前支构成的动、静脉网,正中神经的本干。

【归经】手厥阴心包经穴,合穴。

【穴性】清热降逆,宽胸理气。

【主治】①心痛,心悸。②热病,中暑。③胃痛,呕吐,泄泻。④肘臂疼痛。

【操作】直刺 1 ~ 1.5 寸。或用三棱针点刺出血。

【古代文献摘录】

《针灸甲乙经》:"心痛卒咳逆,曲泽主之,出血则已。"

《备急千金要方》:"曲泽、大陵,主心下澹澹,喜惊。"

66. 间使

【定位】在前臂掌侧,当曲泽与大陵的连线上,腕横纹上 3 寸,掌长肌腱与桡侧腕屈肌腱之间。

【解剖】皮肤→皮下组织→桡侧腕屈肌腱与掌长肌腱之间→指浅屈肌→指深屈肌→旋前方肌→前臂骨间膜。浅层分布有前臂内、外侧皮神经分支和前臂正中静脉。深层分布有正中神经及其伴行的动、静脉,骨间前动脉、骨间前神经等结构。

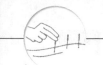

【归经】手厥阴心包经穴,经穴。

【穴性】清热和胃,平肝镇惊。

【主治】①心痛,心悸。②癫狂病,热病,疟疾。③胃痛,呕吐。④肘臂痛。

【操作】直刺 0.5 ~ 1 寸。

【古代文献摘录】

《针灸甲乙经》:"热病烦心,善呕,胸中澹澹,善动而热,间使主之。"

《千金翼方》:"狂邪发无常,披头大唤欲杀人,不避水火及狂言妄语,灸间使三十壮。"

67. 内关

【定位】在前臂掌侧,当曲泽与大陵的连线上,腕横纹上 2 寸,掌长肌腱与桡侧腕屈肌腱之间。

【解剖】皮肤→皮下组织→桡侧腕屈肌腱与掌长肌腱之间→指浅屈肌→指深屈肌→旋前方肌。浅层分布着前臂内侧皮神经,前臂外侧皮神经的分支和前臂正中静脉。深层在指浅屈肌、拇长屈肌和指深屈肌三者之间有正中神经伴行动、静脉。在前臂骨间膜的前方有骨间前动、静脉和骨间前神经。

【归经】手厥阴心包经穴,络穴,八脉交会穴(通阴维脉)。

【穴性】宁心安神,和胃降逆,理气镇痛。

【主治】①心痛,心悸,胸闷。②眩晕,癫痫,失眠,偏头痛。③胃痛,呕吐,呃逆。④肘臂挛痛。

【操作】直刺 0.5 ~ 1 寸。

【古代文献摘录】

《针灸甲乙经》:"心澹澹而善惊恐,心悲,内关主之。""实则心暴痛,虚则心烦,心惕惕不能动,失智,内关主之。"

《八脉八穴治症歌》:"中满心胸痞胀,肠鸣泄泻脱肛,食难下膈酒来伤,积块坚横胁抢,妇女胁痛心痛,结胸里急难当,伤寒不解胸膛,疟疾内关独当。"

《玉龙歌》:"腹中气块痛难当,穴法宜向内关防,八法有名阴维穴,腹中之疾永安康。"

68. 大陵

【定位】在腕掌横纹的中点处,当掌长肌腱与桡侧腕屈肌腱之间。

【解剖】皮肤→皮下组织→掌长肌腱与桡侧腕屈肌腱之间→拇长屈肌腱与指浅屈肌间→指深屈肌腱之间→桡腕关节前方。浅层分布有前臂内、外侧皮神经,正中神经掌支,腕掌侧静脉网。深层有正中神经等。

【归经】手厥阴心包经穴,输穴,原穴。

【穴性】镇惊安神,调胃宁心。

【主治】①心痛,心悸。②胃痛,呕吐。③惊悸,癫狂,痫证,喜笑悲恐。④胸胁痛。⑤腕关节痛。

【操作】直刺 0.3 ~ 0.5 寸。

【古代文献摘录】

《针灸大成》:"心胸痛,大陵、内关、曲泽。"

《玉龙歌》:"口臭之疾最可憎,劳心只为苦多情,大陵穴内人中泻,心得清凉气自平。"

《备急千金要方》:"目赤,小便如血。"

69. 液门

【定位】在手背部,当第 4、5 指间,指蹼缘后方赤白肉际处。

【解剖】皮肤→皮下组织→在第 4、5 指近节指骨基底部之间→第 4 骨间背侧肌和第 4 蚓状肌。浅层分布有尺神经的指背神经,手背静脉网。深层有指背动、静脉等结构。

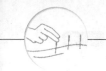

【归经】手少阳三焦经穴,荥穴。

【穴性】清热祛邪,通络消肿。

【主治】①头痛,目赤,耳聋,咽喉肿痛。②疟疾。③月经不调,崩漏。

【操作】直刺 0.3 ~ 0.5 寸。

【古代文献摘录】

《针灸甲乙经》:"疟,项痛,因忽暴逆,液门主之,风寒热,液门主之。"

70. 外关

【定位】在前臂背侧,当阳池与肘尖的连线上,腕背横纹上 2 寸,尺骨与桡骨之间。

【解剖】皮肤→皮下组织→小指伸肌和指伸肌→拇长伸肌和示指伸肌。浅层布有前臂后皮神经,头静脉和贵要静脉的属支。深层有骨间后动、静脉和骨间后神经。

【归经】手少阳三焦经穴,络穴,八脉交会穴(通阳维脉)。

【穴性】疏风清热,活血止痛,通经活络。

【主治】①热病,头痛,目赤,耳聋,咽喉肿痛。②胸胁痛。③上肢痿痹。④妊娠呕吐,月经不调。

【操作】直刺 0.5 ~ 1 寸。

【古代文献摘录】

《针灸甲乙经》:"耳焞焞浑浑,(聋)无所闻,外关主之。"

《铜人腧穴针灸图经》:"治肘臂不得屈伸,手五指尽痛不能握物,耳聋无所闻。"

《八脉八穴治症歌》:"肢节肿疼膝冷,四肢不遂头风,背胯内外骨筋攻,头项眉棱皆痛;手足热麻盗汗,破伤眼肿睛红,伤寒自汗表烘烘,独会外关为重。"

71. 支沟

【定位】在前臂背侧,当阳池与肘尖的连线上,腕背横纹上 3 寸,尺骨与桡骨之间。

【解剖】皮肤→皮下组织→小指伸肌→拇长伸肌→前臂骨间膜。浅层分布有前臂后皮神经,头静脉和贵要静脉的属支。深层有骨间后动、静脉和骨间后神经。

【归经】手少阳三焦经穴,经穴。

【穴性】疏利三焦,聪耳利胁。

【主治】①热病,便秘。②胸胁痛,落枕。③耳鸣,耳聋。④月经不调,绝经综合征。

【操作】直刺 0.5 ~ 1 寸。

【古代文献摘录】

《针灸甲乙经》:"热病汗不出,互相颈嗌外肿,肩臂酸重,胁腋急痛,四肢不举,痂疥,项不可顾,支沟主之。""暴喑不能言,支沟主之。"

《铜人腧穴针灸图经》:"治热病汗不出,肩臂酸重,胁腋痛,四肢不举,霍乱呕吐,口噤不开。"

《类经图翼》:"凡三焦相火炽盛及大便不通,胁肋疼痛者,俱得泻之。"

72. 天井

【定位】在臂外侧,屈肘时,当肘尖直上 1 寸凹陷处。

【解剖】皮肤→皮下组织→肱三头肌。浅层有臂后皮神经等结构。深层有肘关节动、静脉网,桡神经肌支。

【归经】手少阳三焦经穴,合穴。

【穴性】宽胸理气,安神通络。

【主治】①耳聋,偏头痛,癫痫。②瘰疬,肘臂痛。③绝经综合征,不孕症。

【操作】直刺 0.5 ~ 1 寸。

【古代文献摘录】

《针灸甲乙经》:"疟,食时发,心痛,悲伤不乐,天井主之。胸痹,心痛,肩肉麻木,天井主之。大风,默默不知所痛,嗜卧善惊,瘛疭,天井主之。肘痛引肩不可屈伸,振寒热,颈项肩背痛,臂痿痹不仁,天井主之。癫疾,吐舌沫出,羊鸣戾颈,天井主之。"

《备急千金要方》:"主肩痛,痿痹不仁,肩不可屈伸,肩肉麻木。天井、外关、曲池,主臂痿不仁。"

《针灸大成》:"胸胁痛,天井、支沟、间使、大陵、太白、丘墟、阳辅。"

73. 肩井

【定位】在肩上,前直乳中,当大椎穴与肩峰端连线的中点上。

【解剖】皮肤→皮下组织→斜方肌→肩胛提肌。浅层布有锁骨上神经及颈浅动、静脉的分支或属支。深层有颈横动、静脉的分支或属支和肩胛背神经的分支。

【归经】足少阳胆经穴,手足少阳经与阳维脉交会穴。

【穴性】祛风清热,活络消肿。

【主治】①头痛,眩晕,颈项强痛,肩背疼痛,上肢不遂,瘰疬。②乳痈,乳汁少,难产,胞衣不下。③月经不调,闭经,月经淋漓不净。

【操作】直刺0.3～0.5寸,切忌深刺,捣刺。孕妇禁用。

【古代文献摘录】

《针灸甲乙经》:"手(足)少阳、阳维之会。"

《备急千金要方》:"难产,针两肩井,入一寸泻之,须臾即分娩。"

《儒门事亲》:"乳汁不下……针肩井两穴。"

《针灸大成》:"主中风,气塞涎上不语,气逆,妇人难产。"

《类经图翼》:"孕妇禁针。"

《百症赋》:"肩井乳痈而极效。"

74. 带脉

【定位】侧卧,章门穴直下 1.8 寸,当第 11 肋骨游离端直下垂直线与脐水平线的交点。

【解剖】皮肤→皮下组织→腹外斜肌→腹内斜肌→腹横肌。浅层布有第 9、10、11 神经前支的外侧皮支和伴行的动、静脉。深层有第 9、10、11 胸神经前支的肌支和相应动、静脉。

【归经】足少阳胆经穴,足少阳经、带脉交会穴。

【穴性】通调气血,温补肝肾。

【主治】①带下,月经不调,阴挺,闭经,疝气,小腹痛。②胁痛,腰痛。

【操作】直刺 0.8 ~ 1 寸。孕妇慎用。

【古代文献摘录】

《针灸甲乙经》:"妇人少腹坚痛,月水不通,带脉主之。"

《针灸大成》:"赤白带下,带脉、关元、气海、三阴交、白环俞、间使。"

75. 维道

【定位】在侧腹部,当髂前上棘的前下方,五枢前下 0.5 寸处。

【解剖】皮肤→皮下组织→腹外斜肌→腹内斜肌→腹横肌→髂腰肌。浅层布有旋髂浅动、静脉,第 11、12 胸神经前支和第 1 腰神经前支的外侧皮支及伴行的动、静脉。深层有旋髂深动、静脉,股外侧皮神经,第 11、12 胸神经前支和第 1 腰神经前支的肌支及相应的动、静脉。

【归经】足少阳胆经穴,足少阳经、带脉交会穴。

【穴性】利水消肿,调经止带,健脾和胃。

【主治】①少腹痛,便秘,肠痛。②阴挺,带下,疝气,月经不调,水肿。

【操作】直刺 1 ~ 1.5 寸。

【古代文献摘录】

《针灸甲乙经》:"咳逆不止,三焦有水气,不能食,维道主之。"

76. 足临泣

【定位】在足背外侧,在第4、5跖骨底接合部前方凹陷中取穴,当小趾伸肌腱的外侧凹陷处。

【解剖】皮肤→皮下组织→第4骨间背侧肌和第3骨间足底肌(第4与第5跖骨之间)。布有足背静脉网,足背中间皮神经,第4跖背动、静脉和足底外侧神经的分支等。

【归经】足少阳胆经穴,输穴,八脉交会穴(通带脉)。

【穴性】运化风气,冷降水湿。

【主治】①偏头痛,目赤肿痛,目眩,目涩。②乳痈,乳胀,月经不调,瘰疬。③胁肋疼痛,足跗肿痛。

【操作】直刺 0.3 ~ 0.5 寸。

【古代文献摘录】

《神应经》:"乳肿痛,足临泣。"

《类经图翼》:"主治胸满气喘,目眩心痛,缺盆中及腋下马刀疡,痹痛无常。"

《针灸甲乙经》:"月水不利,见血而有身则败,及乳肿,临泣主之。"

77. 地五会

【定位】在足背外侧,在第4、5跖骨之间,第4跖趾关节近端凹陷中。

【解剖】皮肤→皮下组织→趾长伸肌腱→趾短伸肌腱外侧→第4骨间背侧肌→第3骨间足底肌。浅层布有足背中间皮神经,足背静脉网和跖背动、静脉。深层有趾足底总神经和趾底总动、静脉。

【归经】足少阳胆经穴。

【穴性】疏肝利胆,活血止痛。

【主治】①头痛,目赤,耳鸣。②乳痈,乳胀。③胁肋胀痛,足跗肿痛。

【操作】直刺 0.3 ~ 0.5 寸。

【古代文献摘录】

《铜人腧穴针灸图经》:"治内伤唾血,足外皮肤不泽,乳肿。"

《针灸大成》:"主腋痛,内损唾血不足,外无膏泽,乳痈。"

78. 侠溪

【定位】在足背外侧,当第4、5趾缝间,趾蹼缘后方纹头赤白肉际处。

【解剖】皮肤→皮下组织→第4趾的趾长、短伸肌腱与第5趾的趾长、短伸肌腱之间→第4与第5趾的近节趾骨底之间。布有足背中间皮神经的趾背神经和趾背动、静脉。

【归经】足少阳胆经穴,荥穴。

【穴性】平肝息风,消肿止痛。

【主治】①头痛,眩晕,目赤肿痛,耳鸣,耳聋。②胸胁疼痛,乳痈。③热病。④足跗肿痛。

【操作】直刺0.3～0.5寸。

【古代文献摘录】

《针灸甲乙经》:"胸胁支满,寒如风吹状,侠溪主之。狂疾,侠溪主之。"

《备急千金要方》:"主少腹坚痛,月水不通。主乳肿痛溃。主疟,足痛。主胸中寒,如风状,头眩,两颊痛。"

79. 足窍阴

【定位】在足第4趾末节外侧,距趾甲角0.1寸。

【解剖】皮肤→皮下组织→甲根。布有足背中间皮神经的趾背神经,趾背动、静脉和趾底固有动、静脉构成的动、静脉网。

【归经】足少阳胆经穴,井穴。

【穴性】疏肝解郁,通经活络,活血止痛。

【主治】①目赤肿痛,耳鸣,耳聋,咽喉肿痛。②头痛,失眠,多梦。③胁痛,足跗肿痛。④热病。⑤闭经。

【操作】浅刺 0.1 ~ 0.2 寸,或点刺出血。

【古代文献摘录】

《针灸甲乙经》:"胁痛,咳逆,不得息,窍阴主之。"

《备急千金要方》:"痈疽,窍阴主之。"

《医宗金鉴》:"主治胁痛,咳逆不得息,发热躁烦,痈疽口干,头痛喉痹,舌强,耳聋等证。"

80. 大敦

【定位】在足大趾末节外侧,距趾甲角 0.1 寸。

【解剖】皮肤→皮下组织→甲根。布有腓深神经的背外侧神经和趾背动、静脉。

【归经】足厥阴肝经穴,井穴。

【穴性】疏肝理气,调经止淋,回阳救逆,镇惊宁神。

【主治】①疝气,遗尿,癃闭,闭经,崩漏,月经不调,阴挺。②癫痫。

【操作】浅刺 0.1 ~ 0.2 寸,或点刺出血。孕妇慎用。

【古代文献摘录】

《针灸甲乙经》:"卒心痛,汗出,大敦主之。"

《备急千金要方》:"主目不欲视,太息。"

《铜人腧穴针灸图经》:"治卒疝,小便数,遗溺,阴头中痛……妇人血崩不止。"

81. 行间

【定位】在足背侧,当第 1、2 趾间,趾蹼缘的后方赤白肉际处。

【解剖】皮肤→皮下组织→踇趾近节趾骨基底部与第 2 跖骨头之间。布有腓深神经的趾背神经和趾背动、静脉。

【归经】足厥阴肝经穴,荥穴。

【穴性】疏肝泄热,舒利胸胁。

【主治】①头痛,目眩,目赤肿痛,青盲,口㖞。②月经过多,崩漏,痛经,闭经,带下,疝气,小便不利,尿痛。③中风,癫痫。④胁肋疼痛,急躁易怒,黄疸。

【操作】直刺 0.5 ~ 0.8 寸。

【古代文献摘录】

《针灸甲乙经》:"月事不利,见血而身反败,阴寒,行间主之。"

《针灸大成》:"主妇人小腹肿,面尘脱色,经血过多不止,崩中,小儿急惊风。"

《医宗金鉴》:"治小儿急慢惊风,及妇人血蛊癥瘕,浑身肿,单腹胀等证。"

82. 太冲

【定位】在足背侧,当第 1、2 跖骨间隙的后方凹陷处。

【解剖】皮肤→皮下组织→踇长伸肌腱与趾长伸肌腱之间,踇短伸肌腱的外侧→第 1 骨间背侧肌。浅层布有足背静脉网,足背内侧皮神经等。深层有腓深神经和第 1 趾背动、静脉。

【归经】足厥阴肝经穴,输穴,原穴。

【穴性】平肝泄热,疏肝养血,清利下焦。

【主治】①头痛,眩晕,目赤肿痛,青盲,咽喉干痛,耳鸣,耳聋。②月经不调,崩漏,疝气,遗尿。③癫痫,小儿惊风,中风。④胁痛,郁闷,急躁易怒。⑤下肢痿痹。

【操作】直刺 0.5 ~ 1 寸。

【古代文献摘录】

《针灸甲乙经》:"女子漏血,太冲主之。"

《铜人腧穴针灸图经》:"胸胁支满,足寒大便难,呕血,女子漏血不止,小儿卒疝呕逆。"

《神应经》:"女人漏下不止,太冲、三阴交。"

《标幽赋》:"心胀、咽痛,针太冲而必除。"

83. 蠡沟

【定位】在小腿内侧,当足内踝尖上 5 寸,胫骨内侧面的中央。

【解剖】皮肤→皮下组织→胫骨骨面。浅层布有隐神经的小腿内侧皮支和大隐静脉。

【归经】足厥阴肝经穴,络穴。

【穴性】疏肝理气,清热利湿,调经止带。

【主治】①睾丸肿痛,阴挺阴痒,小便不利,遗尿,月经不调,赤白带下。②足胫疼痛。③腰背拘急不可俯仰。

【操作】平刺 0.5 ~ 0.8 寸。

【古代文献摘录】

《铜人腧穴针灸图经》:"治卒症少腹肿,时少腹暴痛,小便不利如癃闭,数噫恐悸,少气不足,腹中痛悒悒不乐,咽中闷如有息肉状,背拘急不可俯仰。"

《针灸甲乙经》:"女子疝,小腹肿,赤白淫,时多时少,蠡沟主之。"

84. 中都

【定位】在小腿内侧,当足内踝尖上 7 寸,胫骨内侧面的中央。

【解剖】皮肤→皮下组织→胫骨骨面。布有隐神经的小腿内侧皮支,大隐静脉。

【归经】足厥阴肝经穴,郄穴。

【穴性】疏肝理气,调经止血。

【主治】①疝气。②胁痛,下肢痿痹。③月经不调,月经过少,或淋漓不净,产后恶露不绝。

【操作】平刺 0.5 ～ 0.8 寸。

【古代文献摘录】

《针灸甲乙经》:"肠澼,中郄主之。""崩中,腹上下痛,中郄主之。"

《备急千金要方》:"主足下热,胫寒不能久立,湿痹不能行。"

《铜人腧穴针灸图经》:"治妇人崩中,因产恶露不绝。"

85. 曲泉

【定位】在膝内侧,屈膝,当膝关节内侧面横纹内侧端,股骨内侧髁的后缘,半腱肌、半膜肌止端的前缘凹陷处。

【解剖】皮肤→皮下组织→缝匠肌后缘→股薄肌腱后缘→半膜肌腱→腓肠肌内侧头。浅层布有隐神经,大隐静脉。深层有膝上内侧动、静脉的分支或属支。

【归经】足厥阴肝经穴,合穴。

【穴性】清利湿热,通调下焦。

【主治】①小腹痛,小便不利,淋证,癃闭。②月经不调,痛经,带下,阴挺,阴痒,遗精,阳痿。③膝股疼痛。

【操作】直刺 0.8 ～ 1 寸。

【古代文献摘录】

《备急千金要方》:"主膝不可屈伸。""男子失精,膝胫疼痛冷,灸曲泉百壮。"

《针灸甲乙经》:"女子疝瘕,按之如以汤沃其股内至膝,飧泄,灸刺曲泉。"

《针灸大成》:"阴挺出:曲泉、血海、大敦;脐痛:曲泉、中封、水分。"

86. 阴包

【定位】在大腿内侧,当股骨内上髁上 4 寸,股内肌与缝匠肌之间。

【解剖】皮肤→皮下组织→缝匠肌与股薄肌之间→大收肌。浅层布有闭孔神经的皮支,大隐静脉的属支。深层有股神经的肌支,隐神经,股动、静脉等结构。

【归经】足厥阴肝经穴。

【穴性】调经止痛,利尿通淋。

【主治】①月经不调,遗尿,小便不利。②腰骶痛引小腹。

【操作】直刺 1 ~ 2 寸。

【古代文献摘录】

《针灸甲乙经》:"腰痛,少腹痛,阴包主之。"

《铜人腧穴针灸图经》:"治腰尻引中腹痛,遗溺不禁。"

《针灸聚英》:"主腰尻引小腹痛,小便难,遗尿,妇人月水不调。"

87. 期门

【定位】在胸部,当乳头直下,第 6 肋间隙,前正中线旁开 4 寸。

【解剖】皮肤→皮下组织→胸大肌下缘→腹外斜肌→肋间外肌→肋间内肌。浅层布有第 6 肋间神经的外侧皮支,胸腹壁静脉的属支。深层有第 6 肋间神经和第 6 肋间后动、静脉的分支或属支。

【归经】足厥阴肝经穴,肝募穴,足厥阴经、足太阴经、阴维脉交会穴。

【穴性】健脾疏肝,理气活血。

【主治】①胸胁胀痛。②腹胀,呃逆,吐酸。③乳痈,乳房结节,乳腺增生,乳汁过少。④胸中热,咳喘。

【操作】斜刺 0.5 ~ 0.8 寸。

【古代文献摘录】

《铜人腧穴针灸图经》:"治胸中烦热,贲豚上下,目青而呕,霍乱泄痢,腹坚硬,大喘不得安卧,胁下积气,女子产余疾,食饮不下,心中切痛,善噫,若伤寒过经不解,当刺期门,师经不传。"

《针灸甲乙经》:"妇人产余疾,食饮不下,胸胁支满,眩目足寒,心切痛,善噫,闻酸臭,胀痹,腹满,少腹尤大,期门主之。"

88. 腰阳关

【定位】在腰部,当后正中线上,第4腰椎棘突下凹陷中。

【解剖】皮肤→皮下组织→棘上韧带→棘间韧带→弓间韧带。浅层主要布有第4腰神经后支的内侧支和伴行的动、静脉。深层有棘突间的椎外(后)静脉丛,第4腰神经后支的分支和第4腰动、静脉的背侧支的分支或属支。

【归经】督脉穴。

【穴性】祛寒除湿,舒筋活络。

【主治】①腰骶疼痛,下肢痿痹。②月经不调,带下,遗精,阳痿。

【操作】直刺0.5～1寸。孕妇慎用。

【古代文献摘录】

《针灸大成》:"主膝外不可屈伸,风痹不仁,筋挛不行。"

《循经考穴编》:"主劳损腰胯痛,遗精白浊,妇人月病带下。"

89. 命门

【定位】在腰部,当后正中线上,第2腰椎棘突下凹陷中。

【解剖】皮肤→皮下组织→棘上韧带→棘间韧带→弓间韧带。浅层主要布有第2腰神经后支的内侧支和伴行的动、静脉。深层有棘突间的椎外(后)静脉丛,第2腰神经后支的分支和第2腰动、静脉背侧支的分支或属支。

【归经】督脉穴。

【穴性】培元补肾,强健腰脊。

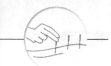

【主治】①腰痛,下肢痿痹。②遗精,阳痿,早泄,月经不调,赤白带下,遗尿,尿频。③泄泻。④五劳七伤,头晕耳鸣,手足逆冷。

【操作】直刺 0.5 ～ 1 寸。孕妇慎用。

【古代文献摘录】

《针灸甲乙经》:"头痛如破,身热如火,汗不出,癥瘕,寒热,汗出恶寒,里急,腰腹相引痛,命门主之。"

《针灸大成》:"主头痛如破,身热如火,汗不出,寒热疟疾,腰脊相引,骨蒸,五脏热,小儿发痫,张口摇头,身反折角弓。"

《备急千金要方》:"妇人崩中出血,带下淋浊赤白,皆灸之。"

90. 大椎

【定位】在后正中线上,第 7 颈椎棘突下凹陷中。

【解剖】皮肤→皮下组织→棘上韧带→棘间韧带。浅层主要布有第 8 颈神经后支的内侧支和棘突间皮下静脉丛。深层有棘突间的椎外(后)静脉丛和第 8 颈神经后支的分支。

【归经】督脉穴,督脉、手足三阳经交会穴。

【穴性】解表泄热,祛风止咳,通阳补虚。

【主治】①热病,疟疾,咳嗽,气喘,骨蒸盗汗。②癫痫,小儿惊风。③感冒,畏寒,风疹,头项强痛。④月经前后诸证。

【操作】斜刺 0.5 ～ 1 寸。

【古代文献摘录】

《针灸甲乙经》:"三阳、督脉之会。"

《铜人腧穴针灸图经》:"疗五劳七伤,温疟,疬疟,气疰,背膊拘急,颈项强不得回顾,风劳食气。"

《类经图翼》:"又治颈瘿,灸百壮,及大椎两边相去各一寸半少垂下,各三十壮。"

91. 百会

【定位】在头部,当前发际正中直上 5 寸,或两耳尖连线的中点处。

【解剖】皮肤→皮下组织→帽状腱膜→腱膜下疏松组织。布有枕大神经、额神经的分支和左、右颞浅动脉与左、右颞浅静脉及枕动、静脉吻合网。

【归经】督脉穴,督脉、足太阳经交会穴。

【穴性】息风醒脑,升阳固脱,平肝镇惊。

【主治】①头痛,眩晕,中风失语,癫狂痫。②失眠,健忘。③脱肛,阴挺,久泻,气虚下陷诸证。

【操作】平刺 0.5 ~ 1 寸。

【古代文献摘录】

《针灸甲乙经》:"督脉、足太阳之会。""热病汗不出,而呕苦,百会主之。"

《铜人腧穴针灸图经》:"治小儿脱肛久不瘥,风痫,中风,角弓反张,或多哭言语不择,发即无时,盛则吐沫,心烦惊悸健忘,痎疟,耳鸣,耳聋,鼻塞,不闻香臭。"

《圣济总录》:"凡灸头顶,不得过七七壮,缘头顶皮肤浅薄,灸不宜多。"

《太平圣惠方》:"若频灸,恐拔气上,令人眼暗。"

《类经图翼》:"若灸至百壮,停三五日后绕四畔,用三棱针出血,以井花水淋之,令气宣通,否则恐火气上壅,令人目暗。"

92. 神庭

【定位】在头部,当前发际正中直上 0.5 寸。

【解剖】皮肤→皮下组织→枕额肌额腹→腱膜下疏松组织。布有额神经的滑车上神经和额动、静脉的分支或属支。

【归经】督脉穴,督脉、足太阳经、足阳明经交会穴。

【穴性】息风定惊,开窍宁神,宣通鼻窍。

【主治】①头痛,眩晕,失眠,癫痫。②鼻渊,流泪,目痛。③经行头痛,绝经综合征,妊娠头痛。

【操作】平刺 0.3 ～ 0.5 寸。

【古代文献摘录】

《针灸甲乙经》:"头脑中寒,鼻衄,目泣出,神庭主之。痎疟,神庭、百会主之。寒热头痛,喘喝,目不能视,神庭主之。风眩,善呕,烦满,神庭主之。癫疾呕沫,神庭及兑端、承浆主之。"

《铜人腧穴针灸图经》:"治癫疾风痫,戴目上不识人,头风目眩,鼻出清涕不止,目泪出,惊悸不得安寝。"

93. 中极

【定位】在下腹部,前正中线上,当脐中下 4 寸。

【解剖】皮肤→皮下组织→腹白线→腹横筋膜→腹膜外脂肪→壁腹膜。浅层主要布有髂腹下神经的前皮支和腹壁浅动、静脉的分支或属支。深层有髂腹下神经的分支。

【归经】任脉穴,膀胱募穴,任脉、足三阴经交会穴。

【穴性】补肾培元,清热利湿,调经止带。

【主治】癃闭,遗尿,尿频,月经不调,带下,痛经,崩漏,阴挺,遗精,阳痿,疝气。

【操作】直刺 1 ～ 1.5 寸,需在排尿后进行针刺。孕妇禁针。

【古代文献摘录】

《针灸甲乙经》:"女子禁中痒,腹热痛,乳余疾,绝不足,子门不端,少腹苦寒,阴痒及痛,经闭不通,中极主之。"

《针灸大成》:"主冷气积聚,时上冲心,腹中热,脐下结块,奔豚抢心,阴汗水肿,阳气虚惫,小便频数,失精绝子,癥瘕,妇人产后恶露不行,胎衣不下,月事不调,血结成块,子门肿痛不端,小腹苦寒,阴痒而热,阴痛,恍惚尸厥,饥不能食,临经行房,羸瘦,寒热,转胕不得尿,妇人断绪,四度针即有子。"

94. 关元

【定位】在下腹部,前正中线上,当脐中下 3 寸。

【解剖】皮肤→皮下组织→腹白线→腹横筋膜→腹壁外脂肪→壁腹膜。浅层主要有 12 胸神经前支的前皮支和腹壁浅动、静脉的分支或属支。深层主要有第 12 胸神经前支。

【归经】任脉穴,小肠募穴,任脉、足三阴经交会穴。

【穴性】益气补肾,回阳固脱,清热利湿。

【主治】①虚劳羸瘦,中风脱证,眩晕。②阳痿,遗精,月经不调,痛经,闭经,崩漏,带下,不孕,遗尿,小便频数,产后恶露不尽,胞衣不下,阴门瘙痒,癃闭,疝气。③腹痛,泄泻。

【操作】直刺 1 ~ 2 寸,需排尿后进行针刺。孕妇慎用。

【古代文献摘录】

《针灸甲乙经》:"女子绝子,衃血在内不下,关元主之。"

《铜人腧穴针灸图经》:"治脐下疞痛,小便赤涩,不觉遗沥,小便处痛,状如散火,溺血,暴疝痛,脐下结血,状如覆杯,转胞不得尿,妇人带下瘕聚,因产恶露不止,月脉断绝,下经冷。"

《类经图翼》:"此穴当人身上下四旁之中,故又名大中极,乃男子藏精,女子畜血之处。"

95. 气海

【定位】在下腹部,前正中线上,当脐中下 1.5 寸。

【解剖】皮肤→皮下组织→腹白线→腹横筋膜→腹膜外脂肪→壁腹膜。浅层主要布有第 11 胸神经前支的前皮支和脐周静脉网。深层主要有第 11

胸神经前支的分支。

【归经】任脉穴。

【穴性】益气助阳,调经固经。

【主治】①腹痛,泄泻,便秘。②遗尿,阳痿,遗精,闭经,痛经,崩漏,带下,阴挺,产后恶露不绝,疝气。③中风脱证,虚劳羸瘦,四肢乏力。

【操作】直刺 1～2 寸,孕妇慎用。

【古代文献摘录】

《铜人腧穴针灸图经》:"治脐下冷气上冲,心下气结成块,状如覆杯,小便赤涩,妇人月事不调,带下崩中,因产恶露不止,绕脐疗(疑为冷)痛,针入八分,得气即泻,泻后宜补之,可灸百壮。今附气海者,是男子生气之海也。治脏气虚惫,真气不足,一切气疾,久不瘥,悉皆灸之,慎如常法。"

《备急千金要方》:"妇人水泄利,灸气海百壮三报。"

《针灸大成》:"妇人临经行房羸瘦,崩中,赤白带下,月事不调,产后恶露不止,绕脐绞痛,闪着腰痛,小儿遗尿。"

《胜玉歌》:"诸般气症从何治,气海针之灸亦宜。"

96. 阴交

【定位】在下腹部,前正中线上,当脐中下 1 寸。

【解剖】皮肤→皮下组织→腹白线→腹横筋膜→腹膜外脂肪→壁腹膜。浅层主要布有第 11 胸神经前支的前皮支,脐周静脉网。深层有第 11 胸神经前支的分支。

【归经】任脉穴,任脉、冲脉、足少阴经交会穴。

【穴性】调经固带,利水消肿。

【主治】①腹痛,水肿,泄泻。②月经不调,带下,疝气。

【操作】直刺 1～2 寸。孕妇慎用。

【古代文献摘录】

《针灸甲乙经》："女子手脚拘挛,腹满,疝,月水不通,乳余疾,绝子,阴痒,阴交主之。"

《铜人腧穴针灸图经》："治脐下疔(冷)痛,寒疝引少腹痛,腰膝拘挛,腹满,女子月事不绝,带下,产后恶露不止,绕脐冷痛,针入八分,得气即泻,可灸一百壮止。"

《针灸大成》："主妇人血崩,月事不绝,带下,产后恶露不止,绕脐冷痛,绝子,阴痒,奔豚上腹,小儿陷囟。"

《百症赋》："无子搜阴交、石关之乡。"

97. 神阙

【定位】在腹中部,脐中央。

【解剖】皮肤→结缔组织→壁腹膜。浅层主要布有第10胸神经前支的前皮支和腹壁脐周静脉网。深层有第10胸神经前支的分支。

【归经】任脉穴。

【穴性】温阳救逆,利水固脱,健运脾胃。

【主治】①腹痛,久泻,脱肛,痢疾,水肿。②虚脱。③便秘。④小便不禁,五淋。⑤女子不孕。

【操作】禁直刺,可灸。孕妇慎用。

【古代文献摘录】

《针灸甲乙经》："水肿大平脐,灸脐中,无理不治。肠中常鸣,时上冲心,灸脐中。绝子,灸脐中,令有子。"

《铜人腧穴针灸图经》："治泄利不止,小儿奶利不绝,腹大,绕脐痛,水肿,鼓胀,肠中鸣,状如流水声,久冷伤惫,可灸百壮。"

《医宗金鉴》："主治百病,及老人虚人泄泻,又治产后腹胀,小便不通,小儿脱肛等证。"

98. 下脘

【定位】在上腹部,前正中线上,当脐中上2寸。

【解剖】皮肤→皮下组织→腹白线→腹横筋膜→腹膜外脂肪→壁腹膜。浅层主要布有第9胸神经前支的前皮支和腹壁浅静脉的属支。深层有第9胸神经前支的分支。

【归经】任脉穴,任脉、足太阴经交会穴。

【穴性】健脾和胃,消积化滞。

【主治】①腹痛,腹胀,食谷不化,呕吐,泄泻。②虚肿,消瘦。③月经不调。④痞块。

【操作】直刺1～2寸。孕妇慎用。

【古代文献摘录】

《针灸甲乙经》:"足太阴、任脉之会。"

《外台秘要》:"孕妇不可灸。"

《针灸聚英》:"穴当胃下口,小肠上口,水谷于是入焉。"

99. 中脘

【定位】在上腹部,前正中线上,当脐中上4寸。

【解剖】皮肤→皮下组织→腹白线→腹横筋膜→腹膜外脂肪→壁腹膜。浅层主要布有第8胸神经前支的前皮支和腹壁浅静脉的属支。深层主要有第8胸神经前支的分支。

【归经】任脉穴,胃募穴,八会穴(腑会),任脉、手太阳经、手少阳经、足阳明经交会穴。

【穴性】理气和胃,化湿降逆。

【主治】①胃痛,呕吐,吞酸,腹胀,食不化,泄泻,黄疸。②咳喘痰多。③癫病,失眠。④头痛,惊悸,脏躁,产后血晕。⑤闭经,月经过少,多囊卵巢综合征。

【操作】直刺 1 ~ 1.5 寸。孕妇慎用。

【古代文献摘录】

《针灸甲乙经》:"胃胀者,中脘主之。"

《针灸大成》:"手太阳、少阳、足阳明、任脉之会。"

《针灸聚英》:"素注,针一寸二分,灸七壮……胃虚而致太阴无所禀者,于足阳明募穴中导引之。"

《百症赋》:"中脘主乎积痢。"

100. 膻中

【定位】在胸部,当前正中线上,平第4肋间,两乳头连线的中点。

【解剖】皮肤→皮下组织→胸骨体。主要布有第4肋间经前皮支和胸廓内动、静脉的穿支。

【归经】任脉穴,心包募穴,八会穴(气会)。

【穴性】理气宽胸,清肺化痰。

【主治】①胸闷,胸痛,气短,心悸,心烦,咳嗽,气喘。②乳汁少,乳痈。③呕逆,呕吐。

【操作】平刺 0.3 ~ 0.5 寸。

【古代文献摘录】

《难经》:"上焦者,在心下,下膈,在胃上口,主内而不出,其治在膻中。"

《针灸甲乙经》:"咳逆上气,唾嗌短气,不得息,口不能言,膻中主之。"

《铜人腧穴针灸图经》:"治肺气咳嗽,上喘、唾脓,不得下食,胸中如塞,可灸七壮,今附疗膈气,呕吐涎沫,妇人乳汁少。"

《针灸大成》:"足太阴、少阴、手太阳、少阳、任脉之会。"

101. 子宫

【定位】仰卧位,在下腹部,当脐中下4寸,中极旁开3寸。

【解剖】皮肤→皮下组织→腹外斜肌腱膜→腹内斜肌→腹横肌→腹横筋膜。浅层主要布有髂腹下神经的外侧皮支和腹壁浅静脉。深层主要有髂腹下神经的分支和腹壁下动、静脉的分支或属支。

【归经】经外奇穴。

【穴性】理气调经,升提下陷。

【主治】子宫脱垂,不孕,痛经,崩漏,月经不调,疝气。

【操作】直刺 0.8 ~ 1.2 寸。孕妇禁用。

【古代文献摘录】

《针灸大成》:"子宫二穴,在中极两旁各开三寸。针二寸,灸二七壮,治妇人久无子嗣。"

102. 十七椎

【定位】伏卧位,在腰部,当后正中线上,第 5 腰椎棘突下。

【解剖】皮肤→皮下组织→棘上韧带→棘间韧带。浅层主要布有第 5 腰神经后支的皮支和伴行的动、静脉。深层主要有第 5 腰神经后支的分支和棘突间的椎外(后)静脉。

【归经】经外奇穴。

【穴性】补肾温阳,温经通络。

【主治】①腰骶痛。②痛经,崩漏,月经不调,遗尿。

【操作】直刺 0.5 ~ 1 寸。孕妇禁用。

【古代文献摘录】

《备急千金要方》载:"灸转胞法……第十七椎,灸五十壮。"

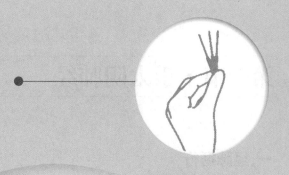

第八章

十二经络循行路线、主要腧穴及主病

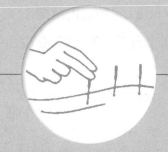

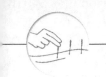

第一节·手太阴肺经

一、经脉循行

肺手太阴之脉，起于中焦，下络[1]大肠，还循[2]胃口[3]，上膈属[4]肺。从肺系[5]，横出腋下[6]，下循臑[7]内，行少阴、心主[8]之前，下肘中，循臂内上骨下廉，入寸口，上鱼，循鱼际，出大指之端。其支者[9]，从腕后，直出次指内廉，出其端。(本经腧穴见图 8-1)

【注释】

[1] 络：联络、网络、散络的意思。用如动词，义为网络样分布。

[2] 还循：还，回来；循，顺、沿，义为顺着走。

[3] 胃口：指贲门部。

[4] 属：隶属、统属。

[5] 肺系：指气管、喉咙。系，系带、悬系的意思。

[6] 腋下：指的是腋前方，其穴为中府、云门。

[7] 臑：指上臂部。

[8] 少阴、心主：指手少阴、手厥阴二经。

[9] 支者：指支脉，仍属经脉部分。

手太阴肺经，起始于中焦，向下联络大肠，回过来沿着胃上口，穿过膈肌，属于肺脏。从肺系—气管、喉咙部横出腋下(中府、云门)，下循上臂内侧，行于手少阴、手厥阴经之前(天府、侠白)，下过肘中(尺泽)，沿前臂内侧桡骨下缘(孔最)，进入寸口—桡动脉搏动处(经渠、太渊)，上行至大鱼际部，沿其边际(鱼际)，出大指的末端(少商)。

其支脉，从腕后(列缺)走向示指内(桡)侧，出其末端，接手阳明大肠经。

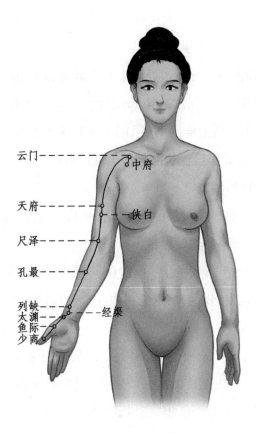

图 8-1　手太阴肺经腧穴图

二、经脉主病

是动则病[1]，肺胀满，膨膨而喘咳，缺盆中[2]痛，甚则交两手而瞀[3]，此为臂厥[4]。是主肺所生病[5]者，咳，上气，喘喝[6]，烦心，胸满，臑臂内前廉痛厥，掌中热。气盛有余，则肩背痛，风寒汗出中风，小便数而欠[7]；气虚，则肩背痛、寒，少气不足以息，溺色变[8]。

【注释】

[1] 是动则病：原意指经脉变动异常，此指这一经脉发生异常变化就可能出现有关病症。

[2] 缺盆中：缺盆，指锁骨上窝部。缺盆中，指两侧缺盆之间，当天突穴

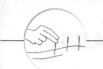

部,深部为喉咙。

[3] 瞀:指心胸闷乱,视力模糊。

[4] 臂厥:指前臂经脉所过处发生气血阻逆的见症。

[5] 是主肺所生病:指手太阴肺经(腧穴)能主治有关肺方面所发生的病症。各经仿此。马王堆帛书《阴阳十一脉灸经》、张家山汉简《脉书》均作"其所产病",指此经脉循行部位所出现的病症。

[6] 喘喝:气喘声粗。

[7] 欠:原指呵欠。后人有作小便量少解,不合古义,当指张口出气。

[8] 溺色变:指小便颜色异常。

本经异常就出现下列病症:肺部胀闷,膨膨而咳喘,咽喉肿痛,严重时交捧双手,心胸闷乱,视物模糊,还可发生前臂部的气血阻逆如厥冷、麻木、疼痛等症。

本经腧穴主治有关"肺"方面所发生的病症:咳嗽,气急,喘息,心烦,胸闷,上臂、前臂的内侧前缘酸痛或厥冷,或掌心发热。当气盛有余时,可见肩背酸痛,感受风寒而汗出,伤风,小便频数,张口嘘气;而气虚不足时,可见肩背冷痛,气短,小便颜色异常。

第二节·手阳明大肠经

一、经脉循行

大肠手阳明之脉,起于大指次指[1]之端,循指上廉[2],出合谷两骨[3]之间,上入两筋[4]之中,循臂上廉[5],入肘外廉[6],上臑外前廉,上肩,出髃骨[7]之前廉,上出于柱骨之会[8]上,下入缺盆[9],络肺,下膈,属大肠。其支者,从缺盆上颈,贯颊,入下齿中;还出挟口,交人中[10]——左之右、右之

左,上挟鼻孔。(本经腧穴见图 8-2)

【注释】

[1] 大指次指:大指侧的次指,即示指。

[2] 指上廉:示指的桡侧边。此按屈肘立拳位描述,故称上廉。

[3] 合谷两骨:指第 1、第 2 掌骨,因其分歧,合称歧骨。中间为合谷穴,即以其开合凹陷如谷而得名。

[4] 两筋:指拇长伸肌腱与拇短伸肌腱。

[5] 臂上廉:前臂桡侧,此按屈肘立拳体位,故称上廉,即阳溪至曲池穴之间。

[6] 肘外廉:肘横纹外侧,约曲池穴部。

[7] 髃骨:肩胛骨肩峰部。

[8] 柱骨之会:柱骨,指颈椎,或指锁骨;会,此指大椎穴。

[9] 缺盆:锁骨上窝部;缺盆骨即锁骨,其上有缺盆穴。

[10] 交人中:经脉在人中左右交叉。

手阳明大肠经,从示指末端(商阳)起始,沿示指桡侧缘(二间、三间),出第 1、第 2 掌骨间(合谷),进入两筋(指拇长伸肌腱与拇短伸肌腱)之间(阳溪),沿前臂桡侧(偏历、温溜、下廉、上廉、手三里),进入肘外侧(曲池、肘髎),经上臂外侧前缘(手五里、臂臑),上肩,出肩峰部前缘(肩髃、巨骨,会秉风),向上交会颈部(会大椎),下入缺盆部(锁骨上窝),络于肺,通过横膈,属于大肠。

其支脉,从缺盆部上行颈旁(天鼎、扶突),通过面颊,进入下齿槽,出来夹口旁(会地仓),交会人中部(会水沟),左边的向右,右边的向左,上夹鼻孔旁(禾髎、迎香),接足阳明胃经。

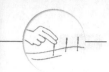

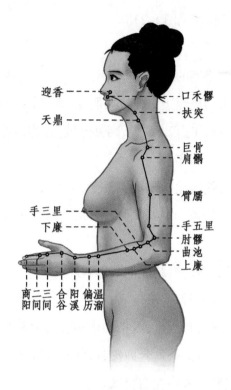

图 8-2　手阳明大肠经腧穴图

二、经脉主病

是动则病,齿痛,颈肿 [1]。是主津 [2] 所生病者,目黄 [3],口干,鼽衄 [4],喉痹 [5],肩前臑痛,大指次指痛不用。气有余,则当脉所过者 [6] 热肿;虚,则寒栗不复 [7]。

【注释】

[1] 颈肿:据《脉经》《黄帝内经太素》《铜人腧穴针灸图经》和《素问》林亿新校正引文及《脉书》文字应作"颈肿",颈,指眼眶下颧骨部,以及连及上牙床的部分。

[2] 津:此后原有"液"字,《黄帝内经太素》《脉经》等无。即手阳明大肠经主"津",手太阳小肠经主"液"。

[3] 目黄：指视物昏黄，不同于黄疸。

[4] 鼽衄：鼽，为鼻流清涕。衄，指鼻出血。

[5] 喉痹：指咽喉肿痛，壅闭不通。

[6] 脉所过者：指本经脉外行所过之处。

[7] 寒栗不复：发冷颤抖，难以回温。

本经异常就出现下列病症：齿痛，面颊部肿胀。

本经腧穴主治有关"津"方面所发生的病症：视物昏黄，口干，鼻流清涕或出血，喉咙痛，肩前、上臂部痛，示指疼痛、活动不利。当气盛有余时，经脉所过部位发热、肿胀；而气虚不足时，则发冷、战栗，难以复温。

第三节·足阳明胃经

一、经脉循行

胃足阳明之脉，起于鼻，交頞[1]中，旁约[2]太阳之脉，下循鼻外，入上齿中，还出挟口，环唇，下交承浆，却循颐后[3]下廉，出大迎，循颊车，上耳前，过客主人[4]，循发际，至额颅[5]。其支者，从大迎前，下人迎，循喉咙，入缺盆，下膈，属胃，络脾。其直者，从缺盆下乳内廉，下挟脐，入气街[6]中。其支者，起于胃下口[7]，下循腹里，下至气街中而合。以下髀关，抵伏兔，下入膝膑中，下循胫外廉，下足跗[8]，入中指内间[9]。其支者，下膝三寸而别，下入中指外间[10]。其支者，别跗上，入大指间[11]，出其端。（本经腧穴见图 8-3）

【注释】

[1] 頞：指鼻根凹陷处。"交"前原衍"之"字，据《黄帝内经太素》《针灸甲乙经》删去。

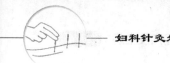

[2] 约:原误作"纳",据《针灸甲乙经》《脉经》等改,此指与足太阳经交会于眼睛。

[3] 却循颐后:却,退却;颐,下颌部。

[4] 客主人:即上关穴。

[5] 额颅:指前额正中部。

[6] 气街:腹股沟动脉部,穴名气冲,当股动脉搏动处。

[7] 胃下口:即幽门部。

[8] 足跗:即足背。

[9] 中指内间:"指"通"趾"。内间,指中趾与次趾间。

[10] 以下入中指外间:"以"字据《针灸甲乙经》《脉经》《黄帝内经太素》《备急千金要方》《素问·阴阳离合论》王冰注引文及《铜人腧穴针灸图经》《十四经发挥》补。此支应是从足三里分出,下经丰隆,出于中指外侧端。

[11] 大指间:指大趾与次趾之间。

足阳明胃经,起于鼻(会迎香),交鼻根部,与旁边足太阳经交会(会睛明),向下沿鼻外侧(承泣、四白),进入上齿中(巨髎),回出来夹口旁(地仓),环绕口唇(会水沟),向下交会于颏唇沟(会承浆);退回来沿下颌出面动脉部(大迎),再沿下颌角(颊车),上耳前(下关),经颧弓上(会上关、悬厘、颔厌),沿发际(头维),至额颅中部(会神庭)。

面部的支脉,从大迎前向下,经颈动脉部(人迎),沿着喉咙(水突、气舍,一说会大椎),进入缺盆(锁骨上窝部),向下通过横隔,属于胃(会上脘、中脘),联络于脾脏。

缺盆部主干,从锁骨上窝(缺盆)向下,经乳中(气户、库房、屋翳、膺窗、乳中、乳根),向下夹脐旁(不容、承满、梁门、关门、太乙、滑肉门、天枢、外陵、大巨、水道、归来),进入气街(腹股沟动脉部气冲穴)。

腹内支脉,从胃口向下,沿腹里,至腹股沟动脉部与前外行主干会合。

由此下行,经髋关节前(髀关),到股四头肌隆起处(伏兔、阴市、梁丘),下向膝髌中(犊鼻),胫骨外侧前缘(足三里、上巨虚、条口、下巨虚),下行至足背(解溪、冲阳),进入中趾内侧趾缝(陷谷、内庭),出次趾末端(厉兑)。

胫部支脉,从膝下三寸处(足三里)分出(丰隆),向下进入中趾外侧趾缝,出中趾末端。

足部支脉,从足背部(冲阳)分出,进入大趾趾缝间,出大趾末端,接足太阴脾经。

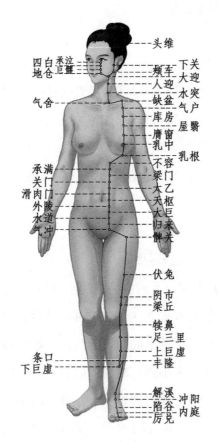

图 8-3　足阳明胃经腧穴图

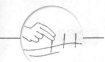
二、经脉主病

是动则病,洒洒振寒,善伸,数欠,颜黑,病至则恶人与火,闻木声则惕然而惊,心欲动,独闭户塞牖^[1]而处;甚则欲上^[2]高而歌,弃衣而走,贲响^[3]腹胀,是为骭厥^[4]。

是主血^[5]所生病者,狂,疟,温淫^[6],汗出,鼽衄,口喎,唇胗^[7],颈肿,喉痹,大腹水肿,膝膑肿痛;循膺、乳、气街、股、伏兔、骭外廉、足跗上皆痛,中指不用。

气盛,则身以前皆热,其有余于胃,则消谷善饥,溺色黄;气不足,则身以前皆寒栗,胃中寒则胀满。

【注释】

[1] 牖:指窗口。

[2] 上:《素问·阳明脉解》作"登",《素问·脉解》作"乘",义同。

[3] 贲响:当指胸膈肠胃部作响,肠鸣之症均属此。

[4] 骭厥:指足胫部气血阻逆。

[5] 主血:胃为水谷之海,化生精微之气而为血,其经脉多气多血,故主血所生病。

[6] 温淫:指热性病症。

[7] 唇胗:胗,通"疹",指唇疡。

本经有了异常就表现为下列病症:溲溲颤抖发冷,喜欢伸腰,屡屡呵欠,面黑。病发时,厌恶他人和火光,听到木器声音就惕惕惊慌,心要跳动,独自关闭户门、遮塞窗户而睡。严重的则可能登高而歌,不穿衣服就走。胸膈部作响,腹部胀满。还可发为小腿部的气血阻逆,如厥冷、麻木、酸痛等症。

本经腧穴能主治有关"血"方面所发生的病症:躁狂、疟疾、温热病,自汗出,鼻塞流涕或出血,口喎,唇生疮疹,颈部肿,喉咙痛,大腹水肿,膝关节肿痛;沿着胸前、乳部、气街(气冲穴部)、腹股沟部、大腿前、小腿外侧、足背上均痛,足中趾不能运用。

凡属于气盛有余的症状,则身体前面都发热,有余的症状表现在胃部,则消化强而容易饥饿,小便颜色黄。凡属于气虚不足的症状,则身体前面都发冷、寒战,胃部寒冷则感到胀满。

第四节·足太阴脾经

一、经脉循行

脾足太阴之脉,起于大指之端,循指内侧白肉际[1],过核骨[2]后,上内踝前廉,上腨[3]内,循胫骨后,交出厥阴之前,上循膝股内前廉,入腹,属脾,络胃,上膈,挟咽,连舌本,散舌下。其支者,复从胃别,上膈,注心中。脾之大络,名曰大包,出渊腋下三寸,布胸胁。(本经腧穴见图8-4)

【注释】

[1] 白肉际:指足底或手掌面的边界,又称赤白肉际。

[2] 核骨:即指第1跖趾关节在足内侧所形成的圆形隆起,其状如圆骨,故名。

[3] 腨:即指小腿的腓肠肌部,俗称小腿肚。

足太阴脾经,从大趾末端开始(隐白),沿大趾内侧赤白肉际(大都),经核骨(第1趾骨基底粗隆部)后(太白、公孙),上向内踝前缘(商丘),再上小腿内侧,沿胫骨后(三阴交、漏谷),交出足厥阴肝经之前(地机、阴陵泉),上膝股内侧前缘(血海、箕门),进入腹部(冲门、府舍、腹结、大横;会中极、关元),属于脾,络于胃(腹哀;会下脘、日月、期门),通过膈肌,夹食管旁(食窦、天溪、胸乡、周荣;络大包;会中府),连舌根,散布舌下。其支脉,从胃部分出,向上通过膈肌,流注心中,接手少阴心经。脾之大络,穴名大包,位于渊腋穴下三寸,分布于胸胁。

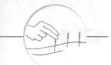

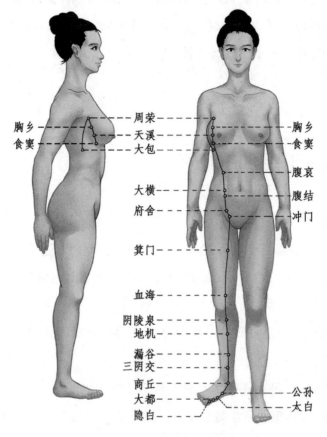

图 8-4　足太阴脾经腧穴图

二、经脉主病

是动则病,舌本强,食则呕,胃脘痛,腹胀善噫,得后与气[1],则快然如衰[2],身体皆重。是主脾所生病者,舌本痛,体重不能动摇,食不下,烦心,心下急痛,溏瘕泄[3],水闭[4],黄疸,不能卧,强立[5](欠),股膝内肿、厥,足大指不用。脾之大络……实则身尽痛,虚则百节皆纵。

【注释】

[1] 得后与气:"后",指大便;"气",指矢气。得后与气,就是指排出了大便或矢气。

[2] 快然如衰:感到病情松解。

[3] 溏瘕泄:溏,指大便溏薄;瘕,指腹部忽聚忽散的痞块;泄,指水泻。

[4] 水闭:指小便不通等症。

[5] 强立:《黄帝内经太素》作"强欠"。是指想打呵欠而气出不畅。

本经异常就表现为下列病症:舌根部发强,食后就要呕,胃脘痛,腹胀,好嗳气,排出大便或矢气后就感到轻松,全身感到沉重无力。

本经穴主治"脾"方面所发生的病症,舌根部痛,身体不能活动,吃不下,心胸烦闷,心窝下急痛,大便溏,腹有痞块,泄泻,或小便不通,黄疸,不能安睡,想打呵欠而气不畅,大腿和小腿内侧肿、厥冷,足大趾不能运用。脾大络病症,实证,浑身酸痛;虚证,百节松弛软弱。

第五节·手少阴心经

一、经脉循行

心手少阴之脉,起于心中,出属心系[1],下膈,络小肠。其支者:从心系,上挟咽[2],系目系[3]。其直者,复从心系,却上肺,下出腋下,下循臑内后廉,行太阴、心主[4]之后,下肘内,循臂内后廉,抵掌后锐骨[5]之端,入掌内后廉[6],循小指之内,出其端。(本经腧穴见图 8-5)

【注释】

[1] 心系:就是指心脏与其他脏腑相联系的脉络。主要指与心连接的大血管及其功能性联系。

[2] 咽:指食管。

[3] 目系:指眼后与脑相连的组织。

[4] 太阴、心主:指手太阴肺经与手厥阴心包经。

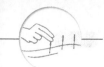

[5] 掌后锐骨：就是指掌后尺侧部隆起的骨头，即豌豆骨。

[6] 掌内后廉：指掌心的后边（尺侧）。

手少阴心经，从心中开始，出来属于心脏的系带（心系），向下过膈肌，络于小肠。上行支脉，从心脏的系带部向上，循食管旁，联结于眼与脑相连的系带（目系）。

外行主干，从心脏的系带上行至肺，横行出于腋下（极泉），沿上臂内侧后缘，走手太阴、手厥阴经之后（青灵），下向肘内（少海），沿前臂内侧后缘（灵道、通里、阴郄、神门），到掌后豌豆骨部，进入掌内后缘（少府），沿小指的桡侧出于末端（少冲），接手太阳小肠经。

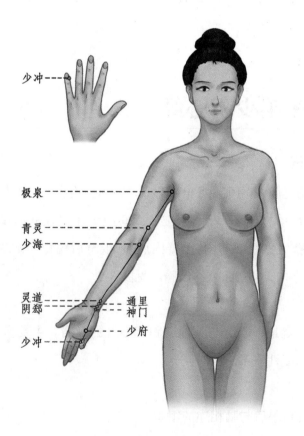

图 8-5 手少阴心经腧穴图

二、经脉主病

是动则病，嗌[1]干，心痛，渴而欲饮，是为臂厥[2]。是主心所生病者，目黄，胁痛，臑臂内后廉痛、厥，掌中热。

【注释】

[1] 嗌：《说文解字》载"咽也"。嗌，指咽峡部分，而咽则兼指食管。

[2] 臂厥：同肺经注释。指前臂本经所过处发生气血阻逆的见症。

本经异常就表现为下列病症：咽喉干燥，心痛，口渴欲饮水，还可发生前臂部的气血阻逆，如厥冷、麻木、疼痛等症。

本经腧穴主治"心"方面所发生的病症，视物昏黄，胁肋疼痛，上臂、前臂的内侧后缘疼痛、厥冷，掌心热。

第六节·手太阳小肠经

一、经脉循行

小肠手太阳之脉，起于小指之端，循手外侧上腕，出踝[1]中，直上循臂骨[2]下廉，出肘内侧两骨[3]之间，上循臑外后廉[4]，出肩解[5]，绕肩胛[6]，交肩上，入缺盆，络心，循咽[7]下膈，抵胃，属小肠。其支者，从缺盆循颈，上颊，至目锐眦[8]，却入耳中。其支者，别颊上䪼[9]，抵鼻，至目内眦（斜络于颧[10]）。（本经腧穴见图 8-6）

[1] 踝：此指尺骨小头隆起处。

[2] 臂骨：此指尺骨。

[3] 两骨：指肘内侧两尖骨，即尺骨鹰嘴与肱骨内上髁。

[4] 臑外后廉：指上臂伸侧后缘。

[5] 肩解：指肩关节部。

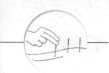

[6] 肩胛:指肩胛骨部。

[7] 咽:指食管。

[8] 目锐眦:指外眼角。

[9] 别颊上䪼:别,指分支叉处,䪼,指眼眶下颧骨部,以及连及上牙床的部分。

[10] 斜络于颧:《黄帝内经太素》《十四经发挥》无此四字。疑此原属注文,因加括号。

手太阳小肠经,从小指外侧末端开始(少泽),沿手掌尺侧(前谷、后溪),上向腕部(腕骨、阳谷),出尺骨小头部(养老),直上沿尺骨下缘(支正),出于肘内侧当肱骨内上髁和尺骨鹰嘴之间(小海),向上沿臂外后侧,出肩关节

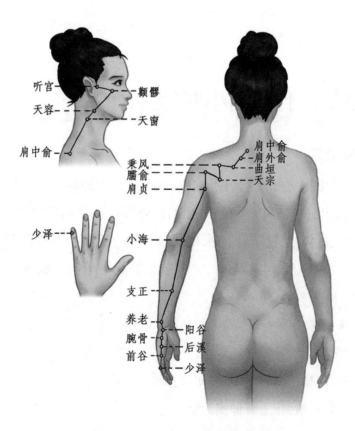

图 8-6 手太阳小肠经腧穴图

332

部(肩贞、臑俞),绕肩胛(天宗、秉风、曲垣),交会肩上(肩外俞、肩中俞;会附分、大杼、大椎),进入缺盆(锁骨上窝),络于心,沿食管,通过膈肌,到胃(会上脘、中脘),属于小肠。

颈部支脉,从缺盆上行沿颈旁(天窗、天容),上向面颊(颧髎),到外眼角(会瞳子髎),弯向后(会耳和髎),进入耳中(听宫)。

面颊部支脉,从面颊部分出,上向颧骨,靠鼻旁到内眼角(会睛明),接足太阳膀胱经。

二、经脉主病

是动则病,嗌痛,颔[1] 肿,不可以顾,肩似拔,臑似折。是主"液"[2] 所生病者,耳聋,目黄,颊肿,颈、颔、肩、臑、肘、臂外后廉痛。

【注释】

[1] 颔:指颏下结喉上两侧肉之软处。

[2] 液:与手阳明经主"津"相对。

本经异常就表现为下列病症:咽喉痛,颔下肿不能回顾,肩部牵拉样疼痛,上臂痛如折断。

本经腧穴主治"液"方面所发生的病症:耳聋,眼睛发黄,面颊肿,颈部、颔下、肩胛、上臂、前臂的外侧后缘疼痛。

第七节·足太阳膀胱经

一、经脉循行

膀胱足太阳之脉,起于目内眦,上额,交巅[1]。其支者,从巅至耳上角[2]。其直者,从巅入络脑[3],还出别下项,循肩膊内[4],挟脊抵腰中,入循膂[5],

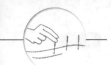

络肾,属膀胱。其支者,从腰中,下挟脊[6],贯臀[7],入腘中。其支者,从髆内左右别下贯胛[8],挟脊内[9],过髀枢[10],循髀外[11]后廉下合腘中,以下贯腨[12]内,出外踝之后,循京骨[13]至小指外侧。(本经腧穴见图8-7)

【注释】

[1] 巅:是指头顶正中的最高处。

[2] 耳上角:就是指耳尖上方所对之头皮的部位。

[3] 脑:颈之上为头部,头内为脑,颈后部称为项。

[4] 肩髆内:指肩胛骨内侧。

[5] 膂:夹行于脊柱两旁的肌肉。

[6] 挟脊:此支从肾俞处分出夹脊下行,经过八髎、会阳至会阴部,故称此为会阴之脉。

[7] 贯臀:指通过臀下当承扶穴部,直下经殷门,至委中。

[8] 贯胛:胛,应从《黄帝内经太素》《备急千金要方》《素问·厥论》等王冰注引文及《铜人腧穴针灸图经》《十四经发挥》改作"胂"。杨上善注:"胂,侠脊肉也"。此支从肩胛冈内缘,夹脊肉(竖脊肌)外侧直下,当正中线旁开3寸。

[9] 挟脊内:王冰注引文无此三字,疑原属"胂"字旁注"夹脊肉"之误。

[10] 髀枢:髀,指大腿。髀枢,即指髋关节,又称大转子,为环跳穴所在的部位。

[11] 髀外:大腿外侧。

[12] 腨:腓肠肌部。《说文解字》载"腨,腓肠也"。

[13] 京骨:就是指第5跖骨粗隆部,其下为京骨穴。

足太阳膀胱经,从内眼角开始(睛明),上行额部(攒竹、眉冲、曲差;会神庭、头临泣),交会于头顶(五处、承光、通天;会百会)。

头顶部支脉,从头顶分出到耳上方(会曲鬓、率谷、浮白、头窍阴、完骨)。

直行主干,从头顶入内络于脑(络却、玉枕;会脑户、风府),回出项部(天柱)分开下行：一支沿肩胛内侧，夹脊旁(会大椎、陶道；经大杼、风门、肺俞、厥阴俞、心俞、督俞、膈俞)，到达腰中(肝俞、胆俞、脾俞、胃俞、三焦俞、肾俞)，进入脊旁筋肉，络于肾，属于膀胱(气海俞、大肠俞、关元俞、小肠俞、膀胱俞、中膂俞、白环俞)。一支从腰中分出，夹脊旁，通过臀部(上髎、次髎、中髎、下髎、会阳、承扶)，进入腘窝中(殷门、委中)。

背部另一支脉，从肩胛内侧分别下行，通过肩胛，夹脊旁(附分、魄户、膏肓俞、神堂、譩譆、膈关、魂门、阳纲、意舍、胃仓、肓门、志室、胞肓、秩边)，经过髋关节部(会环跳)，沿大腿外侧后缘下行(浮郄、委阳)，会合于腘窝中

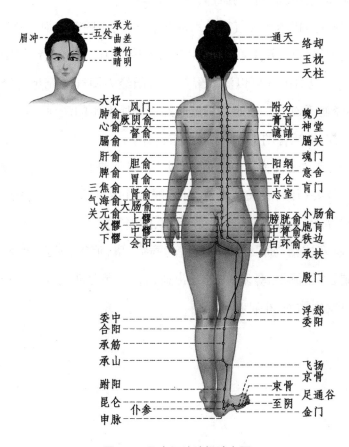

图 8-7　足太阳膀胱经腧穴图

(委中),由此向下通过腓肠肌部(合阳、承筋、承山),出外踝后方(飞扬、跗阳、昆仑),沿第 5 跖骨粗隆(仆参、申脉、金门、京骨),到小趾外侧(束骨、足通谷、至阴),下接足少阴肾经。

二、经脉主病

是动则病,冲头痛,目似脱,项如拔,脊痛,腰似折,髀不可以曲,腘如结,腨[1] 如裂,是为踝厥[2]。是主筋所生病者[3],痔,疟,狂、癫疾,头囟项痛,目黄,泪出,鼽衄,项、背、腰、尻[4]、腘、腨、脚皆痛,小指不用。

【注释】

[1] 腨:即指小腿的腓肠肌部,俗称小腿肚。

[2] 踝厥:是指本经经气自外踝部向上逆行,小腿部气血厥逆的见症。

[3] 是主筋所生病者:《素问·生气通天论》中说"阳气者,精则养神,柔则养筋"。即说明阳气可以濡养经筋。太阳经为阳气最充足的经脉,其阳气不足则经筋无以养。故足太阳膀胱经主筋所发生的病症。

[4] 尻:即指骶骨的末端。尻骨,指坐骨。

本经异常就表现为下列病症:头重痛,眼睛要脱出,后项像被牵引,脊背痛,腰好像要折断,股关节不能弯曲,腘窝好像凝结,腓肠肌像要裂开,还可发生外踝部的气血阻逆,如厥冷、麻木、酸痛等症。

本经腧穴主治"筋"方面所发生的病症:痔,疟疾,躁狂、癫痫,头囟后项痛,眼睛昏黄,流泪,鼻塞、多涕或出血,后项、腰背部、骶尾部、腘窝、腓肠肌、脚都可发生病痛,小趾功能障碍。

第八节·足少阴肾经

一、经脉循行

肾足少阴之脉,起于小指之下,邪走足心[1],出于然骨[2]之下,循内踝之后,别入跟中[3],以上腨内,出腘内廉,上股内后廉,贯脊属肾,络膀胱。其直者,从肾上贯肝膈,入肺中,循喉咙,挟舌本。其支者,从肺出,络心,注胸中。(本经腧穴见图 8-8)

【注释】

[1] 邪走足心:邪,其读音、意义均与"斜"字相同。邪走足心,就是指肾经的经脉从膀胱经经脉的终点出发后,斜行走向足心部的涌泉穴。

[2] 然骨:内踝前突起的舟骨粗隆。

[3] 别入跟中:意指分出一支进入脚跟中。

足少阴肾经,起始于足小趾之下,斜向足心(涌泉),出于舟骨粗隆下(然谷、照海、水泉),沿内踝之后(太溪),分支进入足跟中(大钟),上向小腿内(复溜,交信;会三阴交),出腘窝内侧(筑宾,阴谷),上大腿内后侧,通过脊柱(会长强),属于肾,络于膀胱(肓俞、中注、四满、气穴、大赫、横骨;会关元、中极)。

上行主干,从肾向上(商曲、石关、阴都、通谷、幽门),通过肝、膈,进入肺中(步廊、神封、灵墟、神藏、彧中、俞府),沿着喉咙,夹舌根旁(通廉泉)。

其支脉,从肺出来,络于心,流注于胸中,接手厥阴心包经。

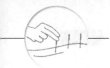

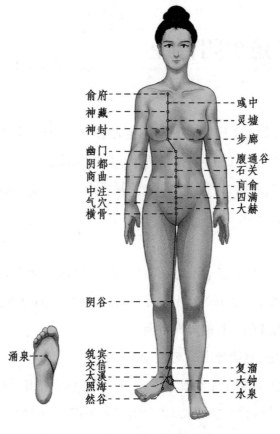

图 8-8　足少阴肾经腧穴图

二、经脉主病

是动则病，饥不欲食，面如漆柴[1]，咳唾则有血，喝喝[2] 而喘，坐而欲起，目䀮䀮[3] 如无所见，心如悬若饥状，气不足则善恐，心惕惕如人将捕之，是为骨厥[4]。

是主肾所生病者，口热、舌干、咽肿，上气，嗌干及痛，烦心，心痛，黄疸，肠澼[5]，脊、股内后廉痛，痿、厥，嗜卧，足下热而痛。

【注释】

[1] 漆柴：形容病者面色发黑，如漆如炭。

[2] 喝喝：为气喘声。

[3] 眽眽:指视物不清。

[4] 骨厥:肾主骨,指本经脉所过部出现的症状。

[5] 肠澼:澼,指肠间水,此处指泄泻病症。

本经异常就表现为下列病症:饥饿而不想进食,面色黯黑像漆炭,咳嗽痰唾带血,喝喝气急,坐下想起来时,感到两眼昏花视物模糊不清,心像悬空而不安,有似饥饿;肾气虚的容易发生恐惧,心中怦怦跳动,好像有人要捉捕他;这还可发生"骨"方面的深部的气血阻逆病症,如厥冷、酸痛等症。

本经腧穴主治"肾"方面所发生的病症:口热,舌干燥,咽部发肿,气上逆,咽头发干而痛,心内烦扰且痛,黄疸,腹泻,脊柱、大腿内侧后缘痛,痿软、厥冷,喜欢躺着,脚心发热而痛。

第九节·手厥阴心包经

一、经脉循行

心主手厥阴心包络之脉,起于胸中,出属心包络,下膈,历络三焦[1]。其支者,循胸出胁,下腋三寸[2],上抵腋下,循臑内,行太阴、少阴之间[3],入肘中,下臂[4],行两筋[5]之间,入掌中[6],循中指[7],出其端。其支者,别掌中,循小指次指[8]出其端。(本经腧穴见图8-9)

【注释】

[1] 历络三焦:历,就是经过的意思。历络三焦,就是指心包络经自胸至腹,顺次经过并联络上、中、下三焦。

[2] 下腋三寸:距腋下三寸,与乳头相平处,为天池穴。

[3] 太阴、少阴之间:指手太阴、手少阴之间。

[4] 下臂:此指前臂。

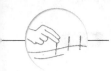

[5] 两筋:指桡侧腕屈肌腱与掌长肌腱之间。

[6] 掌中:劳宫穴所在,当第 3 掌骨桡侧。

[7] 中指:中指的桡侧。

[8] 小指次指:即指小指旁侧的第 2 个手指,也就是无名指。

手厥阴心包经,从胸中开始,浅出属于心包,下过膈肌,经历胸部、上腹和下腹,络于上、中、下三焦。

胸中支脉,沿着胸内出胁部,当腋下三寸处(天池)向上到达腋下,沿上臂内侧(天泉),行于手太阴、手少阴之间,进入肘中(曲泽),下至前臂,走两筋(桡侧腕屈肌腱与掌长肌腱)之间(郄门、间使、内关、大陵),进入掌中(劳宫),沿中指桡侧出于末端(中冲)。

掌中支脉,从掌中分出,沿无名指出于末端,接手少阳三焦经。

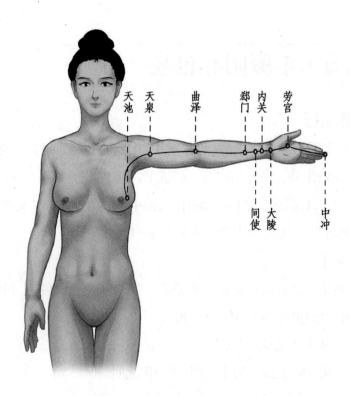

图 8-9　手厥阴心包经腧穴图

二、经脉主病

是动则病,手心热,臂、肘挛急,腋肿;甚则胸胁支满[1],心中澹澹[2]大动,面赤,目黄,喜笑不休。是主脉[3]所生病者,烦心,心痛,掌中热。

【注释】

[1] 支满:支撑胀满的感觉。

[2] 澹澹:形容心悸状。

[3] 主脉:心主脉,心包为心之外卫,代心受邪,故主脉所生病。

本经异常可表现为下列病症:心中热,前臂和肘部拘挛疼痛,腋窝部肿胀,甚至胸中满闷,心悸,面赤,视物昏黄,喜笑不止。

本经腧穴主治"脉"方面所发生的病症:心胸烦闷,心痛,掌心发热。

第十节·手少阳三焦经

一、经脉循行

三焦手少阳之脉,起于小指次指之端[1],上出两指之间[2],循手表腕[3],出臂外两骨之间[4],上贯肘[5],循臑外上肩[6],而交出足少阳之后[7],入缺盆,布膻中[8],散络[9]心包,下膈,遍属三焦[10]。其支者,从膻中,上出缺盆,上项,系耳后[11],直上出耳上角[12],以屈下颊至𬱟[13]。其支者,从耳后入耳中,出走耳前,过客主人[14],前交颊,至目锐眦[15]。(本经腧穴见图8-10)

【注释】

[1] 小指次指之端:无名指末端。

[2] 两指之间:第4、5指缝间。

[3] 手表腕:即手背腕关节部,也就是指手背。在此是指手背上从小指与无名指的分叉处到腕部阳池穴处的部分。

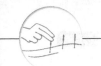

[4] 两骨之间:在此指的是桡骨与尺骨的中间。

[5] 贯肘;通过肘尖部。

[6] 循臑外上肩:沿着上臂的伸侧到达肩部。

[7] 交出足少阳之后:指本经天髎穴在足少阳肩井穴之后。

[8] 膻中:膻,指胸内心脏之外,两肺之间的部位。此处不是指体表穴位。

[9] 络:原作"落"。据《针灸甲乙经》等书改。

[10] 遍属三焦:指遍及上、中、下三焦。遍,原误作"循"。

[11] 系耳后:系,用作动词。《脉经》《针灸甲乙经》《备急千金要方》《铜人腧穴针灸图经》作"挟"。

[12] 耳上角:指耳部上方。

[13] 頔:指眼眶下颧骨部,以及连及上牙床的部分。

[14] 客主人:指胆经上关穴。

[15] 目锐眦:外眼角部。

手少阳三焦经,起始于无名指末端(关冲),上行小指与无名指之间(液门),沿着手背至腕部(中渚、阳池),出于前臂伸侧两骨(尺骨、桡骨)之间(外关、支沟、会宗、三阳络、四渎),向上通过肘尖(天井),沿上臂外侧(清冷渊、消泺),向上通过肩部(臑会、肩髎),交出足少阳经的后面(天髎,会秉风、肩井、大椎),进入缺盆,分布于膻中,散络心包,通过膈肌,遍及上、中、下三焦。

胸中支脉,从膻中上行,出锁骨上窝,循项上行,联系耳后(天牖、翳风、瘈脉、颅息),直上出耳上方(角孙,会额厌、悬厘、上关),弯下行于面颊,至目眶下(颧髎)。

耳后支脉,从耳后进入耳中,出走耳前(耳和髎、耳门;交听会),经过上关前,交面颊,行至外眼角(丝竹空,会瞳子髎),接足少阳胆经。

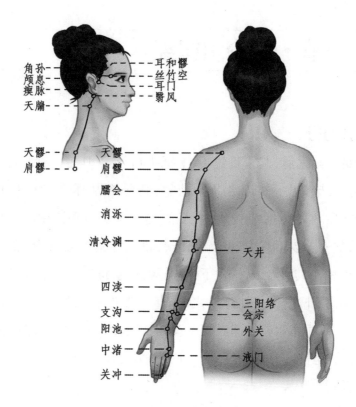

图 8-10　手少阳三焦经腧穴图

二、经脉主病

是动则病,耳聋,浑浑焞焞[1],嗌肿,喉痹。是主气所生病者[2],汗出,目锐眦痛,颊肿,耳后、肩、臑、肘、臂外皆痛,小指次指不用。

【注释】

[1] 浑浑焞焞:是形容听不清楚声音的样子。

[2] 是主气所生病者:三焦主通调水道,上焦出气,故本经主气所生病。

本经异常可表现为下列病症:耳聋,耳鸣,咽喉肿痛。

本经腧穴主治“气”方面所发生的病症:自汗出,眼外眦痛,面颊肿,耳后、肩臂、肘部、前臂外侧均可发生疼痛,小指、无名指功能障碍。

第十一节·足少阳胆经

一、经脉循行

胆足少阳之脉,起于目锐眦,上抵头角[1],下耳后,循颈,行手少阳之前,至肩上,却交出手少阳之后,入缺盆。其支者,从耳后入耳中,出走耳前,至目锐眦后。其支者,别锐眦,下大迎,合于手少阳,抵于䪼,下加颊车,下颈,合缺盆——以下胸中,贯膈,络肝、属胆,循胁里,出气街,绕毛际[2],横入髀厌[3]中。其直者,从缺盆下腋,循胸,过季胁[4],下合髀厌中。以下循髀阳[5],出膝外廉,下外辅骨[6]之前,直下抵绝骨[7]之端,下出外踝之前,循足跗上,入小指次指之间。其支者,别跗上,入大指之间,循大指歧骨[8]内,出其端;还贯爪甲,出三毛[9]。(本经腧穴见图 8-11)

【注释】

[1] 头角:就是指前额之上缘的两端处,即额角。

[2] 毛际:就是指耻骨部阴毛的边缘。

[3] 髀厌:就是髀枢,即髋关节,俗称大转子,为环跳穴所在的部位。

[4] 季胁:就是指两侧胸胁下方的软肋部。

[5] 髀阳:髀就是股,俗名大腿。内为阴,外为阳;髀阳,就是指大腿的外侧。

[6] 外辅骨:即指腓骨。胫骨为内辅骨。

[7] 绝骨:指腓骨长短肌未覆盖的腓骨下端部分骨骼。它又是悬钟穴的别名。

[8] 大指歧骨:指足大趾、次趾本节后骨缝。

[9] 三毛:是指足大趾爪甲后方第 1 趾关节有毫毛处。

足少阳胆经,从外眼角开始(瞳子髎),上行到额角(颔厌、悬颅、悬厘、曲鬓,会头维、耳和髎、角孙),下耳后(率谷、天冲、浮白、头窍阴、完骨、本神、阳白、头临泣、目窗、正营、承灵、脑空、风池),沿颈侧部,行手少阳三焦经之前(经天容),至肩上退后,交出手少阳三焦经之后(会大椎,经肩井,会秉风),进入缺盆(锁骨上窝)。

耳部支脉,从耳后进入耳中(会翳风),走耳前(听会、上关,会听宫、下关),至外眼角后。

目部支脉,从外眼角分出,下向大迎,会合手少阳三焦经至眼下;下边经过颊车(下颌角),下行颈部,会合于缺盆(锁骨上窝)。由此下向胸中,通

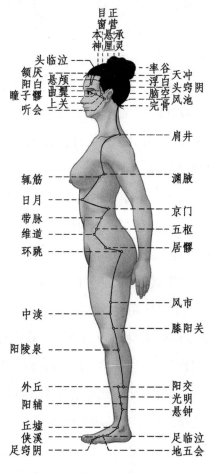

图 8-11 足少阳胆经腧穴图

过膈肌,络于肝,属于胆,沿胁里,出于气街(腹股沟动脉处),绕阴部毛际,横向进入髋关节部。

躯体部主干,从缺盆(锁骨上窝)下向腋下(渊腋、辄筋,会天池),沿侧胸,过季胁(日月、京门,会章门),向下会合于髋关节部(带脉、五枢、维道、居髎、环跳)。由此向下,沿大腿外侧(风市、中渎),出膝外侧(膝阳关),下向腓骨小头前(阳陵泉),直下到腓骨下段(阳交、外丘、光明、阳辅、悬钟),下出外踝之前(丘墟),沿足背进入第4趾外侧(足临泣、地五会、侠溪、足窍阴)。

足背部支脉,从足背分出,进入大趾趾缝间,沿第1、2跖骨间,出大趾端,回转来通过爪甲,出于趾背毫毛部,接足厥阴肝经。

二、经脉主病

是动则病,口苦,善太息,心胁痛,不能转侧,甚则面微有尘[1],体无膏泽[2],足外[3]反热,是为阳厥[4]。是主骨所生病[5]者,头痛、颔痛[6],目锐眦痛,缺盆中肿痛,腋下肿,马刀、侠瘿[7],汗出振寒,疟,胸胁、肋、髀、膝外至胫、绝骨、外踝前,及诸节皆痛,小指次指不用。

【注释】

[1] 面微有尘:形容面色似蒙有尘土状。

[2] 膏泽:即脂滑润泽之意。

[3] 足外:指下肢外侧,经脉所过部分。

[4] 阳厥:此指足少阳经气阻逆为病。

[5] 主骨所生病:少阳行头身之侧,多骨节,故主骨所生病。其病"诸节皆痛""百节皆纵""骨摇而不安于地"等,均言骨节病。

[6] 头痛、颔痛:颔,多指颈部。此处指颞部,颔厌即由此而名。

[7] 马刀、侠瘿:此指瘰疬生在颈项或腋下部位。颈前为"瘿","马刀"可生于腋下,而"侠瘿"应在颈侧。

本经异常就表现为下列病症:嘴里发苦,好叹气,胸胁痛不能转侧,甚则面孔像蒙着微薄的灰尘，身体没有脂润光泽，小腿外侧热，还可发为足少阳部的气血阻逆，如厥冷、麻木、酸痛等症。

本经腧穴主治"骨"方面所发生的病症：头痛，颊痛，眼睛外眦痛，缺盆（锁骨上窝）中肿痛，腋下痛，如"马刀、侠瘿"等症，自汗出，战栗发冷，疟疾，胸部、胁肋、大腿及膝部外侧以至小腿腓骨下段（绝骨）、外踝的前面，以及各骨节都酸痛，足无名趾功能活动受限。

第十二节·足厥阴肝经

一、经脉循行

肝足厥阴之脉，起于大指丛毛[1]之际，上循足跗上廉，去内踝一寸，上踝八寸，交出太阴之后，上腘内廉，循股阴[2]，入毛中，过阴器，抵小腹，挟胃，属肝，络胆，上贯膈，布胁肋，循喉咙之后，上入颃颡[3]，连目系，上出额，与督脉会于巅。其支者，从目系下颊里，环唇内。其支者，复从肝别，贯膈，上注肺。（本经腧穴见图 8-12）

【注释】

[1] 丛毛：指足大趾爪甲后方第 1 趾关节有毫毛处，也就是前文所提到的"三毛"。

[2] 股阴：即大腿的内侧部。

[3] 颃颡：指鼻咽部，喉头以上至鼻后窍之间。

足厥阴肝经，从大趾背毫毛部开始（大敦），向上沿着足背内侧（行间、太冲），至距内踝 1 寸（中封）处，上循小腿内侧（会三阴交，经蠡沟、中都），在内踝上 8 寸处交出足太阴脾经之后，上膝腘内侧（膝关、曲泉），沿着大腿内侧（阴包、足五里、阴廉），进入阴毛中，环绕阴部，至小腹（急脉，会冲门、府舍、曲骨、中极、关元),夹胃旁边,属于肝,络于胆(章门、期门);向上通过膈肌,分布胁肋部,沿气管之后,向上入颃颡(鼻咽部),连接目系(眼与脑的联系),上行出于额部,与督脉交会于头顶。

目部支脉,从"目系"下向颊里,环绕唇内。

肝部支脉,从肝分出,通过膈肌,向上流注于肺,接手太阴肺经。

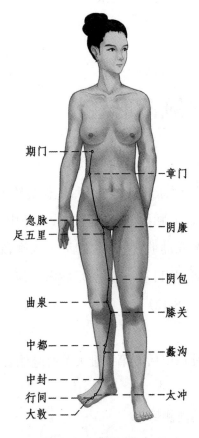

图 8-12 足厥阴肝经腧穴图

二、经脉主病

是动则病,腰痛不可以俯仰,丈夫㿉疝[1],妇人少腹肿[2],甚则嗌干,面尘脱色[3]。是主肝所生病者,胸满,呕逆,飧泄[4],狐疝[5],遗溺,闭癃[6]。

【注释】

[1] 癀疝：就是小肠下坠于阴囊或腹股沟。妇女子宫脱垂古称"胞落颓"，亦属此类。

[2] 少腹肿：张介宾说"足厥阴气逆则为睾肿卒疝，妇人少腹肿，即疝病也"。

[3] 面尘脱色：面垢如尘，神色晦黯。

[4] 飧泄：大便稀薄，完谷不化叫飧泄。

[5] 狐疝：七疝之一，其症为阴囊疝气时上时下，像狐之出入无常。

[6] 闭癃：闭为小便点滴不出，癃为小便不畅，点滴而出。癃闭又泛指尿不通或淋沥不畅。

本经有了异常就表现为下列的病症：腰痛得不能前俯后仰，男人可出现小肠疝气，女人可出现小腹部肿胀，严重的见咽喉干，面部像有灰尘，脱了血色。

本经腧穴能主治有关肝方面所发生的病症：如腰痛，且屈伸不利，男性阴囊肿痛下坠，女性两侧少腹肿胀或疼痛，咽干，口苦，大便溏泄，完谷不化，疝气，遗尿或小便癃闭。

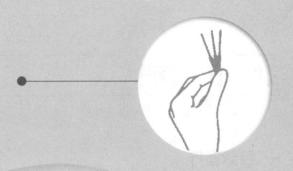

第九章

奇经八脉循行路线、主要腧穴及主病

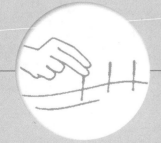

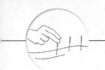

第一节·督脉

一、经脉循行

督脉者,起于少腹[1],以下骨中央[2],女子入系廷孔[3],其孔,溺孔之端也。其络循阴器,合篡间[4],绕篡后,别绕臀,至少阴,与巨阳[5]中络者合。少阴上股内后廉,贯脊属肾。与太阳起于目内眦,上额交巅上,入络脑,还出别下项,循肩膊内,侠[6]脊抵腰中,入循膂,络肾。其男子循茎下至篡,与女子等。其少腹直上者,贯脐中央,上贯心,入喉,上颐,环唇,上系两目之下中央。(本经腧穴见图9-1)

【注释】

[1] 少腹:张介宾注:"小腹也,胞宫之所居。"指小腹部。

[2] 骨中央:张介宾《类经》注:"横骨下近外之中央也。"意即小骨盆之中央。

[3] 廷孔:指阴户。溺孔,指尿道口。张介宾注:"溺孔之端,阴内之产门也。"

[4] 合篡间:原作"篡"。《针灸甲乙经》《黄帝内经太素》作"纂",以"纂"为是。合篡间,指前后两阴之间的会阴部。

[5] 巨阳:指足太阳。

[6] 侠:与"挟"通。

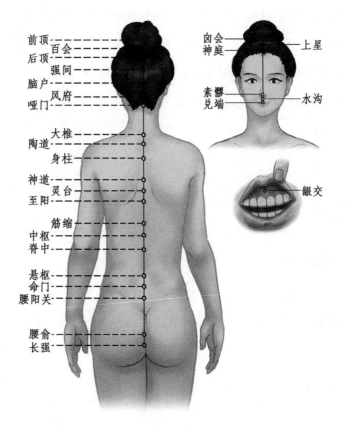

图 9-1 督脉腧穴图

二、经脉主病

《素问·骨空论》:"督脉为病,脊强反折。"

《难经·二十九难》作:"督之为病,脊强而厥。"

《灵枢·经脉》:其络脉病"实则脊强,虚则头重"。

《脉经·平奇经八脉病》:"尺寸俱浮,直上直下,此为督脉。腰背强痛,不得俯仰,大人癫病,小儿风痫疾。"

根据督脉分布和以上文献记载,督脉病候主要表现为腰脊强痛,头重头痛和神志病。此外,髓海不足的表现,如脑转耳鸣、眩晕、目无所见、懈怠、嗜睡等也多责之督脉。督脉的别络由小腹上行,贯通脐窝,若脉气失调,也

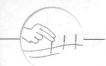

可见少腹气上冲心的冲疝,以及癃闭、痔疮、遗尿、女子不孕、男子不育等。

手太阳小肠经的后溪穴与督脉的脉气相通,其主治证有:手足拘挛,震颤,抽搐,中风不语,癫痫,头痛,目赤肿痛,迎风流泪,腰膝疼痛,颈项强直,咽痛,齿痛,手足麻木,盗汗,伤寒发热等。

第二节·任脉

一、经脉循行

起于胞中[1],出于会阴,上循毛际,循腹里,上关元,至咽喉,上颐循面入目[2]。络脉:任脉之别,名曰尾翳,下鸠尾,散于腹。(本经腧穴见图9-2)

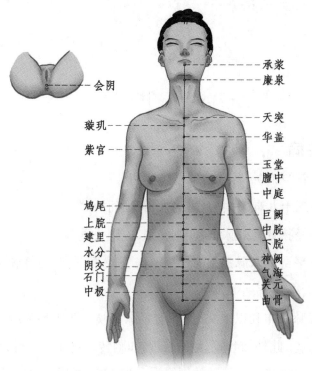

图 9-2　任脉腧穴图

【注释】

[1] 起于胞中:据《灵枢·五音五味》言"冲脉、任脉皆起于胞中"。《素问·骨空论》言"起于中极之下","下"指内(深部),杨上善注:"中极之下,即是胞中。"

[2] 上颐循面入目:《难经》无此六字。颐,指下颌部。

二、经脉主病

《素问·骨空论》:"任脉为病,男子内结、七疝,女子带下、瘕聚"(《难经·二十九难》作"任之为病,其内苦结,男子为七疝,女子为瘕聚")。

《灵枢·经脉》:其络脉病"实则腹皮痛,虚则痒搔"。

《脉经·平奇经八脉病》:"脉来紧细实长至关者,任脉也。动苦少腹绕脐,下引横骨、阴中切痛,取脐下三寸。"

任脉循行于胸腹正中,在小腹部与足三阴交会,若经气失调,可发生前阴诸病,如疝气,带下,月经不调,不孕,不育,小便不利,遗精,遗尿,阴中痛等。

此外,肺经的列缺穴与任脉的脉气相通。其主治证有:痔疮,泄泻,痢疾,疟疾,咳嗽,吐血,尿血,牙痛,咽肿,小便不利,噎嗝,产后腰痛,胎死不下,脐腹寒冷,乳痛等。

第三节·冲脉

一、经脉循行

起于肾下胞中 [1],经会阴 [2],出于气街 [3],并足少阴肾经 [4],挟脐上行,至胸中而散。(本经腧穴见图 9-3)

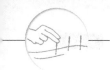

分支:

1. 从胸中上行,会咽喉,络唇口,其气血渗诸阳,灌诸精[5]。

2. 从气街下行,并足少阴经,循阴股内廉,入腘中,行胫内廉,至内踝后,渗三阴。

3. 从内踝后分出,行足背,入大趾内间。

4. 从胞中向后,行于脊内。

【注释】

[1] 肾下胞中:《灵枢·动输》言"起于肾下";《灵枢·五音五味》言"起于胞中"。肾下,指两肾之间的下方,即为胞中之所在,故《奇经八脉考》说督

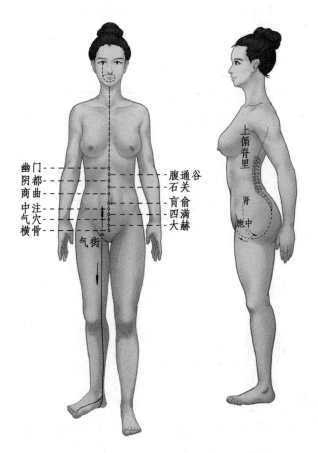

图 9-3 冲脉腧穴图

脉"起于肾下胞中",是综合督、冲、任三脉的共同起源而言。

[2] 会阴:《针灸甲乙经》言"任脉别络,侠督脉、冲脉之会"。

[3] 出于气街:《素问·骨空论》等文献言"起于气街"。气街,为本经"浮而外者"起始处。综合《灵枢》的文献,改为出于气街。

[4] 并足少阴肾经:《难经》作"并足阳明之经"。

[5] 渗诸阳、灌诸精:杨上善注"冲脉气渗诸阳,血灌诸精,精者,目中五脏之精"。

二、经脉主病

《素问·骨空论》:"冲脉为病,逆气、里急"(《难经》作"冲之为病,逆气而里急")。

《灵枢·五音五味》:"宦者去其宗筋,伤其冲脉,血泻不复,皮肤内结,唇口不荣,故须不生。""天宦者……其任冲不盛,宗筋不成,有气无血,唇口不荣,故须不生。"

《脉经·平奇经八脉病》:"苦少腹痛,上抢心,有瘕疝、绝孕。遗失溺,胁支满烦也。"

根据冲脉分布和以上记载可以看出,本经病候主要表现在两方面:一是逆气上冲,表现为心痛,心烦,胸闷胁胀,腹痛里急;二是生殖、泌尿系统病症,如男子不育,女子不孕,月经不调,遗尿等。

此外,足太阴脾经之公孙穴通于冲脉,其主治证有:胃脘痛,结胸,反胃,酒食积聚,肠鸣泄泻,胸闷胁胀,肠风便血,胎衣不下,血崩,月经淋漓不净等。

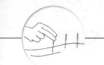

第四节·带脉

一、经脉循行

起于季胁[1],回身一周[2]。（本经腧穴见图 9-4）

【注释】

[1] 季胁:胁肋的下部,此处有章门穴,由此交会于足少阳胆经的带脉穴。

[2] 回身一周:环绕腰腹部一周。经过十四椎,交会于足少阳胆经的带脉、五枢、维道三穴。

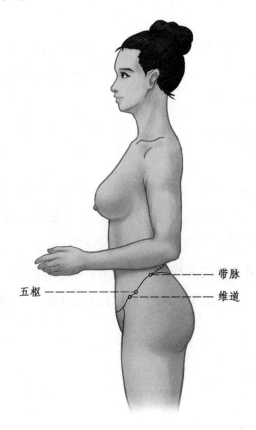

图 9-4 带脉腧穴图

二、经脉主病

《素问·痿论》:"阳明虚则宗筋纵,带脉不引,故足痿不用也。"

《难经·二十九难》:"带之为病、腹满、腰溶溶若坐水中。"

《脉经·平奇经八脉病》:"左右绕脐、腹腰脊痛,冲阴股也。"

《脉经·手检图》:"苦少腹痛引命门,女子月水不来,绝继(经)复下止(也),阴辟寒,令人无子;男子苦少腹拘急或失精也。"

根据带脉分布和以上文献记载,带脉病候主要表现为"带脉不引",即约束无力所致各种弛缓、痿废诸症。如腰部酸软、腹痛引腰脊、下肢不利及男女生殖器官病症,包括阳痿、遗精、月经不调、崩漏、带下、少腹拘急、疝气下坠等。

此外,足少阳胆经之足临泣穴与带脉的脉气相通,其主治证有:中风手足不举,肢体麻木,发热,头痛,颈肿连腮,目赤肿痛,耳聋,皮肤风疠瘙痒,腰腿痛,胁肋疼痛等。

第五节·阳跷、阴跷脉

一、经脉循行

(一)阳跷脉

起于跟中,出足太阳之申脉 [1],循外踝上行,沿髀胁上肩 [2],循面 [3],交目内眦,会睛明 [4],入脑 [5],下耳后,入风池 [6]。(本经腧穴见图 9-5)

【注释】

[1] 申脉:据《针灸甲乙经》等记载为"阳跷所生也"。

[2] 沿髀胁上肩:交会于巨髎、臑俞、巨骨、肩髃。

[3] 循面:会地仓、巨髎、承泣。据《针灸甲乙经》记载,地仓、巨髎为"跷

脉"与足阳明之会,此"跷脉",似指阴跷脉更妥,以与《灵枢》所述(阴)跷脉在面部循行相吻合。

[4] 睛明:据《素问·气穴论》王冰注,为"手足太阳、足阳明、阴跷、阳跷五脉之会"。

[5] 入脑:参《灵枢·寒热病》载"足太阳有通项入于脑者,正属目本,名曰眼系。……在项中两筋间,入脑乃别阴跷、阳跷,阴阳相交,阳入阴,阴入阳,交于目锐眦"。

[6] 入风池:见《难经·二十八难》"阳跷脉者,起于跟中,循外踝上行,入风池"。

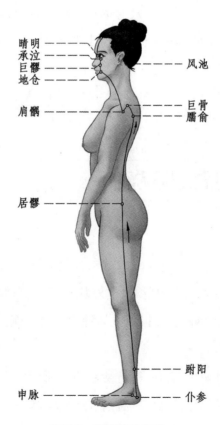

图 9-5　阳跷脉腧穴图

(二)阴跷脉

起于跟中,出足少阴然骨之后(照海),上内踝之上,直上循阴股,入阴,上循胸里,至咽喉 [1],交贯冲脉 [2],入頄 [3],属目内眦,合于太阳、阳跷而上行。(本经腧穴见图 9-6)

【注释】

[1] 起于跟中……至咽喉:参考《灵枢·脉度》与《难经·二十八难》。

[2] 交贯冲脉:见《难经·二十八难》。

[3] 頄:鼻旁,颧骨部。"入頄,属目内眦,合于太阳、阳跷而上行"见《灵枢·脉度》。

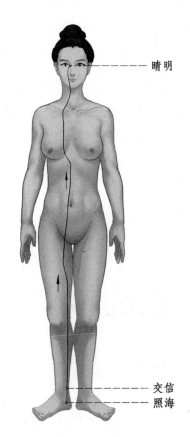

睛明

交信
照海

图 9-6　阴跷脉腧穴图

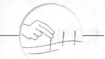

二、经脉主病

《灵枢·大惑论》："病而不得卧者，何气使然……卫气不得入于阴，常留于阳，留于阳则阳气满，阳气满则阳跷盛，不得入于阴则阴气虚，故目不瞑矣。"

《灵枢·大惑论》："病目而不得视者，何气使然……卫气留于阴，不得行于阳，留于阴则阴气盛，阴气盛则阴跷满，不得入于阳则阳气虚，故目闭也。"

《难经·二十九难》："阴跷为病，阳缓而阴急；阳跷为病，阴缓而阳急。"

总之，跷脉病候主要表现为两方面，一是失眠或嗜睡；二是下肢拘急。因阴跷循行于阴面，经下肢内侧，故其病见内侧面痉挛、拘急，外侧面弛缓；阳跷循行于阳面，经下肢外侧，故其病外侧面痉挛、拘急，内侧面弛缓。这些征象可见于癫痫一类病中，故同主痫证。

此外，足太阳膀胱经的申脉穴脉气通于阳跷脉，其主治证有：腰背强直，腿肿胀，自汗恶风，头痛，眉棱骨痛，手足麻痹，耳聋，鼻衄，癫痫，骨节疼痛。足少阴肾经的照海穴，其脉气与阴跷脉相通，其主治证有：咽喉气塞，小便淋沥，肠鸣，肠风下血，黄疸，吐泻，反胃，大便艰难，难产，腹中瘕瘕，嗳气吞酸，梅核气等。

第六节·阳维、阴维脉

一、经脉循行

（一）阳维脉

阳维起于"诸阳会"[1]，各穴分布在小腿外侧和头肩外侧[2]，于后项[3]与督脉交会于风府、哑门。(本经腧穴见图9-7)

【注释】

[1] 诸阳会:应理解为与各阳经的交会穴,不是指某一穴。张飞畴注"诸阳皆会于头",即指其头肩都各交会穴。小腿部的阳交是郄穴,不能说是起点穴。金门则是"阳维所别属",其关系更远。杨上善《大素》注:"阳维诸阳之会,从头下至金门、阳交即是也。"所说走向,同样不可为据。

[2] 头肩外侧:交会风池、脑空、承灵、正营、目窗、本神、头临泣、阳白、肩井、天髎、臑俞。

[3] 后项:颈之后为项,阳维于此会于督脉的风府、哑门,指阳维通向督脉,不能说成是从头下行。

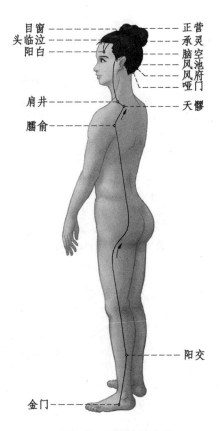

图 9-7　阳维脉腧穴图

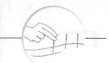

(二)阴维脉

阴维起于"诸阴交"[1],各穴分布在小腿内侧和腹部第三侧线[2],于颈部[3]与任脉会于天突、廉泉。(本经腧穴见图 9-8)

【注释】

[1] 诸阴交:应理解为与各阴经的交会穴,不是指某一穴。杨上善《黄帝内经太素》注:"则三阴交也。"三阴交一穴,非维脉交会穴。又有人理解为筑宾穴,筑宾是阴维郄穴,也不能说是起穴。

[2] 腹第三侧线:会冲门、府舍、大横、腹哀、期门各穴。

[3] 颈部:会于任脉的天突、廉泉,故阴维通向任脉。

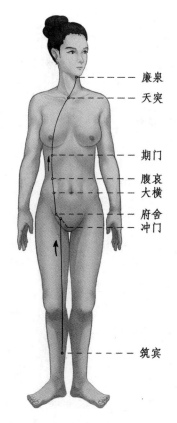

图 9-8 阴维脉腧穴图

二、经脉主病

《素问·刺腰痛》:"阳维之脉令人腰痛,痛上怫然肿,刺阳维之脉。"

《难经·二十九难》:"阳维维于阳,阴维维于阴,阴阳不能自相维则怅然失志,溶溶不能自收持⋯⋯阳维为病苦寒热;阴维为病苦心痛。"

《脉经·平奇经八脉病》:"诊得阳维脉浮者,暂起目眩,阳盛实者,苦肩息,洒洒如寒。诊得阴维脉沉大而实者,苦胸中痛,胁支满,心痛。"

据以上记载,阳维、阴维的主病,《黄帝内经》只提到腰痛,在《难经》中才从"不能自相维"去分析有关病症。"怅然失志,溶溶不能自收持",是形容精神涣散和体力松懈。阳维失去维络,就出现阳证、表证,见寒热、头痛、目眩等;阴维失去维络,就出现阴证、里证,见心腹痛、胸胁痛等。《脉经》所述可与《难经》相参照。

此外,手少阳三焦经之外关穴,其脉气通于阳维脉,其主治证有:肢节肿痛、腰膝冷痛、头风头痛、背胯内外骨筋疼痛,眉棱骨痛,手足热;发麻,盗汗、自汗,破伤风,脚跟肿,眼目赤痛,发热恶寒等。

手厥阴心包经之内关穴脉气通于阴维脉,其主治证有:中满,心胸痞胀,肠鸣泄泻,脱肛,腹中积块坚横,胁肋疼痛,失眠,夜寐多梦等。

附录1 妇科急症诊断鉴别简表

表附-1 血证篇

病名	症状特点	妇科检查	辅助检查	针灸是否可以参与治疗
月经过多	月经量极多如崩下,有周期,有贫血貌,或继发贫血	鉴别有无内生殖器疾病,如子宫肌瘤、子宫腺肌病、子宫内膜息肉、宫颈息肉等	B超、诊断性刮宫、血常规、血清性激素	可以,详见"月经过多"篇
崩漏	阴道出血量多或淋漓不净、持续或断断续续7d以上,也可有贫血貌或继发贫血	鉴别有无内生殖器疾病,如子宫肌瘤、子宫腺肌病、子宫内膜息肉、宫颈息肉等	B超、诊断性刮宫、血常规、血清性激素	可以,详见"崩漏"篇
难免流产	有胎漏、胎动不安病史,阴道出血量增多或大于月经量,有血块或夹有蜕膜(肉样组织)、下腹坠胀、疼痛腰酸	妊娠3个月以上者可扪及子宫收缩。子宫增大同孕月相符,有时可见胚胎组织堵塞宫口	B超、血常规、血清HCG、孕酮	对于确诊为"难免流产"者,在其清宫术后,针灸可参与治疗,以活血化瘀促进子宫收缩和复旧为主
不全流产	有胎漏、胎动不安病史,阴道持续出血伴腰酸下坠,腹痛	子宫小于孕月、窥阴器下可见阴道内积血,或宫口有胚胎组织堵塞	阴道B超、血常规、血清性激素、血清HCG	在患者清宫术后,针灸可参与治疗。以活血化瘀促进恶露排出,以促进子宫复旧为治则
异位妊娠	有停经史,或月经后期数天,或无停经史,突感下腹部一侧有剧烈疼痛,或伴出血性休克症状	下腹部压痛、反跳痛均阳性,子宫颈举痛、后穹窿饱满触痛明显,子宫旁可触及界限不清的包块,经阴道后穹窿穿刺术阳性	阴道B超、血常规、血清性激素、血清HCG	首先选择西医手术治疗。如果西医用保守治疗,则在出血已止住、贫血症状、休克症状纠正后,针灸可参与治疗。以益气生血、活血消癥为治则

病名	症状特点	妇科检查	辅助检查	针灸是否可以参与治疗
鬼　胎(恶性或良性葡萄胎)	大多在停经三个月内有不规则阴道出血;严重的伴有恶心呕吐,阴道出血中有水疱样胎块,甚至大出血,严重的出现休克症状	子宫异常增大,大于停经月份,子宫体柔软,无胎心、无胎动	B超、血常规、血清性激素、血清HCG动态监测	首选手术治疗。在清宫术后针灸可参与治疗。以补血养血、祛瘀生新为治则。对于恶性葡萄胎患者则在化疗期或化疗期后,进行扶正为主的治疗
前置胎盘	大多在妊娠晚期出现无痛性阴道出血,可反复出现,甚至大出血	子宫无压痛,胎心、胎位清楚,耻骨联合上方可听到胎盘杂音,禁止一般的阴道妇科检查	腹部B超、血常规、凝血功能等	以西医治疗为主,针灸配合中药益气升提、养血止血、补肾安胎、促进胎儿安全生长
胎盘早剥	大多发生于妊娠晚期,可有外伤史,阴道出血量少,以内出血为主,伴有持续性腹部剧痛,严重的可出现休克	子宫部位较硬、压痛明显,胎儿位置不清晰,胎心微弱或消失	B超、血常规、凝血功能	西医治疗,针灸不参与
产后大出血	新产后阴道出血量较多如崩,或淋漓不净,可并发失血性休克或继发贫血	关注子宫底的高度及收缩力强弱变化,确诊是否有胎盘残留,或软产道出血	B超、血常规、凝血功能	以西医治疗为主。待出血性休克或贫血症状改善后,可采用中药配合针灸治疗,以益气养血、健脾补肾为主
妇科恶性肿瘤出血	阴道不规则出血,量或多或少,或淋漓不净,或突然阴道大出血,以绝经前后妇女多见,也可见于已绝经多年的老年妇女	子宫或附件有包块,质地较硬,表面高低不平,活动度差。子宫颈有异常改变,或有结节	B超、磁共振、诊断性刮宫,子宫颈活体组织检查、子宫颈锥切活体组织检查、肿瘤标志物检查等	首先选择西医治疗,切除原发灶。如果已经到达肿瘤晚期,在西医治疗基础上,可用针灸对症治疗,改善一般情况,以便更好地接受手术、放化疗等

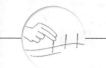

续表

病名	症状特点	妇科检查	辅助检查	针灸是否可以参与治疗
外伤性出血	有外伤史如高空跌仆、交通意外等;阴道出血量或多或少;或性生活后出血、血色鲜红,也可伴有贫血症状	外阴出血,或有血肿。有阴道穹窿撕裂伤,甚至穿破腹膜	B超、磁共振、血常规、凝血功能	首先以手术止血为主,待创伤性出血灶修复后,针灸可参与治疗,以养血补血、益气补肾、健脾柔肝为治则

表附 -2　痛证篇

病名	症状特点	妇科检查	辅助检查	针灸是否可以参与治疗
痛经	下腹部疼痛与月经周期相关,月经中有血块或膜样组织、血块或膜样组织排出后,腹痛减轻,剧痛时可伴有昏厥	注意是否有先天性处女膜闭锁,是否为子宫内膜异位症	B超、血常规、血清性激素	可以,治疗详见"痛经"篇和附篇"子宫内膜异位症"
孕痛(妊娠合并阑尾炎)	妊娠期转移性下腹疼痛,伴发热恶寒、恶心呕吐	麦氏点有明显压痛和反跳痛(因妊娠关系孕期麦氏点较正常位置偏高),妊娠大小月份与停经月份相符	B超、血常规、血生化	可以。针灸以清热安胎、消肿止痛、理气散结为主。必须注意对于妊娠期妇女,要做到"大积大聚,其可犯也,衰其大半而止"
妊娠合并附件炎	有慢性盆腔炎病史,妊娠后有持续性下腹隐痛,白带多而色黄、腥秽。或有阵发性腹痛、发热、恶寒;有性交后加剧或发作史	子宫增大与停经月份基本相符,附件有压痛、增粗或有包块、压痛明显;或下腹部有压痛、反跳痛	B超、血常规、血生化	可以。详见附篇"妊娠合并盆腔炎"

续表

病名	症状特点	妇科检查	辅助检查	针灸是否可以参与治疗
卵巢囊肿蒂扭转	有卵巢囊肿病史,如卵巢子宫内膜异位症囊肿型或其他类型的卵巢囊肿;活动性较好;常发生于剧烈体力活动后,下腹部一侧剧烈疼痛,甚至晕厥,可伴有发热、恶心呕吐、腹泻等	腹部可扪及包块,腹肌紧张;子宫旁可扪及包块,压痛明显	B超、血常规、经阴道后穹隆穿刺术(如阳性则为宫外孕可能性大,阴性可参考本病)	对于严重的卵巢囊肿蒂扭转病人应首选手术治疗。对于不全卵巢囊肿蒂扭转病人,在严密观察下,可考虑中西医结合保守治疗。针灸可以参与,以行气活血、消癥化瘀为治则

表附 -3　热证篇

病名	症状特点	妇科检查	辅助检查	针灸是否可以参与治疗
热入血室(经期发热)	正在月经期或月经期前后数天发热或寒热往来。月经突然停止或量极多,也可表现为淋漓不净。或伴有神志不清、昼则明了、入夜谵语	无明显阳性体征	B超、血常规、血生化、头颅CT	可以,详见"经行发热篇"
产后发热	新产后突然高热寒战、下腹痛、恶露量多少不一、色黯红、有臭秽、腰酸下坠	下腹部压痛阳性,或反跳痛阳性,也可扪及下腹部包块。子宫颈举痛阳性,子宫体压痛,宫旁组织增厚或有包块	B超、血常规、血生化	可以,详见"产后发热"篇和"带下病"篇
急性盆腔炎	有慢性盆腔炎反复发作病史,性交或疲劳后突发下腹部剧痛,伴腰酸下坠、带下黄、臭秽、量多	阴道内大量脓性白带、宫颈举痛阳性、宫体压痛、子宫旁组织增粗增厚或有形态不规则包块	B超、血常规、血生化	可以,详见"带下病"篇

附录2　妊娠期针刺穴位慎用禁用简表

部位	经脉名称	穴名	备注
腹部	足少阴肾经	横骨、大赫、气穴、四满、中注、<u>肓俞</u>、商曲、石关、<u>阴都</u>、<u>腹通谷</u>、幽门	1. 穴名下加横线的穴位为慎用穴位，在妊娠期酌情使用，但必须掌握适应证，严格按照补泻手法规则操作 2. 合谷穴在妊娠期为慎用穴位，即只能泻，不能补。三阴交在妊娠期一般只能用补法，不能用泻法 3. 未加横线的为妊娠期禁用穴
	足太阴脾经	冲门、府舍、腹结、<u>大横</u>、腹哀	
	足厥阴肝经	阴廉、急脉	
	足少阳胆经	<u>带脉</u>	
	足阳明胃经	<u>梁门</u>、<u>关门</u>、<u>太乙</u>、<u>天枢</u>、外陵、大巨、水道、归来、气冲、<u>滑肉门</u>	
	任脉	<u>上脘</u>、中脘、<u>下脘</u>、建里、水分、<u>阴交</u>、气海、石门、关元、中极、曲骨	
四肢及其他各穴	足阳明胃经	缺盆	
	手阳明大肠经	<u>合谷</u>	
	手太阴肺经	少商	
	足太阴脾经	大都、<u>三阴交</u>	
	足厥阴肝经	<u>大敦</u>	
	手厥阴心包经	中冲	
	足少阳胆经	肩井	
	足太阳膀胱经	昆仑、<u>至阴</u>	
腰骶部和臀部	足太阳膀胱经	<u>肾俞</u>、气海俞、大肠俞、关元俞、小肠俞、<u>膀胱俞</u>、中膂俞、白环俞、上髎、中髎、次髎、下髎、秩边	
	足少阳胆经	环跳	
	督脉	腰俞、<u>腰阳关</u>、<u>命门</u>	
	经外奇穴	十七椎、腰奇、<u>腰眼</u>、子宫	

参考文献

1. 傅山 . 傅青主女科 [M]. 上海 : 上海科学技术出版社 ,1959.

2. 李鼎 . 经络学 [M]. 上海 : 上海科学技术出版社 ,1984.

3. 杨甲三 . 腧穴学 [M]. 上海 : 上海科学技术出版社 ,1984.

4. 印会河 . 中医基础理论 [M]. 上海 : 上海科学技术出版社 ,1984.

5. 罗元恺 . 中医妇科学 [M]. 上海 : 上海科学技术出版社 ,1986.

6. 周楣声 . 针灸经典处方别裁 [M]. 杨明 ,整理 . 合肥 :安徽科学技术出版社 ,1992.

7. 裘笑梅 . 裘氏妇科临证医案精萃 [M]. 杭州 :浙江科学技术出版社 ,1992.

8. 浙江省中医院 . 实用中医妇科手册 [M]. 杭州 :浙江科学技术出版社 ,1996.

9. 孙国杰 . 针灸学 [M]. 北京 : 人民卫生出版社 ,2000.

10. 周小农 . 周小农医案 [M]. 上海 : 上海科学技术出版社 ,2001.

11. 冯晓玲 . 中医妇科学 [M]. 北京 : 中国中医药出版社 ,2021.

12. 张玉珍 . 中医妇科学 [M]. 北京 : 中国中医药出版社 ,2002.

13. 石学敏 . 针灸学 [M].2 版 . 北京 : 中国中医药出版社 ,2007.

14. 沈雪勇 . 经络腧穴学 [M].2 版 . 北京 : 中国中医药出版社 ,2007.

15. 谢幸 ,孔北华 ,段涛 . 妇产科学 [M]. 北京 : 人民卫生出版社 ,2018.